LEÇONS THÉORIQUES ET CLINIQUES

SUR LES

AFFECTIONS CUTANÉES

ARTIFICIELLES.

OUVRAGES DU MÊME AUTEUR.

Recherches sur la nature et le traitement des teignes. Paris, 1853, in-8°, 3 planches sur acier.................................... 3 fr. 50

Cours de sémiotique cutanée, suivi de leçons théoriques et pratiques sur la scrofule et les teignes. Paris, 1856, in-8°........................ 2 fr.

Leçons théoriques et cliniques sur les affections cutanées parasitaires, professées à l'hôpital Saint-Louis, rédigées et publiées par A. POUQUET, interne des hôpitaux, et approuvées par le professeur. Paris, 1858, 1 vol. in-8° orné de 5 planches sur acier. (Épuisé.)

Leçons théoriques et cliniques sur les syphilides, considérées en elles-mêmes et dans leurs rapports avec les éruptions dartreuses, scrofuleuses et parasitaires, professées par le docteur BAZIN, recueillies et publiées par Louis FOURNIER, interne de l'hôpital Saint-Louis, revues et approuvées par le professeur. Paris, 1859, 1 vol. in-8°................................ 4 fr.

Leçons théoriques et cliniques sur les affections cutanées de nature arthritique et dartreuse, considérées en elles-mêmes et dans leurs rapports avec les éruptions scrofuleuses, parasitaires et syphilitiques, professées par le docteur BAZIN, rédigées et publiées par L. SERGENT, interne des hôpitaux, revues et approuvées par le professeur. Paris, 1860, 1 vol. in-8°........... 5 fr.

Leçons sur la scrofule, considérée en elle-même et dans ses rapports avec la syphilis, la dartre et l'arthritis. Paris, 1861, 1 vol. in-8°, deuxième édition, revue et considérablement augmentée...................... 7 fr. 50

Leçons sur les affections génériques de la peau, professées à l'hôpital Saint-Louis, par le docteur BAZIN, recueillies et publiées par le docteur BAUDOT (Émile), ancien interne, lauréat des hôpitaux, etc. 1 vol. in-8°. Paris, 1862.

Paris. — Imprimerie de L. MARTINET, rue Mignon, 2.

LEÇONS THÉORIQUES ET CLINIQUES

SUR LES

AFFECTIONS CUTANÉES

ARTIFICIELLES

ET SUR

LA LÈPRE, LES DIATHÈSES, LE PURPURA,

LES DIFFORMITÉS DE LA PEAU, ETC.

PROFESSÉES

PAR LE DOCTEUR BAZIN,

Médecin de l'hôpital Saint-Louis, Chevalier de la Légion d'honneur, etc.

RÉDIGÉES ET PUBLIÉES

PAR LE DOCTEUR GUÉRARD,

Ancien interne de l'hôpital Saint-Louis.

REVUES ET APPROUVÉES PAR LE PROFESSEUR.

———◦———

PARIS

ADRIEN DELAHAYE, LIBRAIRE-ÉDITEUR,

PLACE DE L'ÉCOLE-DE-MÉDECINE,

1862

PRÉFACE.

Les leçons que je viens soumettre à l'appréciation du public médical, ont été faites à l'hôpital Saint-Louis, en 1860. La nécessité où je me suis trouvé de rééditer mes leçons sur la scrofule, en a seule retardé la publication.

Ces leçons vont compléter l'histoire des affections *spéciales* de la peau, c'est-à-dire des éruptions par lesquelles se traduisent, sur les surfaces tégumentaires, les unités pathologiques.

Afin de n'en omettre aucune, j'ai dû suivre, dans leu étude, l'ordre indiqué par le tableau qui se trouve annexé à ma deuxième édition de la scrofule, tableau qui sera reproduit dans les leçons sur les affections génériques de la peau que M. Baudot, mon interne en 1861, va très prochainement faire paraître.

Mon attention s'est particulièrement arrêtée sur les affections les plus communes, mais cette étude approfondie des affections usuelles ne m'a pas empêché de signaler quelques variétés assez rares d'éruptions cutanées.

Je n'ai décrit, d'ailleurs, que ce qu'il m'a été donné d'observer. C'est pourquoi on ne trouvera pas, dans cet ouvrage, certaines affections exotiques, comme le bouton d'Alep, le yaws, etc. J'aurais craint, ne les ayant jamais vues, d'en donner, d'après les auteurs, une description inexacte ou de me former des idées fausses sur leur nature.

La lèpre est, parmi les maladies exotiques, la seule qui ait été, pour moi, l'objet d'une étude toute particulière.

On doit à l'extension que, depuis une vingtaine d'années, notre commerce a prise avec les pays où cette terrible maladie existe à l'état endémique, de voir plus de lépreux à Paris et surtout de voir un plus grand nombre de nos compatriotes frappés de cet horrible mal.

Tout praticien est, aujourd'hui, tenu de connaître la lèpre et de savoir en établir le diagnostic. Une erreur pareille à celle commise par le médecin qui a donné des soins, dans sa pension, au jeune lépreux dont nous rapportons l'histoire ne peut qu'être fâcheuse à tous les points de vue et compromettre la dignité médicale.

Cette maladie se trouve placée, dans notre classification, entre les maladies constitutionnelles et les diathèses dont la rapprochent et la continuité de ses accidents et l'existence d'un seul produit morbide, la matière tsarathique.

Signalons encore une autre particularité qui démontre que c'est bien là sa place naturelle : nous la trouvons dans l'existence de ce fait important, à savoir que plusieurs de nos malades, nés en France, et qui sont allés puiser le germe de la lèpre à Bourbon ou au Brésil, étaient nés d'un père goutteux et d'une mère cancéreuse. S'ils n'avaient pas contracté la lèpre, tout porte à croire qu'ils seraient morts de la goutte ou du cancer : la lèpre se trouve donc parfaitement à sa place entre l'arthritis, maladie constitu-tionnelle, et le cancer, maladie diathésique.

On trouvera encore, dans ce nouveau recueil, une des-cription succincte des pseudo-exanthèmes idiopathiques, quelques remarques critiques sur les affections parasitaires, une étude des affections cutanées diathésiques et des diffor-mités, mais surtout une histoire complète des affections ar-tificielles de la peau.

Rapprocher toutes ces affections pour en former une famille à part ; poser une limite entre ce qui est de cause externe et ce qui est de provenance constitutionnelle dans une éruption de la peau, tel était le problème à résoudre et je crois en avoir donné une solution satisfaisante. C'est la partie originale et, à coup sûr, la plus intéressante des leçons de 1860.

J'ai été aidé, dans ce travail, je me plais à le reconnaître, par mon interne, M. Guérard, qui ne s'est pas contenté de puiser des matériaux dans les livres, mais s'est encore rendu, de sa personne, dans les ateliers afin de constater *de visu* toutes les affections dont peuvent être atteints les nombreux artisans que leur profession expose au contact d'agents plus ou moins irritants. J'ai des remercîments à adresser à ce jeune et laborieux confrère, non-seulement pour la rédaction de mes leçons, mais encore pour le concours actif qu'il a bien voulu me prêter dans l'étude des affections artificielles et pathogénétiques de la peau.

Mon très honoré collègue, M. Hardy, qui se croit chaque année dans l'obligation de consacrer une leçon à l'exposé des motifs qui lui font rejeter mes arthritides, admettra sans doute les divisions principales de ma classe des affections artificielles, car déjà il en a reconnu l'existence. Les éruptions artificielles ne sont plus pour lui un mythe ; elles ont conquis leur place dans sa nouvelle classification. Un seul argument, à ce qu'il paraît, a suffi pour convaincre M. Hardy : c'est que l'on ne saurait appeler dartre, un vésicatoire ou une éruption produite par l'huile de croton.

Mais pourquoi mon savant collègue s'en prend-il ainsi chaque année à mes arthritides? N'est-il pas vrai que les scrofulides bénignes, dont il ne veut pas reconnaître l'existence, pourraient être, de sa part, l'objet d'une critique tout aussi sévère?

Quoi qu'il en soit, ma réponse ne se fera pas longtemps attendre : j'ai réfuté l'argumentation de M. Hardy dans les leçons de 1861 qui paraîtront sous peu de jours.

En attendant, je prends acte de certains aveux que je trouve çà et là dans le dernier travail de mon collègue, qui me paraissent singulièrement propres à éclairer la seule question sérieuse qui nous divise, celle de la nature des dartres.

1° Les scrofulides bénignes sont des dartres tellement modifiées par le tempérament lymphatique et la constitution scrofuleuse que, dans la plupart des cas, elles guérissent par le seul traitement antiscrofuleux.

On cite, dit M. Hardy (page 151 de son dernier opuscule sur les dartres), des eczémas guéris par l'usage des eaux purement salines (Salins, Kreuznach); mais il s'agissait de scrofuleux chez lesquels *l'eczéma ou l'impétigo n'était qu'un accident tout secondaire.*

LEÇONS

AFFECTIONS CUTANÉES

PREMIÈRE PARTIE.

AFFECTIONS CUTANÉES DE CAUSE EXTERNE.

Je partage les affections cutanées de cause externe en deux sections : 1° les unes sont produites par une cause mécanique ou physique ; l'action est immédiate, instantanée, et les tissus vivants passent sans transition de l'état de santé à l'état de maladie ; la lésion infligée à la peau a lieu sur place, d'une manière entièrement passive ; la réaction n'est pas obligée ou ne survient que plus tard, et comme effet consécutif. — 2° Les autres sont provoquées ou artificielles ; l'action n'est plus immédiate, et un intervalle de temps variable s'écoule entre l'application de la cause et l'effet qui en doit résulter. Tout d'abord on ne constate rien d'appréciable ; puis la réaction arrive et l'affection se manifeste. Cette période de silence complet est assez comparable à la période d'incubation des fièvres éruptives : c'est une sorte de vibration imprimée à l'organisme et qui ne s'arrête qu'au phénomène morbide.

Mais y a-t-il toujours entre ces deux sections une ligne de démarcation bien nette et bien accusée? Non, car le même agent qui chez un sujet aura produit un effet immédiat, n'agira sur un autre qu'en vertu de la réaction vitale, et sur un même sujet les deux effets pourront se combiner de telle façon qu'il vous sera souvent difficile de préciser où l'un s'arrête et où l'autre commence. N'attachons donc à toutes ces divisions qu'une importance raisonnée, et n'allons pas plus loin que la nature elle-même.

PREMIÈRE SECTION.

AFFECTIONS DE CAUSE MÉCANIQUE OU PHYSIQUE.

CHAPITRE PREMIER.

PLAIES PAR INSTRUMENTS PIQUANTS, TRANCHANTS, OU CONTONDANTS.

Le premier groupe est du domaine de la chirurgie; il comprend toutes les blessures qui peuvent être infligées à la peau par des instruments piquants, tranchants, contondants, les plaies simples et compliquées, les ecchymoses, les thrombus, etc.; nous n'avons point à nous en occuper.

CHAPITRE II.

PIQURES OU MORSURES D'ANIMAUX NON VENIMEUX, NON PARASITES.

La peau de l'homme est exposée aux injures d'une foule d'animaux, grands et petits, plus ou moins armés ; elle peut être déchirée, contuse, lacérée de toutes les façons. La plupart de ces affections ne doivent pas nous arrêter ici ; mais il en est, et ce sont en général les plus légères, les mieux limitées à la peau, qui rentrent tout naturellement dans notre sujet.

§ 1. — Piqûres de punaises.

Parlons d'abord de la piqûre d'un insecte bien connu, la *punaise commune* ou *punaise des lits* (*Cimex lectuarius*), de l'ordre des Hémiptères. Cet insecte pique la peau de l'homme à l'aide d'un bec infléchi et pourvu de trois soies roides et pointues, destinées à pomper le sang. La blessure est accompagnée d'une douleur assez vive et produit aussitôt une tache rouge, irrégulière, prurigineuse, soulevée, véritable papule, au sommet de laquelle il n'est pas rare d'apercevoir un léger soulèvement épidermique. A la douleur du début succède un prurit assez intense. Il est des individus auxquels les piqûres de punaises ne causent aucune souffrance, aucune insomnie ; il en est d'autres, au contraire, qui en éprouvent un véritable tourment et dont la peau se couvre de petites tumeurs confluentes, avec sensation de chaleur cuisante. On a vu, à la suite d'une piqûre à la main, tout un membre supérieur se tuméfier au point de faire croire un instant à l'existence d'une pustule maligne.

Diagnostic. — Les piqûres de puces laissent après elles de petites taches régulières, d'abord un peu saillantes, mais s'affaissant presque aussitôt, et constituées par un point central hémorrhagique entouré d'une zone congestive arrondie, qui seule disparaît à la pression du doigt ; la zone congestive s'efface la première, et dès lors il ne reste plus que la petite ecchymose qui persiste pendant quelques jours.

La piqûre des punaises offre plus d'analogie avec l'urticaire ; or, vous reconnaîtrez cette dernière affection à sa marche intermittente, aux vives démangeaisons qui l'accompagnent, à l'existence éphémère et à l'extrême mobilité de ses éléments papuleux, que souvent vous ferez naître à volonté par de légères frictions ; enfin, remontant à la cause, vous constaterez d'une part l'absence des insectes, et d'autre part les conditions favorables au développement des papules ortiées.

Mais c'est avec l'épinyctide que peut être surtout confondue l'affection qui nous occupe ; il vous arrivera d'être consultés par des malades qui se plaindront à vous de devenir la proie, pendant la nuit, de milliers d'insectes qui leur causent des démangeaisons atroces : vous chercherez, et rien ne justifiera à vos yeux les sensations du malade ; cette absence de tout signe visible fixera votre diagnostic.

La *punaise arrondie de l'île de France*, la *punaise mouche* et la *punaise aquatique*, produisent à la peau des blessures qui ont, avec celles de la punaise commune, la plus grande analogie ; la conformation de leur bec est à peu près la même, mais la douleur qui suit leur piqûre est en général plus vive et le gonflement plus considérable.

§ 2. — Blessures faites par les animaux urticants.

M. Moquin-Tandon donne, dans ses *Éléments de zoologie médicale*, des détails intéressants sur les animaux urticants, et en particulier sur les chenilles de plusieurs bombyces, connues depuis longtemps sous le nom de *processionnaires*. Peut-être avez-vous entendu parler de la singulière influence qu'exercent celles-ci sur la peau de l'homme ; cette influence a lieu à distance et par l'intermédiaire de petits poils microscopiques qui, détachés du corps de l'animal lors de sa transformation en chrysalide, se répandent dans l'air et vont s'enfoncer dans la peau, qu'ils irritent et enflamment ; de là un prurit intense et des éruptions dont la forme la plus fréquente paraît être celle de l'urticaire. On ne trouve, dans d'autres cas, qu'une rougeur érysipélateuse disposée par taches ; enfin la dermite peut être assez profonde pour qu'il y ait production de véritables pustules.

Les actinies et les méduses, vulgairement appelées orties de mer, déterminent, comme les processionnaires, des phénomènes d'urtication plus ou moins prononcés. L'appareil urticant des méduses est surtout constitué par des dards ou pointes aiguës que l'animal découvre pour attaquer ou se défendre.

Je dois vous dire enfin que les larves de certaines mouches peuvent, après avoir entamé la peau, pénétrer dans son tissu et y causer d'affreux ravages. Qui ne sait la triste célébrité de la mouche hominivore de Cayenne !

§ 3. — Affection cutanée produite par le rouget.

Le *rouget*, ou lepte automnal, est une arachnide extrêmement répandue dans les campagnes, et d'un volume tellement petit qu'on a peine à l'apercevoir à l'œil nu ; il s'insinue au-dessous de l'épiderme et jusque dans les follicules des poils ; les parties qu'il préfère sont les jambes, les cuisses, le bas-ventre ; il attaque surtout les individus à peau fine et délicate. C'est à tort que M. Moquin-Tandon range le rouget parmi les animaux parasites et qu'il en fait une espèce de transition entre les épizoaires vivant sur la peau et les épizoaires habitant dans son tissu. Cette arachnide ne se trouve qu'accidentellement sur l'homme ; son milieu habituel est ailleurs : c'est dans les champs et dans les bois, sur les feuilles et sur les tiges de certains végétaux qu'elle naît, vit et se propage ; le nom de parasite ne saurait donc lui être appliqué. Quoi qu'il en soit, sa présence dans la peau y provoque une irritation qui s'annonce par des rougeurs, du gonflement, des vésicules et parfois même de l'ecthyma ; cette éruption complexe s'accompagne de démangeaisons très vives, insupportables : en un mot, nous retrouvons ici la plupart des phénomènes produits par l'*Acarus scabiei* ; mais la gale a deux signes qui ne trompent jamais : les sillons et la papulo-vésicule caractéristique.

De simples lotions au sublimé suffisent pour détruire le rouget, et les manifestations cutanées ne tardent pas ensuite à s'éteindre.

§ 4. — De la piqûre du cousin.

A côté du rouget se place le *cousin* (*Culex*), insecte diptère très commun dans les bois, et pourvu d'un fort ai-

guillon engaîné dans un tube membraneux fendu supérieu-
rement dans une partie de sa longueur; c'est à l'aide de cet
aiguillon qu'il perce la peau. L'effet immédiat de la piqûre
est presque nul, à peine s'en aperçoit-on à une légère douleur. Mais après un espace de temps qui varie de plusieurs
heures à un et même deux jours, se manifeste une sorte de
thrombus, avec demi-fluxion et œdème; de vives douleurs
surviennent, bientôt suivies de démangeaisons, et si les
piqûres sont nombreuses, si la personne blessée est irritable
et facile à impressionner, quelques accidents généraux, de
la fièvre, de l'insomnie, peuvent en résulter. Tous ces phénomènes qui, dans nos climats, sont de courte durée et
sans importance, prennent parfois dans les pays chauds, et
notamment en Afrique, des proportions considérables : la
face, siége ordinaire des piqûres, devient rouge, tuméfiée,
douloureuse et comme érysipélateuse; les yeux sont injectés, larmoyants ; un prurit intense se fait sentir, puis, tout
se calme, et après quelques jours, la guérison est parfaite.

Je dois vous faire remarquer ici que l'éruption déterminée
par les cousins est plutôt une affection provoquée directe
qu'une affection de cause mécanique, en raison de sa marche et de la période d'incubation qui la précède ; mais je
n'ai pas voulu la distraire de ce groupe dont sa cause, qui
est une piqûre d'insecte, tendait à la rapprocher.

§ 5. — De la morsure de la sangsue.

Je ne puis terminer ce qui a trait aux lésions cutanées
appartenant à ce groupe sans vous dire quelques mots de
la morsure de la *sangsue officinale* (*Hirudo officinalis*). Elle
produit à la peau trois déchirures linéaires, qui divergent d'un

centre commun ; ces petites plaies donnent, en se déformant, une figure d'aspect triangulaire ; souvent autour d'elles, se dessine un cercle livide, sorte de thrombus formé par du sang infiltré ; d'autres fois, une petite inflammation succède aux piqûres, qui deviennent ainsi le point de départ d'un érysipèle ou de petits phlegmons circonscrits ; enfin, on les a vues dégénérer en ulcères chez des individus prédisposés.

Dans les cas ordinaires, les piqûres de sangsues se cicatrisent en vingt-quatre ou quarante-huit heures, à la manière des plaies simples, sans croûte ni élévation ; mais parfois elles suppurent un peu, et une exsudation croûteuse se forme à leur surface ; la croûte, en se détachant, laisse voir une petite cicatrice blanche qui ne s'efface jamais complétement.

CHAPITRE III.

TOUS LES DEGRÉS DE LA BRULURE, DEPUIS L'ÉRYTHÈME ET LE COUP DE SOLEIL, JUSQU'A L'ESCHARE.

§ 1. — De l'érythème solaire.

L'action prolongée des rayons solaires sur la peau de l'homme y produit une véritable brûlure : c'est l'*erythema a solare*, le *carus ab insolatione* de Sauvages, ou l'affection connue vulgairement sous le nom de *coup de soleil*. Son siége ordinaire est aux parties découvertes, au cuir chevelu, à la face, au cou, aux mains, à la poitrine, aux jambes et aux pieds ; mais elle peut s'étendre à toute la surface cutanée lorsque au bain, par exemple, le corps est exposé complétement nu à l'ardeur des rayons du soleil.

Le plus souvent c'est une simple rubéfaction des tissus, variant du rose tendre au rouge le plus foncé, et s'accompagnant d'une sensation de chaleur et de cuisson. Au bout de quelques heures ou de quelques jours, de vives démangeaisons et une légère exfoliation signalent la disparition de l'érythème, et tout est dit. D'autres fois, sur la surface érythémateuse se dessinent de petites vésicules de dimensions inégales dont la rupture est suivie d'une exsudation croûteuse analogue à celle de l'eczéma. Ce développement de vésicules ne représente-t-il pas le deuxième degré de la brûlure par insolation? Enfin, la modification imprimée à la peau peut être assez profonde pour l'entraîner dans un véritable mouvement phlegmasique, et l'on voit alors se déclarer des érysipèles, des phlegmons, sur les points frappés par la radiation solaire.

L'érythème solaire s'accompagne quelquefois d'accidents plus ou moins graves, tels que céphalalgie, anxiété, chaleur aride de la peau, soif vive, insomnie et fièvre. Ces phénomènes peuvent même acquérir une violence extraordinaire et entraîner rapidement la mort, au milieu d'un délire maniaque et de tous les symptômes d'une méningite suraiguë; la science a enregistré plus d'un de ces faits malheureux.

L'érythème solaire étant un phénomène primitivement d'ordre physique, les diverses conditions au milieu desquelles il prend naissance peuvent, jusqu'à un certain point, nous rendre compte des différences qu'il présente dans sa forme et dans sa gravité. L'affection varie nécessairement suivant l'intensité des rayons solaires et la durée de leur action, suivant l'étendue et le siége de la lésion, l'âge du sujet, sa constitution et autres circonstances plus ou moins difficiles à apprécier ou à connaître. C'est pendant les étés très chauds, c'est sous le soleil ardent des régions équatoriales que l'*erythema a solare* s'observe surtout avec son caractère de haute gravité. La durée d'action de la cause n'est pas moins importante à considérer que son intensité, les effets s'ajoutant les uns aux autres, et tout se réduisant dès lors à une question de temps. Le siége de la lésion est loin d'être indifférent : c'est à la région céphalique que l'insolation est surtout à craindre, en raison de la proximité du cerveau, et de l'espèce de solidarité morbide qui relie cet organe aux téguments de la face et du crâne. Le pronostic doit varier aussi suivant l'étendue de la surface atteinte ; il est bien rare, quand celle-ci est considérable, que la réaction générale fasse complétement défaut. Enfin, la peau, suivant sa finesse, sa texture, ses aptitudes pathologiques, l'âge, la constitution du sujet, est plus ou moins prédisposée à subir l'influence de la radiation solaire, et la subit différemment ; c'est chez les enfants qu'ont été surtout observées ces méningites rapidement mortelles, à la suite d'insolation sur la région céphalique.

Diagnostic. — Le diagnostic de l'*erythema a solare* est facile : son apparition subite, après l'exposition au soleil, sa forme diffuse et mal arrêtée, la chaleur cuisante qui l'accompagne, tels sont ses principaux caractères. Lorsqu'il est généralisé, on pourrait croire à une scarlatine ; mais la fièvre, quand elle existe, est moins vive que dans cette pyrexie, la chaleur de la peau moins âcre, moins ardente, et aucun signe précurseur n'a annoncé l'éruption : ajoutez les troubles de la sensibilité cutanée et l'absence d'angine, et toute hésitation deviendra impossible.

Traitement. — Il ne diffère pas de celui de la brûlure au premier degré, et consiste en applications d'eau froide, d'huile d'olive ou de liniment oléo-calcaire.

Si les phénomènes généraux existent, si des symptômes de congestion vers la tête se manifestent, on aura recours sans hésitation aux antiphlogistiques locaux et généraux, aux applications de glace sur la tête, etc., et l'on se guidera, dans l'emploi de ces moyens, sur le degré d'importance des phénomènes insolites qui viendront compliquer la lésion locale.

§ 2. — Éphélide ignéale. — Brûlure

Le calorique rayonnant produit encore une lésion cutanée, l'éphélide ignéale, que j'ai cru devoir décrire au nombre des difformités.

Quant à la brûlure proprement dite, son histoire appartient tout entière à la chirurgie.

CHAPITRE IV.

TOUS LES DEGRÉS DE LA CONGÉLATION, DEPUIS L'ENGELURE JUSQU'A LA MORTIFICATION COMPLÈTE.

Ce groupe doit être, comme le précédent, restreint dans les limites de la pathologie cutanée, et nous ne parlerons, ni des effets du froid sur l'organisme entier, ni des accidents locaux produits par la congélation immédiate d'un organe ; mais il est une affection qui nous intéresse au plus haut point, c'est l'engelure ou l'érythème pernio, qui correspond assez bien, malgré la différence des causes, à l'érythème par insolation.

De l'engelure, ou érythème pernio.

L'*engelure*, ou *érythème pernio*, se rencontre surtout chez les enfants lymphatiques ou scrofuleux. Elle affecte de préférence les parties découvertes, celles qui sont saillantes, peu volumineuses et éloignées du centre de la circulation, ainsi, la face, le nez, les oreilles, les pieds et les mains, et l'on peut dire que la prédisposition varie, pour chaque organe, en raison directe de sa moindre résistance à la congélation. Le froid est, en effet, la cause déterminante, et je dirai presque spécifique des engelures ; il agit, pour les produire, d'une manière immédiate et instantanée, et le premier phénomène est la désorganisation des cellules pavimenteuses de l'épiderme. Ainsi s'explique la sensation si pénible de cuisson douloureuse qui résulte de l'impression du froid sur une partie qui va être atteinte d'engelure ; mais bientôt, et sans transition sensible, l'équilibre de température un instant interrompu, tend à se rétablir, le calorique afflue de toutes parts vers le point refroidi, qui se gonfle légèrement, rougit, s'échauffe, et cette réaction qui s'opère dans des tissus déjà modifiés et altérés constitue l'engelure.

L'érythème pernio se présente sous deux états : 1° l'état érythémateux ; 2° l'état ulcéreux ; le premier est obligé, le second ne l'est pas.

Le premier état, ou l'érythème, est caractérisé par une rougeur plus ou moins vive, avec tuméfaction, chaleur et sentiment de tension douloureuse ; bientôt surviennent des démangeaisons qui portent irrésistiblement à se gratter. La tumeur augmente, le tissu cellulaire sous-cutané s'engorge, la peau devient d'un rouge pourpre ou violacé, et des douleurs pulsatives et brûlantes succèdent aux démangeaisons et alternent avec elles. Arrivé à ce point, le mal peut persister longtemps sans faire de progrès, et sans tendre visiblement vers la guérison ; jamais cependant la douleur et le prurit n'existent d'une manière permanente à un haut degré : il y a des périodes de rémission à peu près complète, et des moments d'exacerbation, sortes d'accès que provoquent la chaleur du lit, le voisinage des corps en ignition, une course rapide, etc., ou autres causes mal déterminées.

L'affection ne se borne pas toujours à produire la rougeur et le gonflement des tissus. Sous l'influence d'un travail particulier, l'épiderme se soulève, des phlyctènes remplies d'une sérosité roussâtre se forment, crèvent, et au-dessous d'elles on trouve des exulcérations qui se creusent, s'étendent et dégénèrent en ulcères. Ces ulcères sont atoniques, d'aspect blafard, et constitués par des chairs comme lavées et macérées ; je ne saurais mieux les comparer qu'aux ulcères lépreux, dont ils diffèrent cependant par les vives douleurs qu'ils occasionnent ; leur tendance destructive est peu marquée, et rarement on les voit pénétrer jusqu'aux tendons et aux os ; mais leur cicatrisation se fait toujours avec une lenteur et une difficulté extrêmes.

Les engelures sont entretenues et perpétuées par la persistance de la cause, le froid, à l'action duquel il est souvent impossible de soustraire les malades. Aussi, chez les individus prédisposés, l'affection dure en général autant que l'hiver, et disparaît d'elle-même et sans médication avec le retour des chaleurs. Elle peut même, dans certains cas, persister d'une manière indéfinie, et par sa permanence en toute saison constituer une véritable difformité; c'est ce qui arrive chez les personnes éminemment scrofuleuses : la maladie constitutionnelle, trouvant en quelque sorte, dans l'engelure, une manifestation toute préparée, s'en empare et la continue en l'absence de la cause.

L'engelure se complique assez fréquemment d'hydroa ou d'érythème papulo-tuberculeux; vous en distinguerez soigneusement ces dernières affections, qui relèvent d'une cause bien différente. L'arthritis et la scrofule ne s'excluent en aucune façon, et vous les verrez souvent marcher côte à côte, et se refléter ensemble à la peau, chacune par les phénomènes qui lui sont propres.

Diagnostic. — L'érythème pernio est ordinairement reconnu sans difficulté en raison de son siége, de sa cause spéciale et des caractères objectifs qu'il présente. Il est cependant des cas dans lesquels l'hésitation est permise ; c'est ainsi qu'à la face, au nez, aux oreilles, il peut en imposer pour un lupus érythémateux, pour une acné rosacée ; mais le lupus est une lésion fixe, adhérente, et qui n'offre pas, comme l'engelure, des intermittences en rapport avec les saisons. Enfin, et cette différence est capitale, vous trouvez, dans le lupus, des points cicatriciels qui n'existent jamais dans l'érythème pernio. Dans l'acné rosacée, l'élément pustuleux prédomine, et chaque papulo-pustule est constituée par un crypte sébacé hypertrophié et purulent à son sommet.

L'érythème papulo-tuberculeux ne saurait simuler l'engelure que pour un œil inattentif ou peu exercé ; les éléments

papuleux et tuberculeux semés sur l'érythème, la constitution du malade, ses antécédents arthritiques, tels sont les
signes auxquels vous le reconnaîtrez toujours.

Enfin, et si singulier que cela vous paraisse, n'oubliez
pas que la lèpre tuberculeuse peut être prise pour une
simple engelure, quand elle se borne à produire quelques
tubercules au nez, aux oreilles ou aux joues ; mais la présence des macules bronzées, dans la lèpre, et l'état d'insensibilité des téguments au niveau de la lésion et sur d'autres
points du corps, ne vous permettront pas une méprise aussi
grossière.

Traitement. — L'érythème pernio est une affection
incommode, douloureuse et rebelle ; aussi a-t-on tour à tour
préconisé contre elle une foule de moyens dont bien peu ont
résisté à l'épreuve de l'expérience et du temps ; ces derniers
vont seuls nous arrêter un instant.

On a pensé que certaines précautions hygiéniques pourraient préserver des engelures les individus prédisposés, et
l'on a conseillé dans ce but les lotions fréquentes avec de
l'eau-de-vie ou autres liquides stimulants, les frictions avec
la neige, l'emploi habituel de l'eau froide, en un mot, tous
les moyens propres à réveiller l'activité fonctionnelle de la
peau.

Comme l'affection est l'apanage presque exclusif des individus débilités, à fibre molle, à constitution scrofuleuse, l
traitement général ne sera pas négligé : vous prescrirez les
toniques et les aliments réparateurs, les viandes noires, le
vin de quinquina, le sirop d'iodure de fer, les tisanes
amères, etc. La première indication est en effet de neutra-
liser, autant que possible, la cause interne qui entretient

l'affection, et alors seulement vous serez en droit de compter sur les moyens locaux qu'il nous reste à examiner.

Bien des topiques, comme je vous l'ai dit, ont été vantés contre les engelures ; quelques-uns seulement, en fort petit nombre, ont une efficacité réelle, quand on y joint le traitement général. et des soins hygiéniques bien entendus. Je vous recommande spécialement les composés saturnins ; le sous-acétate de plomb en pommade ou en solution, les solutions de sublimé au $\frac{1}{300}$ ou au $\frac{1}{1000}$, le cérat opiacé, le cérat saturné. On s'est également bien trouvé de l'emploi de la glycérine, de certains corps gras, et en particulier du liniment oléo-calcaire, si fort usité dans les brûlures superficielles.

Quand les ulcères existent, les mêmes moyens trouvent encore leur application : on les pansera avec le cérat saturné ; des lotions stimulantes seront utiles, et si des fongosités paraissent, on les réprimera avec le nitrate d'argent. Ce précieux cathérétique aura de plus l'avantage de modifier heureusement des tissus où semble éteint tout mouvement organique.

CHAPITRE V.

LÉSIONS CUTANÉES PRODUITES PAR LE FLUIDE ÉLECTRIQUE, PAR LES CAUSTIQUES.

Je me contente de vous signaler les affections comprises dans ces deux groupes, ce sont :

a. D'une part, toutes les lésions produites par le fluide

électrique, depuis la sugillation jusqu'à la carbonisation par la foudre. Une suite d'étincelles tirées successivement sur la peau y fait naître de la rougeur, du gonflement, et des aspérités constituées par l'érection des follicules des poils.

b. D'autre part, toutes les lésions produites par les caustiques, depuis la rubéfaction jusqu'à l'eschare.

CHAPITRE VI.

LÉSIONS CUTANÉES PRODUITES PAR UNE PRESSION LENTE OU PAR LE CONTACT DE FLUIDES ALTÉRÉS.

Nous trouvons ici deux affections très intéressantes : l'intertrigo et les crasses non parasitaires.

§ 1. — **Intertrigo.**

L'intertrigo est un érythème de cause externe qui, par sa grande fréquence et sa ténacité dans certains cas, mérite toute votre attention; c'est à M. Devergie que l'on doit la meilleure description qui en ait été faite.

Son siége, ainsi que son nom l'indique, est dans toutes les régions où la peau s'adosse et se met en contact avec elle-même ; vous le trouverez au pli des seins, aux aisselles, derrière les oreilles, aux plis génito-cruraux, aux bourses chez les hommes, aux grandes lèvres chez la femme, aux espaces interdigitaux. La sueur stagne et s'accumule entre les deux surfaces cutanées, qui la protégent contre l'évaporation; elle y subit une sorte de fermentation qui lui donne des propriétés nouvelles, et l'irritation continue produite par sa présence engendre l'érythème.

Les conditions matérielles nécessaires au développement de l'intertrigo ne se rencontrent pas avec une égale fréquence et au même degré chez tous les individus et à tous les âges ; on l'observe surtout à deux époques de la vie, l'enfance et l'âge critique. Il affecte de préférence les personnes chargées d'embonpoint, celles qui transpirent abondamment ; d'où il résulte que les sujets arthritiques y sont particulièrement prédisposés. Remarquez d'ailleurs que dans toutes ces circonstances, le procédé pathogénique ne change pas : c'est toujours l'adossement de deux surfaces cutanées, et comme conséquence la rétention de la sueur.

D'autres causes accessoires peuvent encore provoquer parfois le développement de l'affection qui nous occupe : ainsi la malpropreté, les flueurs blanches, les fistules vésico-vaginales, etc. En un mot, tout liquide irritant qui séjourne ou se renouvelle entre deux surfaces cutanées, est apte à y déterminer un érythème.

L'intertrigo commence par une rougeur diffuse qui paraît d'abord au fond du pli cutané, sous la forme d'une ligne ondulée. Cette rougeur augmente et s'étend peu à peu, à la manière d'un liquide, et finit par envahir toute l'étendue des surfaces en contact ; mais telle est aussi sa limite, et elle ne la franchit jamais, à moins de complication. Dans le principe, tout se borne là, c'est un simple érythème, et n'étaient quelques démangeaisons d'ailleurs assez légères, la lésion passerait inaperçue du malade ; mais plus tard, une sorte de sécrétion s'établit sur les points affectés, les démangeaisons prennent de l'intensité, et le mal peut subir, après des mois ou des années, sous l'influence des grattages, la transformation eczémateuse ou lichénoïde.

J'ai supposé, jusqu'à présent, un intertrigo de forme purement mécanique, et existant sur un individu exempt de tout vice constitutionnel; il n'en est pas toujours ainsi, et le plus souvent, l'affection reçoit, après un temps variable, le cachet que lui impriment la constitution ou les prédispositions morbides. Si le sujet est scrofuleux ou lymphatique, l'érythème, sans changer de nature, sans se couvrir de vésicules ni de pustules, sans que l'épiderme s'érode ou se détruise, devient le siége d'une sécrétion muco-purulente ou même tout à fait purulente : le pus est blanc, muqueux, mal lié, très liquide, et parfois d'une extrême abondance; c'est l'intertrigo des scrofuleux ou l'*erythema purifluens* de M. Devergie. Si le sujet est atteint d'arthritis, d'autres phénomènes se produisent : la rougeur devient considérable; des picotements et des élancements se font sentir; puis, l'inflammation se propage aux éléments cutanés qu'affecte de préférence la maladie constitutionnelle; les follicules pileux se prennent; des tubercules, des furoncles se développent dans les aréoles dermiques; en un mot, un véritable sycosis vient s'ajouter à l'érythème. L'affection primitivement de cause externe a appelé la manifestation diathésique, et vous devrez en tenir bon compte au double point de vue du pronostic et du traitement.

Diagnostic. — L'intertrigo diffère de l'eczéma par son élément anatomique : c'est un érythème; jamais on n'y aperçoit de vésicules. Il en diffère en outre par son siége spécial, par son exacte limitation aux surfaces contiguës. L'eczéma préfère les parties saillantes, sa forme est souvent diffuse, mal arrêtée; enfin, il sécrète une abondante sérosité à son début et devient sec, squameux à son déclin : l'intertrigo offre une marche précisément inverse; ajoutez d'ailleurs que les caractères du liquide sécrété sont loin d'être les mêmes dans les deux affections.

L'intertrigo artificiel sera plutôt confondu avec l'intertrigo parasitaire : vous rechercherez d'abord s'il existe des altérations des poils, et si vous les trouvez cassés, entourés à leur base d'une gaîne blanche, le doute n'est plus possible, il s'agit bien d'un herpès tonsurant. Mais vous ne serez pas en droit de conclure immédiatement, de l'absence de ces signes, à celle du parasite, il vous faudra suspendre votre jugement et attendre que le champignon, après s'être développé librement, se révèle à vos yeux sous sa forme caractéristique.

Enfin, vous avez toujours, pour les cas obscurs, une dernière et précieuse ressource, l'examen microscopique.

Pronostic. — Il est généralement sans gravité ; néanmoins, c'est une affection gênante, incommode, rebelle au traitement. Vous tiendrez grand compte, dans votre appréciation, des complications constitutionnelles.

Traitement. — Quand l'intertrigo est récent et de cause purement mécanique, les indications sont simples et faciles à saisir : elles consistent à combattre ou à supprimer les causes qui l'ont produit ou qui l'entretiennent. On isolera le plus complétement possible les surfaces érythémateuses par l'interposition de linges de toile ; on les saupoudrera légèrement et souvent avec des poudres parfaitement tamisées, poudres d'amidon, de tan, etc.; on pourra également, avec succès, les enduire d'un mélange de glycérine et de saponine, et souvent, l'emploi de ces moyens, sagement combinés, suffira à la guérison.

On y joindra, dans les cas anciens et rebelles, les douches sulfureuses ou alcalines, ainsi que les lotions irritantes substitutives faites avec des solutions de nitrate d'argent, d'alun, de sublimé, tous agents qui modifient de la façon la plus heureuse la vitalité des surfaces malades.

Enfin, si le sujet est atteint d'un vice constitutionnel, il faut attaquer la constitution : au scrofuleux, vous ordonnerez un régime animalisé, l'iodure de fer, les bains sulfureux, les amers, les toniques ; à l'arthritique conviendront au contraire les viandes blanches, les boissons aqueuses, les alcalins sous toutes les formes.

§ 2. — Crasses non parasitaires.

Au nombre des altérations cutanées causées par une lésion sécrétoire, je place les crasses non parasitaires, aussi appelées *crasses laiteuses, crasses membraneuses, croûtes de lait, achore lactumineux, crusta lactea*.

Cette affection s'observe presque exclusivement chez les enfants à la mamelle. Elle est constituée par des enduits sébacés mêlés à des débris épidermiques, le tout formant une couche qui souvent déborde le cuir chevelu, et s'étend sur le front et les tempes ; cette couche est de couleur blanche ou roussâtre, d'odeur fade et nauséeuse ; d'abord de consistance molle, elle se dessèche ensuite, et prend la forme d'écailles minces, larges, irrégulières, fortement adhérentes. Elle ne provoque que de légères démangeaisons, et jamais on ne trouve, à aucune époque, ni vésicules, ni pustules, ni travail inflammatoire quelconque, rien en un mot, que le produit de sécrétion morbide qui la constitue tout entière.

On vous posera souvent dans le monde la question de savoir s'il faut respecter ces crasses ou chercher à les guérir ; n'hésitez jamais, en pareille circonstance, et ne cherchez pas, à l'exemple d'Alibert, à favoriser un prétendu mouvement naturel dont les conséquences sont déplorables. Nous ne sommes plus au temps où l'on voyait partout des émonctoires pour les humeurs viciées de l'économie. Qu'arrivera-t-il, en effet, si, sacrifiant à de vieux préjugés, vous abandonnez le petit malade à lui-même ? Après avoir persisté des mois et des années (car sa durée est longue), la lésion disparaîtra, les croûtes tomberont pour ne plus renaître, mais vous constaterez alors, sur tous les points qu'elles recouvraient, une triste alopécie. La papille pileuse privée d'air et de lumière, et comme étouffée sous la couche lactumineuse, s'est atrophiée graduellement ; elle a cessé peu à peu de sécréter les éléments du poil ; le follicule lui-même, devenu inutile, s'est fermé et oblitéré, et le petit malade se trouve ainsi condamné à une calvitie définitive et incurable.

Il est donc bien important de détruire ces crasses non parasitaires, et de les détruire le plus tôt possible, et je m'empresse d'ajouter que rien n'est plus facile : les soins de propreté suffisent le plus souvent à eux seuls. Les croûtes seront enlevées au moyen de cataplasmes, on nettoyera la tête avec une brosse douce de chiendent ; quelques lotions vinaigrées ou alcalines, des onctions avec un corps gras ou la glycérine, viendront en aide à ces moyens, en excitant le cuir chevelu et favorisant la reproduction des poils.

§ 3. — Érythème par décubitus prolongé.

Au nombre des lésions cutanées produites par une pression lente, nous trouvons encore l'érythème par décubitus longtemps prolongé, et l'ongle rentré dans les chairs, ou l'ongle incarné.

L'érythème par décubitus longtemps prolongé, *érythème paratrime* d'Alibert, consiste en une rougeur marbrée de la peau, surtout prononcée là où la pression s'exerce avec le plus d'énergie. Le développement de cette affection est en outre favorisé par la déclivité de la partie comprimée, d'où résulte la stagnation mécanique du sang, et aussi par le contact permanent des sécrétions cutanées, qui ne tardent pas à acquérir des propriétés irritantes. Ajoutez enfin que les individus condamnés à un long décubitus sont en général atteints de maladies graves, adynamiques, et que l'organisme offre, dans de telles conditions, moins de résistance aux causes d'irritation.

L'érythème dont je parle est parfois complétement indolent, ou bien, il s'accompagne d'un peu de chaleur et d'un léger prurit que le changement de position et le renouvellement des linges suffisent à apaiser. Mais souvent aussi, et particulièrement dans le cours des maladies graves, une douleur fixe, continue, sourde, se fait sentir : cette douleur mérite toute notre attention, car elle constitue une menace redoutable, et si vous n'y prenez garde, bientôt apparaîtra un point bleuâtre insensible, indice de la mortification des tissus comprimés. Or, il est toujours possible, par des soins bien entendus, de prévenir ou du moins d'atténuer cette terrible complication.

Le traitement de cette affection est simple : supprimer les causes autant que possible, telle est la première indication. Dans ce but, on commencera par changer la position du malade ; ses linges seront fréquemment renouvelés, les toniques et les reconstituants seront administrés ; contre l'érythème, on emploiera avec succès les poudres d'amidon, de tan, la décoction de quinquina, l'infusion de roses de Provins, les solutions alumineuses.

§ 4. — Ongle incarné.

L'ongle rentré dans les chairs, onygose incarnée d'Alibert, est une affection chirurgicale que nous ne faisons que signaler ici. Les chaussures trop étroites, les marches forcées, la malpropreté, telles sont les causes ordinaires de cette altération ; les chairs sont refoulées sur les bords latéraux de l'ongle, qui les irrite à la longue et y produit des ulcérations extrêmement douloureuses.

Le traitement est chirurgical.

DEUXIÈME SECTION.

AFFECTIONS PROVOQUÉES.

(Éruptions artificielles de M. Rayer.)

Je donne le nom d'affection *provoquée* à toute inflammation de la peau déterminée par une cause d'ordre physique, celle-ci n'agissant sur le tissu cutané qu'au titre de stimulus morbide ou agent provocateur.

Les agents producteurs de ces éruptions sont innombrables, et se trouvent disséminés dans les trois règnes de la nature. Leurs effets, variés à l'infini, ne sont pas toujours aussi simples et aussi faciles à saisir qu'on pourrait tout d'abord se l'imaginer; ils agissent, en effet, sur un être animé, sur un être prédisposé à des maladies très diverses, et qui répond à sa manière, et suivant ses prédispositions, aux irritations extérieures. Ici, comme précédemment, le phénomène n'est pas obligé, et presque fatalement le même, la cause ne changeant pas; l'organisme intervient davantage avec ses aptitudes particulières. De là souvent, des effets complexes; de là, ces modifications profondes, ces transformations complètes d'éruptions qui, primitivement de cause externe, s'élèvent, par l'éveil d'une diathèse, au rang d'affections constitutionnelles.

Il y a plus : la peau n'a pas chez tous les sujets, la même organisation, la même sensibilité aux agents d'irritation. Ces différences nous expliqueront, du moins en partie, pourquoi les éruptions provoquées se produisent avec une si grande facilité chez les uns, et si difficilement chez les autres; pourquoi leurs principaux caractères et jusqu'à leur élément anatomique, peuvent varier suivant que l'agent provocateur est appliqué à tel ou tel individu. Vous avez pu voir tout récemment, dans nos salles, deux malades frictionnés simultanément, et dans des conditions à peu près identiques, avec l'huile de croton tiglium : sur l'un, deux ou trois frictions suffisaient à produire une éruption confluente de larges vésicules, avec rougeur intense de la peau, douleur vive, etc.; tandis que sur l'autre, le même effet n'était pas obtenu par plus de dix frictions faites avec rudesse et longtemps prolongées. De même, dans la psore, que de variétés dans les phénomènes éruptifs ? Tantôt la peau irritée s'enflamme violemment, et multiplie, autour de l'acarus, toutes les formes morbides ; tantôt elle le laisse, sans paraître s'en émouvoir, cheminer en paix dans son épaisseur, et à peine trouvez-vous çà et là quelque signe de faible réaction. Je vous ai cité à ce propos, en 1857, le fait curieux d'un malade dont les mains étaient couvertes de sillons, en l'absence complète de toute éruption inflammatoire (*Affect. parasit.*, page 225).

Est-ce là tout, cependant, et le phénomène observé serait-il en relation nécessaire et constante avec la constitution du sujet, ses maladies, l'organisation de sa peau ? Il faut l'avouer, il y a autre chose que nous apprécions mal : on rencontre des individus dont la peau est fine, sensible, transparente, à texture délicate, et qui se montrent réfractaires d'une manière tout à fait inattendue aux agents irritants, tandis que des peaux rudes, épaisses, opaques, sont vivement impressionnées. J'avais donc raison de vous dire en commençant, que le problème des affections provoquées est très complexe.

Quel ordre allons-nous suivre dans leur étude ? Je vous l'ai dit, on ne trouve rien ou presque rien dans les auteurs, et quand le hasard les met en présence d'une affection provoquée, à peine lui accordent-ils une simple mention. M. Rayer, créateur du mot *artificiel*, le premier donne à ces éruptions une place, fort restreinte il est vrai, dans un traité des maladies de peau, mais il les dissémine à la fin de chacun de ses groupes willaniques ; la question de nature reste dans l'ombre et ainsi passent inaperçues à ses yeux les plus frappantes analogies. Le principe de notre classification, qui est basé sur l'étiologie, nous permet, je dirai plus, nous impose l'obligation de rassembler dans un même chapitre toutes les éruptions artificielles, ce que personne n'a fait encore ; c'est ici qu'apparaît dans tout son jour la supériorité de notre méthode.

Je partage les affections provoquées en deux divisions :

1° Les affections provoquées directes, de beaucoup les plus nombreuses ;

2° Les affections provoquées indirectes ou pathogénétiques.

Or, il convient de commencer leur histoire par quelques généralités propres à faire ressortir le lien qui les rassemble, et nous allons tout d'abord étudier :

1° Les caractères communs qu'elles présentent ;

2° Les circonstances étiologiques principales qui président à leur développement.

Ces généralités ne seront d'ailleurs rigoureusement applicables qu'aux affections provoquées directes non spécifiques.

1° CARACTÈRES COMMUNS.

Les éruptions provoquées varient beaucoup sous le rapport du siége, de la forme, de l'intensité, de la marche, etc., et les irrégularités presque innombrables qu'elles présentent constituent un élément important de leur diagnostic.

1° Leur *siége topographique* ordinaire est aux parties découvertes, les plus exposées à l'action des causes. Elles se développent surtout à la face, au front, aux mains, aux avant-bras, à la partie antérieure de la poitrine, aux jambes et aux pieds ; les parties génitales constituent, pour beaucoup d'entre ces affections, un véritable siége de prédilection, ce qui s'explique par le transport, au moyen de la main, de l'agent provocateur; la gale vous en fournit un exemple. Il est enfin des cas où l'éruption artificielle est généralisée à toute la surface du corps, mais alors même, elle est surtout prononcée dans les régions que je viens de vous signaler.

2° *Forme.* — Tandis que les éruptions constitutionnelles ont habituellement une forme qui leur est propre, forme nummulaire et nettement arrêtée pour les arthritides, sinueuse et figurée en arcs de cercles pour les syphilides, les éruptions artificielles prennent les aspects les plus divers, suivant les mille circonstances qui peuvent présider à leur développement. Tantôt et le plus souvent, elles sont diffuses, mal dessinées, vagues dans leurs contours, sans avoir la symétrie des herpétides; rien de normal, d'habituel, tout semble donné au hasard; tantôt, au contraire, leurs éléments se disposent avec une régularité si grande, que ce signe suffit à lui seul pour établir aussitôt le diagnostic : je parle surtout en ce moment des éruptions déterminées par certains emplâtres, onguents ou pommades (toiles vésicantes, diachylon thapsia, emplâtre de Vigo *cum mercurio,* onguent napolitain en frictions, etc.). Telles sont encore les éruptions qui annoncent au début la germination de l'achorion et du trichophyton (anneaux herpétiques, disques érythémateux, etc.); mais la forme est ici le fait du parasite, dont elle représente exactement le mode de propagation.

3° Le *mode pathogénique* n'est pas moins irrégulier et variable que la forme ; vous trouverez souvent réunis sur un petit espace tous les degrés de la dermite à la fois. Les éruptions constitutionnelles sont en général caractérisées par un seul élément anatomique ou par un élément prédominant : c'est de l'eczéma, c'est de l'herpès, ou bien du psoriasis, du pityriasis, du lichen, etc. Il n'en est pas ainsi généralement des éruptions artificielles qui sont au contraire remarquables par la multiplicité des lésions primitives : à côté de papules, vous trouverez des pustules ; ici, la vésicule de l'eczéma ; là, la bulle pemphigoïde, la large phlyctène ; un peu plus loin, des furoncles, de véritables phlegmons, etc. C'est ainsi que, dans la gale, existent des éléments extrêmement variés : la papulo-vésicule, les sillons, la pustule ecthymatique, le prurigo, l'eczéma, et vous savez quelle importance a pour la diagnose cet aspect protéiforme.

Ici encore, nous devons excepter les éruptions qui résultent de frictions ou applications méthodiques des agents irritants ; je reviendrai plus tard sur ce sujet.

Le mode pathogénique est d'ailleurs sujet à varier suivant la nature de l'agent, et ses propriétés organoleptiques, suivant qu'il attaque de préférence tel ou tel élément de la membrane cutanée.

4° Les *sensations* éprouvées par les malades sont également très variables. Certaines éruptions provoquées sont complétement indolentes ; quelques-unes s'accompagnent de démangeaisons fort vives : ainsi le lichen tropicus. Mais le plus grand nombre déterminent, à leur début, et pendant leur période d'acuité, de la chaleur, de la cuisson, des élancements douloureux, phénomènes qui durent peu en général, et auxquels succède un prurit plus ou moins intense.

5° L'*intensité* dépend de la force de l'agent, de sa durée d'action, et de la sensibilité du sujet à en subir l'influence. Elle n'est pas la même sur tous les points de la lésion, et varie de la simple rubéfaction au degré le plus avancé de la dermite.

6° La *marche* de ces affections est très importante à considérer : le plus souvent elle est progressive et ascendante, si la cause persiste, et celle-ci doit alors être supprimée sans délai ; ou bien, la lésion arrive à un certain état autour duquel elle oscille indéfiniment, et c'est ainsi qu'elle peut se perpétuer pendant des mois et des années. Parfois au contraire, il s'établit une sorte d'accoutumance de la peau à l'influence de l'agent qui cesse, après un temps variable, de l'impressionner ; ceci nous explique comment un grand nombre d'ouvriers peuvent impunément se livrer à des occupations qui, au début, les avaient fort incommodés ; mais cette immunité ne se maintient pas en dehors du milieu qui l'a fait naître, et la peau doit, pour la reconquérir, subir de nouveau toute l'action de la cause irritante.

Ce que vous devez noter avant tout, comme le fait le plus général dans l'histoire des affections artificielles, c'est leur décroissance rapide, quand la cause n'existe plus, c'est leur guérison toujours prompte et radicale, quand aucun vice constitutionnel ne leur a imprimé son cachet de lenteur et de chronicité.

7° *Durée.*—Jamais, en effet, plus juste application n'a été faite de cet ancien adage : *Sublatâ causâ tollitur effectus.* Cependant les éruptions provoquées ont, par elles-mêmes, et indépendamment de la cause, une certaine durée : la peau ne peut revenir brusquement à son état normal, mais cette durée est courte ; elle oscille entre trois et vingt-cinq jours.

8° **La** cause est généralement facile à saisir, et les effets qu'elle détermine sont proportionnels à son intensité, ce qui distingue les affections artificielles simples des affections mixtes qui résultent tout à la fois et de l'agent externe et de l'influence constitutionnelle ou diathésique. Souvent le malade fixera tout d'abord votre jugement en vous dévoilant lui-même la cause de son mal; vous serez mis d'ailleurs sur la voie par l'aspect singulier de l'affection, par son siége, par la forme et la multiplicité des éléments qui la composent; les renseignements fournis par le malade feront le reste, s'il n'a point intérêt à cacher la vérité.

9° Les éruptions provoquées de nature spécifique sont caractérisées par leur marche régulière et la période d'incubation qui les précéde ; de plus, elles sont généralement contagieuses.

10° Il est des circonstances accidentelles qui peuvent jeter une vive lumière sur le diagnostic; ainsi, l'odeur de térébenthine exhalée par un malade, vous fera penser à un accident causé par cette substance ; tel autre a les cheveux verdâtres, un troisième a les ongles fortement colorés en jaune : vous êtes en présence d'éruptions professionnelles déterminées, dans un cas par les préparations de cuivre, et dans l'autre par les verts arsenicaux. Enfin, l'agent provocateur laisse parfois, sur le lieu même de l'éruption, des traces révélatrices de son passage, et nous avons pu reconnaître ainsi, il y a quelques années, un pemphigus simulé dont voici en deux mots la singulière histoire : la jeune fille qui fait le sujet de cette observation était restée six mois, à la Pitié, sans qu'on reconnût ou même soupçonnât la supercherie. Assez longtemps nous y fûmes pris nous-même; cependant, étonné de la singularité de cette affection en apparence si bénigne, et pourtant si rebelle, étonné surtout de la rareté des bulles, et de leur retour périodique tous les deux ou trois jours, au moment des visites, nous redoublâmes d'attention, et nous aperçûmes, un matin, sur une bulle placée dans la région dorsale, une traînée brillante de poudre de cantharides. La prétendue malade fut aussitôt congédiée, malgré ses dénégations ; huit jours après, l'interne du service lui rendait visite et la trouvait parfaitement guérie.

11° Le traitement est rapidement efficace dans les éruptions artificielles ; il suffit même le plus souvent, comme je vous l'ai dit plus haut, d'éloigner la cause, pour voir presque aussitôt décroître et cesser les accidents. Vous savez trop que l'on n'en peut dire autant des affections constitutionnelles.

En résumé, il existe pour les éruptions provoquées, comme pour les éruptions constitutionnelles, un ensemble de caractères dont la valeur ne peut être contestée ; ces caractères se tirent principalement :

1° De leur *siége*, qui est surtout aux parties découvertes ; elles ont en outre une sorte de prédilection pour les parties génitales.

2° De leur *forme*, essentiellement variable, le plus souvent diffuse, mal arrêtée, quelquefois au contraire d'une régularité presque géométrique.

3° De leur *mode pathogénique* et de la *multiplicité* des éléments qui les composent.

4° De leur *intensité*, qui est proportionnelle à la cause.

5° De leur *marche* : apparues brusquement, elles décroissent avec une égale rapidité, dès que l'agent provocateur a été écarté ; elles ne font, en quelque sorte, qu'effleurer l'organisme.

6° De leur *durée*, qui est fort courte, et presque toujours en rapport avec la durée d'action des causes.

7° De leur *cause*, généralement facile à saisir.

8° Enfin, de leur *guérison* rapide et radicale, sans le secours d'aucun traitement, lorsqu'elles sont simples et exemptes de toute complication.

2° CONSIDÉRATIONS SUR L'ÉTIOLOGIE GÉNÉRALE DES AFFECTIONS ARTIFICIELLES.

Deux ordres de causes agissent pour produire les éruptions artificielles : les unes sont provocatrices ou déterminantes, les autres sont prédisposantes.

A. — Causes provocatrices ou déterminantes.

Les *causes provocatrices* ou *déterminantes* peuvent, avons-nous dit, appartenir aux trois règnes de la nature : elles agissent en irritant et enflammant, chacune à sa façon, le tissu dermique. Nous allons les considérer au point de vue de leur état moléculaire, de leur composition chimique, de leur mode d'application, de leur action spéciale sur la peau, et du temps pendant lequel elles restent en contact avec cette membrane.

1° *État moléculaire*. — Les agents sont à l'état gazeux, liquide ou solide.

A l'état gazeux, ils forment parfois une sorte d'atmosphère viciée autour de l'individu; ils imprègnent ses vêtements, pénètrent dans ses voies respiratoires, et peuvent, suivant leur nature, impressionner plus ou moins vivemént les organes internes. Souvent alors on voit s'ajouter à l'éruption cutanée les phénomènes d'une véritable intoxication. Les vapeurs chargées de principes âcres, irritants ou toxiques, les corps solides réduits en poudres impalpables et répandus dans l'air, se trouvent dans les mêmes conditions d'influence que les gaz, et peuvent donner lieu aux mêmes accidents.

Les liquides agissent tantôt par eux-mêmes et en vertu de leurs propriétés spéciales (acides, térébenthine, chloroforme, éther), et tantôt par les principes qu'ils tiennent en dissolution ou en suspension. Parfois, comme les gaz, ils enveloppent l'individu tout entier (bains médicamenteux), ou bien leur influence est limitée à un petit espace (frictions, venins, virus, produits de sécrétion morbide, etc).

Les corps solides agissent par leur dureté, leur résistance, l ur température, leurs propriétés chimiques et organoptiques ; si leur ténuité est grande, ils peuvent se loger dans la peau, dont ils ont écarté ou rompu les fibres, et y provoquer par leur présence des éruptions pustuleuses ou furonculaires, des abcès (parcelles de fer incandescent échappées de l'enclume, copeaux métalliques, fragments de silex, de verre, etc.). Ainsi se comportent encore certains végétaux parasites, véritables corps étrangers dont l'action élective se porte sur tel ou tel élément cutané, et qui jouissent en outre de la propriété funeste de se multiplier à l'infini.

2° *Composition chimique.* — La composition chimique d'une substance vous donnera souvent la raison de son action sur la peau ; quelques-unes dégagent, à une faible température, des principes volatils irritants, des huiles essentielles (moutarde, térébenthine, etc.); d'autres agissent en se combinant avec les tissus, pour former de nouveaux composés, et c'est ainsi qu'elles les enflamment; mais cette action est plutôt immédiate que provoquée, dans la majorité des cas.

3° Le mode d'application a une grande influence sur le résultat. Je vous ai parlé des singuliers contrastes que peuvent offrir, sous le rapport de la forme, les éruptions artificielles; ils tiennent surtout au mode d'application. Leur intensité, leur mode pathogénique en dépendent aussi, dans une certaine mesure, et vous obtiendrez d'un agent des effets très divers, selon que vous l'aurez simplement déposé sur les tissus, ou que vous l'employez en onctions, en frictions, ou par la méthode endermique.

4° *Action spéciale sur la peau.* — Un grand nombre d'agents artificiels jouissent d'une sorte de propriété élective en vertu de laquelle ils agissent de préférence sur tel ou tel élément constitutif de la peau. Les uns se bornent à produire l'altération du réseau vasculaire ou des papilles, d'autres s'attaquent aux follicules sébacés, d'autres aux glandes sudoripares, d'autres enfin aux aréoles dermiques et jusqu'au tissu cellulaire sous-cutané : de là, des érythèmes, des papules, des vésicules, des pustules, etc.; toutes les formes morbides de Willan s'y trouvent représentées.

Du reste, tous les agents irritants ne possèdent pas au même degré la propriété élective dont je viens de parler, propriété qui, dans la plupart des cas, est subordonnée au mode d'application de l'agent, à sa force, à sa durée d'action, aux influences diathésiques, etc., et comme toutes ces circonstances peuvent varier à l'infini, la lésion est également variable dans son siége, dans sa forme et dans son intensité.

5° Vous tiendrez grand compte du temps pendant lequel l'agent est demeuré en contact avec le tissu cutané : une éruption peut, en effet, par cette seule circonstance, passer successivement par tous les degrés d'intensité, prendre les formes les plus diverses, et souvent même les plus opposées. C'est ce que nous aurons occasion de constater bien des fois dans le cours des leçons qui vont suivre.

B. — Causes prédisposantes.

Les causes prédisposantes des affections provoquées sont relatives à l'âge, au sexe, au tempérament, à la constitution, à l'idiosyncrasie.

L'enfant nouveau-né se trouve exposé aux éruptions cutanées par les conditions mêmes de sa nouvelle existence ; l'air vient brusquement agir sur sa peau fine et délicate, et c'est à la manière d'un irritant qu'il l'impressionne ; ajoutez à cela le contact du méconium qui la souille, le frottement des linges dont on l'enveloppe, etc., et vous aurez la raison de la fréquence des éruptions, au moment de la naissance.

L'enfant à la mamelle est soumis à l'influence de causes analogues : le contact des urines, des matières fécales, l'humidité constante qui l'environne, etc.

L'âge adulte est surtout exposé par le fait des professions. La femme, en raison de la texture plus délicate de sa peau, est plus désarmée que l'homme contre les causes des éruptions provoquées ; mais remarquez que ces causes sont pour elle et moins énergiques et moins nombreuses.

Le tempérament et la constitution jouent un rôle incontestable. Les sujets lymphatiques et scrofuleux offrent moins de résistance à l'action des agents artificiels que les sujets bilieux et sanguins, et la traduisent différemment ; les premiers vous offriront surtout des affections acnéiques, pustuleuses et vésiculeuses, tandis que vous observerez sur les autres des éruptions érythémateuses, papuleuses et tuberculeuses.

Enfin, et étant mise de côté toute considération d'âge, de sexe, de tempérament, de constitution, il existe une aptitude spéciale pour chaque individu, aptitude souvent mal définie, et qui dépend ou ne dépend pas de l'organisation de la peau. Voici ce que l'observation nous a appris à cet égard :

1° La peau n'est pas également sensible, chez tous les sujets, aux divers agents d'irritation.

2° Chez tous, elle ne répond pas toujours et nécessairement de la même façon, à un même agent d'irritation. C'est ici que nous voyons intervenir surtout les maladies constitutionnelles, les diathèses, les aptitudes spéciales, les tendances morbides, etc.

3° Sur un même individu, elle ne répond pas nécessairement de la même façon à un même agent d'irritation, dans tous les points de son étendue. On ne s'en étonnera pas, si l'on réfléchit aux différences qu'elle présente, suivant les régions : là, fine, lisse, recouverte d'un mince épiderme, mobile et en quelque sorte indépendante des tissus qu'elle recouvre ; ici, au contraire, épaisse, dense, serrée, étroitement unie aux parties sous-jacentes, qui font corps avec elle, et qui partagent jusqu'à un certain point ses vicissitudes pathologiques ; ailleurs, protégée par un épiderme épais et comme corné. Il n'est pas jusqu'à ses éléments constituants qui ne puissent varier ; son réseau capillaire sanguin n'est pas partout également riche ; les réseaux lym phatiques qui la parcourent présentent plus de variétés encore ; les systèmes pileux et sébacé y offrent tous les degrés de développement : il est même des régions où ils font complétement défaut (paume des mains, plante des pieds). La peau n'est donc pas une et partout identique avec elle-même ; destinée à remplir des fonctions multiples, la nature l'a modifiée suivant ses vues, tout en lui conservant, dans toute son immense étendue, les principaux caractères organiques qui la distinguent.

PREMIÈRE DIVISION.

AFFECTIONS PROVOQUÉES DIRECTES.

Avant d'aborder l'histoire des affections provoquées directes, il est important de bien définir le sens que j'attache à cette expression. Qu'est-ce donc qu'une affection provoquée directe ?

La pathogénie de toute affection cutanée doit être établie sur la nature et l'origine de la cause prochaine, et sur le rapport qui existe entre cette cause et le tissu vivant sur lequel elle agit.

Tantôt la peau est brusquement violentée par un agent extérieur, et sans autre résistance que celle qui résulte de ses propriétés physiques : ce sont les lésions traumatiques déjà décrites.

Tantôt c'est un stimulus spécial qui agit sur un point de sa surface, mais en lui laissant toute sa liberté de réaction ; la peau, force vivante, reçoit l'impression et l'élabore, en quelque sorte, en vertu de son organisation spéciale et des éléments anatomiques qui la composent : c'est là ce que j'appelle une *affection provoquée directe*.

Tantôt, enfin, l'agent, le principe morbifique a été introduit dans le sang par absorption, et agit consécutivement sur la peau : *ce sont les éruptions pathogénétiques*.

Je divise les affections provoquées directes en six groupes :

1° Éruptions provoquées par les *circumfusa* et les *applicata*.

2° Éruptions provoquées par les professions nuisibles.

3° Éruptions provoquées par des substances irritantes, dans un but expérimental, thérapeutique ou de simulation.

4° Éruptions provoquées par des produits de sécrétion normale ou anormale, déposés à la surface de la peau ou dans son intérieur.

5° Éruptions symptomatiques des parasites animaux et végétaux.

6° Éruptions produites par l'inoculation de matières putrides, vénéneuses et virulentes.

CHAPITRE PREMIER.

ÉRUPTIONS PROVOQUÉES PAR LES CIRCUMFUSA ET LES APPLICATA.

ARTICLE I.

CIRCUMFUSA.

Sous ce titre, nous avons à étudier l'action sur la peau de la lumière, de la chaleur, du froid et de l'air vicié.

1° LUMIÈRE. — La lumière constitue pour la peau de l'homme l'excitant physiologique par excellence; elle la tonifie, l'anime, la colore, augmente l'énergie de ses fonctions. Dans l'ombre, au contraire, la membrane cutanée s'étiole, devient pâle, décolorée, languissante, à la manière de ces végétaux qui croissent dans les lieux obscurs, et sa souffrance ne tarde pas à être partagée par l'économie tout entière.

C'est sous l'influence de la lumière que se développe et s'exagère la sécrétion du pigment sur les régions exposées au grand air et aux ardeurs du soleil; comparez le teint bruni et hâlé de l'homme des champs au teint de l'habitant des villes. Ainsi s'expliquent encore les diverses colorations humaines qui paraissent sensiblement en rapport, dans les différents pays, avec les intensités du rayonnement solaire.

Mais la lumière ne se borne pas toujours à produire l'exaltation d'un fait physiologique, et alôrs apparaît le phénomène morbide. Je vous ai décrit plus haut l'*erythema a solare*, véritable brûlure; il me reste à vous parler de l'éphélide solaire, que j'ai distinguée ailleurs du lentigo ou tache de rousseur spontanée.

De l'éphélide solaire. — Nous venons de voir la lumière augmenter d'une manière uniforme et tout à fait physiologique la sécrétion du pigment sur les parties exposées à son action. L'éphélide résulte, non plus simplement d'un surcroît d'activité, mais de la perversion et du trouble de la fonction : c'est une dyschromie véritable. La matière colorante en excès se rassemble sous forme de taches irré-

gulières, déchiquetées, anguleuses, d'une coloration jaunâtre safranée, ne formant aucune saillie, n'étant le siége
d'aucune furfuration. Comme ces macules sont le résultat de
l'impression directe du rayonnement solaire (d'où leur nom
éphélides, ἐπί ἑλιος), leur siége exclusif est aux parties découvertes, à la face, aux avant-bras, aux mains, à la partie
antéro-supérieure de la poitrine. On les observe surtout chez
les individus à constitution molle, lymphatique ou scrofuleuse, chez ceux dont la peau est blanche, délicate, transparente ; dans les conditions opposées, la peau brunira uniformément, mais l'éphélide ne se produira pas.

La tache de rousseur provoquée a des intermittences en
rapport avec les saisons : elle pâlit ou s'efface en hiver, et le
retour de l'été la ramène ; son développement est assez
rapide, et quelques jours passés à la campagne sous les ardeurs
du soleil, suffisent parfois pour maculer un visage jusqu'alors
indemne de cette altération.

Je n'ai point à vous faire ici le diagnostic différentiel de
l'éphélide solaire ; vous le trouverez à l'article lentigo et dans
l'histoire particulière de chacune des affections avec lesquelles on pourrait la confondre. J'ajouterai seulement, et à
titre de souvenir historique, que sous le nom d'éphélides ont
été réunies une foule de lésions cutanées très différentes
dans leur aspect et dans leur nature ; c'est ainsi que le genre
panne d'Alibert comprenait à la fois : le lentigo (panne
lenticulaire), le pityriasis versicolor (panne hépatique), la
nigritie et le mélasma (panne mélanée), et la carate (panne
caratée).

L'éphélide solaire donne à la peau une teinte maculée
jaunâtre qui en altère la beauté ; elle n'a pas d'autre incon-

vénient. Elle est moins fâcheuse que le lentigo, en raison de sa moindre ténacité.

On peut en effet, jusqu'à un certain point, guérir l'éphélide solaire, et en prévenir le retour. C'est par les soins hygiéniques qu'on y arrive : le visage sera protégé contre les rayons du soleil, on recommandera l'usage des voiles, le séjour des grandes villes ; on cherchera à tonifier le tissu de la peau au moyen de lotions légèrement excitantes. Toutefois, il faut le dire, certains sujets paraissent à ce point prédisposés que la seule impression de la lumière diffuse suffit pour déterminer ou entretenir la déviation pigmentaire.

2° CHALEUR. — Sous l'influence de la chaleur, la peau rougit, se gonfle de liquides, ses diverses sécrétions s'exagèrent et en particulier la sécrétion de la sueur. Si la température est plus élevée, la sueur coule abondamment, et des phénomènes d'irritation se produisent sans qu'il y ait altération du produit sécrété ; la limite physiologique est atteinte, et c'est alors que surviennent ces pseudo-exanthèmes, dits sudoraux, que Willan à décrits sous les noms de roséole miliaire ou roséole d'été.

A. — Roséole estivale.

Il suffit en effet, et indépendamment de tout vice constitutionnel, que la peau soit fortement excitée par la chaleur, pour qu'aussitôt une efflorescence paraisse à sa surface : ce sont des taches rouges, sans saillie, disparaissant à la pression, petites et isolées dans certains cas comme on l'observe dans la rougeole, ou bien prenant l'aspect diffus et granulé de l'éruption scarlatineuse. Ces exanthèmes sont parfois très douloureux; ils sont précédés ou accompagnés de malaise général, et d'une réaction fébrile peu prononcée. Leur durée est de quelques jours, et ils laissent en disparaissant, une légère desquamation furfuracée.

La roséole artificielle se montre en été et en automne, sous l'influence de l'éréthisme cutané produit par la chaleur. La cause qui la détermine peut, en s'étendant à un grand nombre d'individus, lui donner une apparence épidémique.

Diagnostic. — A ne considérer que l'efflorescence cutanée qui la constitue, la roséole estivale ressemble parfois aussi complétement que possible à la scarlatine ou à la rougeole ; mais là s'arrête l'analogie. En effet, tandis que dans la roséole d'été, l'éruption est tout ou presque tout, les deux pyrexies s'accompagnent presque nécessairement de troubles variés et souvent graves qui éclatent avec plus ou moins de violence sur un grand nombre de points; nous trouvons dans la scarlatine, la fièvre intense, la chaleur âcre et mordicante de la peau, l'angine, les accidents cérébraux, etc.; et dans la rougeole, la fièvre vive encore, le coryza, le larmoiement et la bronchite révélée par cette toux sèche et enrouée si caractéristique. Enfin, la marche régulière des fièvres éruptives, leur évolution toujours la même, leurs périodes, les distinguent suffisamment de ces éruptions fugitives et sans portée dont je viens de vous esquisser l'histoire.

Est-ce tout cependant, et n'auriez-vous point affaire, soit à une roséole syphilitique, soit à un pseudo-exanthème constitutionnel? la roséole syphilitique sera reconnue à sa marche lente, à son indolence complète, à l'engorgement ganglionnaire qui l'accompagne, à la coexistence, dans la majorité des cas, de chancres ou de plaques muqueuses ; là n'est pas la difficuté. Mais à quels signes déciderez-vous si une roséole est provoquée ou bien de nature herpétique? Vous avez dans les deux cas même apparence d'éruption, même rapidité dans le début; la cause elle-même ne vous sera que d'un faible secours, une température élevée pouvant déterminer la première manifestation de la dartre. Ce problème, pour être fort épineux, n'est cependant point insoluble : c'est dans la constitution du malade, c'est dans ses antécédents et dans ceux de sa famille, c'est enfin dans cet ensemble de phénomènes prodromiques qui revèlent la présence de la maladie et surtout dans la marche de l'affection, que vous trouverez les éléments du diagnostic, et un œil exercé ne s'y méprendra pas.

Le pronostic de la roséole estivale est sans aucune gravité; elle disparaît d'elle-même ou par des moyens doux dans l'espace de quelques jours.

B. — Miliaire sudorale.

La *miliaire sudorale* reconnaît la même cause que la roséole d'été, dont elle diffère par sa marche lente, par ses limites généralement plus restreintes, et surtout par son caractère vésiculeux. On ne la confondra pas avec l'eczéma: les vésicules eczèmateuses sont groupées et plus acuminées, plus fugitives dans leur durée que celles de la miliaire, et leur disposition n'est pas la même; elles forment des plaques dont les limites sont mieux arrêtées; leur sécrétion est plus abondante, leurs squames sont beaucoup plus épaisses; enfin l'eczéma, affection le plus souvent chronique et rebelle, se lie presque toujours à un vice de la constitution, tandis que la miliaire sudorale présente des conditions opposées d'acuité et de facile guérison.

C. — Lichen tropicus.

A côté de la roséole d'été et de la miliaire sudorale se place le *lichen tropicus* qui se développe, ainsi que son nom l'indique, sous l'influence de la température élevée des régions tropicales. « Dans ces climats, dit Bontius, cité » par M. Rayer, lorsque la sueur a été excitée, il se manifeste » des papules rouges et rugueuses, qui le plus souvent cou- » vrent tout le corps, et qui sont accompagnées d'un prurit » très violent. Cette éruption attaque de préférence les per- » sonnes récemment arrivées dans ces contrées, mais il n'est » aucun de leurs habitants qui n'en ait été atteint ; les » démangeaisons sont intolérables. »

3° DU FROID CONSIDÉRÉ COMME AGENT DES ÉRUPTIONS PRO- VOQUÉES. — Je vous ai montré ailleurs le froid agissant sur la peau d'une manière physique, et par la désorganisation immé- diate de son tissu ; il détermine encore sur cette membrane des phénomènes d'un autre ordre, qu'il est important de connaître. Sous l'influence de cet agent, le derme, con- tracté par une sorte de spasme, chasse le sang vers les or- ganes centraux, et la membrane cutanée, devient pâle, déco- lorée ; les follicules pileux s'érigent et produisent l'aspect particulier que l'on a désigné sous le nom de chair de poule. Si le froid est plus intense ou si son action se prolonge davantage, la modification est plus profonde encore ; la circulation se ralentit dans les capillaires périphériques, la sécrétion épidermique s'altère, et de là résultent des éruptions furfuracées et un véritable pityriasis artificiel; enfin, dans certains cas, l'érection des follicules pileux persiste, la peau reste inégale, rugueuse et comme lichénoïde, et la lésion prend alors le nom de chair de poule permanente.

Le traitement est simple : on éloignera la cause, le froid ; quelques lotions de glycérine ou d'eau ammoniacale restitueront à la peau sa souplesse et son poli.

Là ne se bornent pas les effets du froid, considéré comme agent provocateur des affections cutanées. Il peut encore déterminer un grand nombre d'éruptions, de formes et d'aspects très divers, mais il n'intervient alors qu'à titre de cause accessoire ou de stimulus morbide; il est l'occasion de l'éveil d'une maladie, l'arthritis. Est-il besoin de vous rappeler le rôle considérable que jouent le froid et les variations atmosphériques dans les manifestations cutanées et autres de cette maladie constitutionnelle?

4° AIR. — L'air agit sur la peau par sa température, et dans ce cas, ses effets se confondent avec ceux de la chaleur et du froid; il peut agir encore par son mélange avec certaines substances gazeuses ou pulvérulentes, mais cette influence est généralement faible et lente à se produire sur l'organe cutané, et les muqueuses extérieures sont les premières à la ressentir. Un grand nombre d'éruptions professionnelles n'ont pas d'autre origine que la viciation de l'air qui environne l'ouvrier; ce n'est point ici le lieu d'en parler. Le seul fait qui puisse en ce moment nous intéresser est le suivant : l'air contenu dans un appartement peut-il acquérir des propriétés telles qu'il devienne agent provocateur d'affections cutanées? Cette question a surtout été posée et étudiée au point de vue des émanations ou poussières arsenicales provenant des papiers de tenture. Des recherches ont été entreprises sur ce sujet, successivement en Allemagne et en Angleterre, et M. Beaugrand a résumé ces recherches, en citant les principaux faits qui leur servent de base, dans un rapport présenté à la commission d'hygiène et de salubrité, en 1859. Or, voici les conclusions de son travail : l'usage des papiers colorés en vert dans les appartements peut donner lieu à des accidents, et ces accidents sont ceux d'une intoxication chronique ; on a observé de l'anorexie, quelquefois des vomissements et de la diarrhée ; des irritations très vives des yeux, des fosses nasales, de la gorge et des bronches ; des douleurs erratiques, de la céphalalgie, des vertiges, et surtout une paralysie incomplète des membres inférieurs ; de l'abattement ; une coloration terreuse de la peau, etc., et enfin des éruptions de différentes sortes. Mais quelles étaient ces éruptions ? M. Beaugrand ne le dit pas, et les faits qu'il rapporte n'en font aucune mention. Quoi qu'il en soit, les symptômes précités résistent à tous les moyens et ne cèdent que lorsque le malade s'est soustrait à l'influence du milieu qui leur a donné naissance.

ARTICLE II.

APPLICATA.

A cet ordre de causes se rattachent un assez grand nombre d'affections cutanées, variables dans leur siége et dans leur forme : telle est cette bande érythémateuse, ordinairement passagère, parfois persistante, produite sur le front par la pression circulaire du chapeau ; telle aussi l'irritation que détermine sur le cou des jeunes militaires le collet roide et dur de leur habit, irritation qui peut se propager aux glandes de la région, et la prédisposition aidant, y entretenir des engorgements ganglionnaires de longue durée. Les chemises neuves, les étoffes d'un tissu grossier et sans souplesse, provoquent à la peau, par leur contact et leurs frottements, des érythèmes, des vésicules et des pustules ; ainsi agissent encore, sur les cuisses et les jambes, les pantalons de laine, quand l'usage n'a point enlevé ou émoussé le fin duvet qui hérisse leur surface. Parlerai-je enfin des empreintes et des déformations que laissent, sur le tégument, la pression du corset, la striction causée par les ceintures, par les jarretières et par les bracelets métalliques?

Les vêtements et les parures peuvent être nuisibles encore par le fait de substances étrangères entrant dans leur composition. M. Liebig, dans les *Annales de pharmacie* de 1836, vol. XVII, page 136, rapporte le fait d'un homme qui, pendant plusieurs années, avait été atteint d'une éruption au front causée par la visière verte de sa casquette, éruption qui disparut avec le changement de coiffure. Des accidents analogues ont été produits par des robes, des fleurs, des bracelets, etc., colorés en vert arsenical (1). Je reviendrai, dans un prochain chapitre, sur les éruptions provoquées

---

(1) C'est à l'important mémoire de M. Vernois sur les accidents produits par l'emploi des verts arsenicaux (*Annales d'hygiène*, etc., année 1859, p. 319), et aux recherches de M. A. Chevallier, sur le même sujet (*loco citato*), que sont empruntés la plupart de ces faits.

M. Vernois rapporte que des ouvrières, chargées de faire des robes « avec » une gaze verte d'invention nouvelle, furent prises de symptômes d'intoxi- » cation aiguë ; recherches faites, on constata que la gaze était colorée par » l'arsénite de cuivre.

» Une éruption vésiculeuse fut déterminée sur les avant-bras par l'appli-

par cet agent, et vous verrez qu'elles affectent surtout la forme pustuleuse.

C'est dans ce groupe que doit être placée l'altération si commune déterminée, sur les téguments du pied, par les chaussures ; je veux parler des lésions vulgairement connues sous les noms de cors, durillons, ognons, œils de perdrix, et qu'il convient de réunir dans une appellation commune, le tylosis.

Du tylosis.

Nous reconnaissons, à l'exemple d'Alibert, trois variétés de tylosis :

1° Le tylosis gompheux ; 2° le tylosis calleux ; 3° le tylosis bulbeux.

1° Le tylosis gompheux porte communément le nom de *cor aux pieds* ; les anciens l'appelaient *clavus pedum*, en raison de sa forme et peut-être aussi de la sensation particulière qu'il détermine. Il est essentiellement constitué par une hypertrophie de l'épiderme dont les cellules, privées de leurs noyaux et de leurs granulations, se sont aplaties et intimement soudées les unes aux autres : le derme, au contraire, a subi un mouvement inverse, il s'est aminci, usé et comme atrophié, surtout au centre de la lésion, là où la pression agit avec le plus d'énergie ; il en résulte que le cor forme

» cation d'un bracelet imitant la malachite, et composé avec une pâte à base » d'arsénite de cuivre. »

M. Hutin (cité par M. Chevallier) raconte qu'une dame fut prise à deux reprises de conjonctivite et d'eczéma autour des lèvres, pour avoir déchiré de la gaz verte, afin de s'en faire une robe.

Une couronne de roses, dont les feuilles étaient colorées par le vert dit de chêne, produisit sur les épaules d'une dame, là où tombaient les feuillages, une multitude de boutons douloureux, et cela à deux reprises ; M. Chevallier a vu un fait semblable.

une sorte de cône épidermique qui s'enfonce, à la manière d'un clou, dans le tissu de la peau graduellement résorbé, et souvent pénètre jusqu'au voisinage des os.

Le tylosis gompheux se développe avec lenteur, et ne devient douloureux que lorsqu'il a acquis un certain volume, ce qu'expliquent parfaitement les considérations qui précèdent. La douleur n'existe pas dans l'excroissance elle-même, dont l'insensibilité est complète, mais dans la partie vivante située au-dessous; celle-ci, en s'atrophiant, cesse peu à peu de protéger les filets nerveux qui se trouvent pris entre la pression de la chaussure, transmise par le cor, et la résistance des os; de là, ces douleurs pongitives et lancinantes, parfois si cruelles, et qu'influencent, à un si haut point, dans leur intensité, les variations atmosphériques.

La cause des cors est la pression unie au frottement exercé par des chaussures étroites et de forme conique sur les téguments du pied; aussi les trouve-t-on presque toujours implantés sur les parties saillantes, sur les têtes des os, sur les articulations des phalanges, sur leurs parties latérales, à leurs extrémités, etc. J'ai dit que le frottement s'unissait à la pression, et son rôle n'est pas moindre assurément : vous en avez la preuve dans ce fait que des chaussures trop larges et trop longues produisent tout aussi bien le tylosis que des chaussures trop étroites, à la condition qu'elles soient faites de telle manière que le pied, à mesure qu'il s'enfonce vers la pointe, subisse un frottement et une pression de plus en plus considérables.

Tous les individus ne sont pas également sujets aux cors, toutes choses étant égales d'ailleurs, et parmi ceux qui en sont atteints, tous n'en souffrent pas au même degré; les gens de la campagne s'en plaignent rarement ; les peaux fines et délicates y paraissent surtout exposées, et en sont incommodées davantage.

Le tylosis gompheux peut entraîner quelques accidents fâcheux : la douleur est parfois assez vive pour rendre la marche à peu près impossible ; d'autres fois il détermine autour de lui une irritation inflammatoire qui peut prendre les proportions d'un véritable phlegmon ; enfin on a vu des bourses séreuses, des kystes, se développer au-dessous des cors, et subir consécutivement toutes les vicissitudes pathologiques des séreuses accidentelles.

Le diagnostic du tylosis gompheux n'offre aucune difficulté : son siége, son aspect corné, la douleur spéciale et intermittente qui l'accompagne, douleur que réveille la pression, enfin l'insensibilité de la tumeur qui le constitue, tels sont les caractères auxquels vous le reconnaîtrez toujours sans hésitation.

Il diffère anatomiquement des verrues et des cornes, ainsi que du tylosis calleux, par ce fait capital, à savoir, l'amincissement et l'usure de la papille correspondant à la production épidermique.

Traitement. — Je ne m'étendrai pas sur le traitement du tylosis gompheux, que la médecine abandonne presque exclusivement aux soins des pédicures ; il peut arriver cependant que le médecin soit consulté pour ce genre de lésion lorsqu'elle s'accompagne de vives souffrances, ou se complique d'accidents inflammatoires, et il doit être prémuni contre une semblable éventualité.

L'étiologie du tylosis gompheux indique le moyen de s'en préserver : on fera usage de chaussures molles, s'adaptant parfaitement aux pieds, se moulant sur toutes ses sinuosités, sans l'étreindre ni le comprimer dans aucun sens. On évitera avec grand soin les plicatures des bas dans le soulier, les ourlets trop volumineux, etc., car ce sont autant de causes très efficaces de la lésion qui nous occupe.

L'affection une fois produite, on peut songer à la guérir ou seulement à en pallier les inconvénients.

Le moyen palliatif que l'on emploie d'ordinaire est l'abrasion de la partie saillante de la tumeur au moyen d'un instrument tranchant. Cette opération a le double avantage de faire disparaître presque aussitôt la douleur et d'empêcher l'accroissement du mal, en diminuant la pression; mais cet avantage n'est le plus souvent que temporaire, et l'opération doit être fréquemment répétée, car l'excroissance épidermique repullule avec une grande rapidité.

Les divers accidents qui peuvent compliquer le tylosis gompheux seront combattus par des moyens appropriés.

La cure radicale du tylosis gompheux ne peut être obtenue que par son extirpation complète et jusqu'à sa racine; ce moyen est le seul vraiment efficace. L'opération se pratique habituellement à l'aide d'une aiguille de forme ronde et à pointe mousse; cette aiguille est adaptée à un manche de scalpel, ce qui permet de la manier avec facilité : or, certains pédicures sont assez habiles pour extirper, à l'aide de cet instrument, les cors les plus invétérés.

2° Nous n'appliquons le nom de *tylosis calleux* qu'aux durillons qui siégent aux pieds, par l'usage de chaussures trop étroites, réservant celui de durillons proprement dits pour toutes les callosités qui surviennent sur d'autres parties du corps, sous l'influence des professions.

Ainsi compris, le tylosis calleux est un durillon produit par la pression des chaussures. Il diffère du cor par sa forme plus large, plus aplatie, plus étalée, par son siége et par son mode de formation. Dans le tylosis gompheux, la pression s'opère sur un point limité, et tend à enfoncer, à la manière d'un coin, dans le tissu de la peau, l'excroissance épidermique ; dans le tylosis calleux, le contact a lieu sur une surface plus large, moins précise, les lamelles épidermiques se superposent sur une plus grande étendue, et le derme, résistant par un grand nombre de points à la fois à la cause comprimante, qui elle-même perd de sa force en proportion, ne s'atrophie pas et subit même le plus souvent une véritable hypertrophie.

Le tylosis calleux est généralement moins douloureux que le cor ; cependant les sujets atteints ressentent de temps à autre et surtout dans les grands mouvements de progression, des douleurs lancinantes, des déchirements qui les obligent à s'arrêter tout à coup.

Le seul moyen qu'il y ait à opposer à cette lésion, c'est l'excision aussi complète que possible de la callosité, et l'éloignement de sa cause provocatrice.

3° TYLOSIS BULBEUX. — C'est un bouton épidermique de consistance molle, qui se développe principalement sur les faces latérales des orteils, par l'effet de leur mutuelle compression ; c'est à cette situation qu'il doit les caractéres particuliers qui le distinguent : maintenu dans un état d'humidité constante par le contact des surfaces et la sécrétion qui s'en exhale, il est mou, tuméfié, comme œdématenx, blanchâtre ; on voit, en son milieu, un petit mamelon rouge, comme ulcéré, autour duquel sont accumulées, par superposition, de petites pellicules innombrables, que l'on peut détacher avec facilité. On a vu cette lésion devenir le point de départ d'un mal perforant.

L'extirpation du tylosis bulbeux est plus facile que pour les autres variétés ; des soins hygiéniques et l'usage de chaussures bien faites suffisent à en prévenir le retour.

Le tylosis, quelle que soit sa variété, est toujours le résultat d'une pression lente, modérée et longtemps continuée. L'épaississement de la lame cuticulaire n'est, en définitive, pour la peau, qu'un moyen naturel de défense, bien que nous ayons vu ce moyen tourner parfois contre elle ; mais la pression exercée par les chaussures peut être assez forte et assez puissante pour ne pas laisser aux tissus le temps de la résistance, et alors surviennent des lésions à marche aiguë, qui n'offrent avec le tylosis aucune analogie.

La plus commune de ces lésions revêt la forme bulleuse ; le point comprimé devient rouge, tuméfié, douloureux, et sous l'épiderme s'épanche un fluide séreux ou séro-sanguinolent. Ces ampoules sont fréquentes au talon où elles présentent, en raison de l'épaisseur de l'épiderme, une marche particulière ; leur rupture y est en effet toujours tardive, et la sérosité qu'elles renferment se transforme en un liquide fétide et purulent. Il importe donc, surtout au talon, d'ouvrir aussitôt ces ampoules, pour prévenir la suppuration du derme et son ulcération.

CHAPITRE II.

DES AFFECTIONS CUTANÉES QUI DÉPENDENT DES PROFESSIONS.

Ce sujet, malgré son importance et l'intérêt pratique qui s'y rattache, a été peu étudié, et nous nous trouvons dès l'abord presque entièrement abandonné à nous-même. Les rares documents qui existent sont la plupart disséminés dans les journaux ou les recueils périodiques, dans quelques mémoires particuliers, ou perdus çà et là dans le corps des ouvrages classiques ; or, il m'a paru que ces matériaux épars, bien qu'insuffisants et incomplets à plus d'un titre, étaient susceptibles d'acquérir, une fois groupés et coordonnés, une valeur considérable. C'est pourquoi j'ai cru devoir les recueillir et les rassembler dans ce chapitre, en y ajoutant le contrôle et les résultats de mon expérience personnelle. Est-il besoin d'ajouter que nous touchons en ce moment à l'une des plus intéressantes questions d'hygiène et de salubrité publique?

Les ouvriers sont exposés, dans une foule de professions, à tant de causes d'irritation, sous toutes les formes et dans des conditions si diverses, les éruptions cutanées qui résultent de ces causes sont elles-mêmes si nombreuses et si variées, que nous ne saurions nous engager dans cette étude, sans nous être muni au préalable d'une méthode sûre et rationnelle. La division que je propose est basée sur la considération du mode d'action des causes; me fondant sur ce principe, j'établis les trois divisions suivantes :

1° Les agents de la première section agissent, non-seulement d'une manière locale, mais encore après absorption, et en vertu de propriétés toxiques.

2° Les agents de la deuxième section ne possèdent aucune propriété toxique, mais ils répandent autour de l'ouvrier une atmosphère de poussière nuisible et irritante, laquelle pénètre dans les voies respiratoires, agit sur les muqueuses, etc.

3° Enfin, dans la troisième section sont rangés les agents dont l'action ne va pas au delà de la partie avec laquelle ils sont mis volontairement en contact.

D'où trois sections d'affections cutanées professionnelles.

ARTICLE I.

PROFESSIONS DANS LESQUELLES L'AGENT PEUT AGIR A LA FOIS, NON-SEULEMENT D'UNE MANIÈRE LOCALE, MAIS ENCORE APRÈS ABSORPTION, ET EN VERTU DE PROPRIÉTÉS TOXIQUES.

§ 1. — Éruptions propres aux ouvriers qui manient les verts arsenicaux.

Sous ce titre, j'ai à vous entretenir d'accidents cutanés professionnels qui, par leur fréquence et la gravité qu'ils acquièrent dans certains cas, méritent toute votre attention. Cette étude est loin d'être nouvelle : en 1845, M. le docteur Blandet, le premier en France, décrivait les éruptions produites par les verts arsenicaux (1). Depuis cette époque, les recherches se sont multipliées sur le sujet, et la plupart des questions qui s'y rattachent ont été élucidées; je vous citerai particulièrement les noms de MM. Chevallier (2),

(1) De l'empoisonnement externe produit par le vert de Schweinfurt, ou de l'œdème, de l'éruption professionnels des ouvriers en papiers peints.

(2) Essai sur les maladies qui atteignent les ouvriers qui préparent le vert arsenical, et les ouvriers sur papiers peints qui emploient dans la préparation de ces papiers le vert de Schweinfurt; moyens de les prévenir. — L'auteur expose, dans ce travail, les résultats de longues et laborieuses recherches (*Annales d'hygiène*, tome XXXVII, p. 96, année 1847).

Follin (1), Imbert-Gourbeyre (2), de Pietra Santa (3),
Beaugrand (4), et celui de M. Vernois (5), à qui nous devons
un remarquable mémoire inséré dans les *Annales d'hygiène*,
année 1859, p. 419. Dans le même journal (même année)
sont consignées des recherches très intéressantes de M. Chevallier sur les dangers que présentent le vert de Schweinfurt,
le vert arsenical et l'arsénite de cuivre (6).

(1) Observation très détaillée qui permet de suivre l'évolution du mal (*Ar-
chiv. gén. de méd.*, 1857).

(2) Le fait rapporté par M. Follin devient lui-même l'occasion d'un mémoire de M. Imbert Gourbeyre (*Moniteur des hôpitaux*, décembre 1857), dans
lequel ce professeur trace, à grand renfort d'érudition, une histoire complète
des éruptions arsenicales. Nous reviendrons plus tard sur ce mémoire.

(3) En 1858, M. de Pietra-Santa observe à son tour les effets produits par
les verts arsenicaux sur des ouvriers employés aux Madelonnettes à la fabrication d'abat-jour, de ballons et de petites lanternes coloriées; s'appuyant
sur un grand nombre de faits qu'il résume en deux tableaux synoptiques,
l'auteur conclut à l'existence d'une affection professionnelle propre aux ouvriers qui travaillent les papiers peints au vert de Schweinfurt, et donne une
description succincte des caractères de cette affection. Les lésions qu'il a surtout rencoutrées sont : 1° l'érythéme du haut des cuisses, au pli de l'aine;
2° la plaque muqueuse du scrotum; 3° les ulcérations des doigts.

(4) En 1859, M. le docteur Beaugrand présente à la commission d'hygiène
et de salubrité un rapport sur les différentes sortes d'accidents causés par les
verts arsenicaux employés dans l'industrie: il signale à ce propos un genre
d'industrie non mentionné encore, et consistant dans la préparation d'herbes
naturelles qui servent à parer les chapeaux des dames.

(5) Le travail de M. Vernois est sans contredit l'un des plus complets qui
aient été faits sur la matière; l'auteur insiste particulièrement sur un certain nombre de circonstances peu connues au milieu desquelles les lésions se
produisent. — Il indique un nouveau procédé (dû à M. Bérard Teuzelin, in-
dustriel) à l'aide duquel seraient conjurés les dangers des verts arsenicaux:
ce procédé consiste surtout dans l'incorporation de ces verts dans un collodion spécial ayant pour effet de les fixer et de les empêcher de tomber en
poussière.

(6) Enfin, M. Chevallier reprend la question, en la considérant à un point
de vue nouveau, et cite un grand nombre de faits qui attestent la fâcheuse
influence des verts arsenicaux.

Les accidents produits par les verts arsenicaux varient dans leur forme, dans leur fréquence et dans leur intensité suivant l'état de ces composés, et surtout suivant les opérations diverses dans lesquelles les ouvriers les emploient. Cependant, comme ces différences ne tiennent, en définitive, qu'à des circonstances accessoires de développement, la cause restant la même, il est possible de les comprendre toutes dans une description générale; nous aurons soin, chemin faisant, de faire ressortir les faits particuliers à chaque genre d'industrie (1).

(1) Il me paraît utile d'entrer ici dans quelques détails sur les opérations particulières dans lesquelles les ouvriers emploient les verts arsenicaux; j'emprunterai ces détails aux divers travaux que je viens de passer en revue, et plus particulièrement à ceux de MM. Vernois et Beaugrand.

Les verts arsenicaux connus en France sont : 1° le vert de Scheele, ou arsénite de cuivre, que l'on prépare en précipitant un sel de cuivre par un arsénite alcalin; 2° le vert de Schweinfurt, sel double d'arsénite et d'acétate de cuivre.

La fabrication de ces verts ne déterminerait que des accidents légers et d'ailleurs assez rares (de Pietra-Santa).

Les composés arsenicaux sont employés dans les conditions suivantes :

1° Dans la préparation des papiers peints en vert : il y a des ouvriers qui foncent le papier et d'autres qui l'impriment avec le vert de Schweinfurt; les premiers sont plus exposés que les seconds. Il y a aussi des ouvriers qui satinent le papier coloré avec le vert arsenical.

2° Certains ouvriers se livrent exclusivement à la préparation d'herbes naturelles qui servent à parer les chapeaux des dames; leur travail consiste en quatre opérations successives : 1° le *trempage* des tiges (ce sont des graminées sèches et munies de leurs graines) dans une solution arsenicale, ce qui donne lieu à de nombreuses éclaboussures; 2° le *séchage* : les herbes sont fixées sur une corde; 3° le *montage* des bouquets, qui constitue un des principaux dangers; la matière colorante se détache sous forme de poussière fine qui se répand dans l'air et sur tous les objets environnants; 4° le *poudrage;* on saupoudre les bouquets avec la poussière arsenicale.

3° Les *apprêteurs* de toiles destinées à la fabrication des feuilles artificielles, à l'aide des verts arsenicaux, sont les ouvriers les plus exposés. — Ils donnent d'abord une teinte jaune à l'étoffe en la plongeant dans une dissolu-

Les accidents cutanés, qui nous intéressent au premier chef, vont nous occuper tout d'abord ; nous dirons ensuite quelques mots des phénomènes d'intoxication.

Les composés arsenicaux, employés en frictions, exercent sur la membrane cutanée une action irritante spéciale en vertu de laquelle se produisent de l'érythème, des vésicules et des pustules suivies d'ulcérations ; ce fait, que j'ai établi expérimentalement, comme vous le verrez plus tard, nous

tion d'acide picrique dans l'alcool pur : c'est ce qui colore en jaune les ongles de l'ouvrier ; le plus souvent, il incorpore l'acide picrique broyé au vert de Schweinfurt, et pendant ce travail, les doigts, les avant-bras sont couverts de la solution arsenicale. — Puis l'ouvrier prend avec ses doigts, à même le pot, un peu de la pâte, et en asperge la toile, puis la bat entre ses mains ou la tord ; ou bien, ce qui est préférable, on fait le battage de la toile à travers un torchon épais.

Vient ensuite le *séchage*, qui consiste à fixer les pièces imprégnées de vert arsenical sur de grands cadres garnis de pointes aiguës très nombreuses dans lesquelles on enfonce les bords de la toile ; c'est pendant cette opération qu'a lieu le principal accident : les ouvriers se piquent les doigts, les mains ; ils recommencent ensuite à faire le trempage et le battage, et s'inoculent dans les piqûres ou la solution ou la poudre. — Enfin, lorsque la toile est sèche, on la plie, et de toutes les lignes où elle se trouve brisée tombe une poussière fine qui se répand dans l'air et sur le sol.

Au sortir des mains de l'apprêteur, les pièces de toile sont ordinairement remises aux fabricants de feuilles artificielles, qui se chargent de les découper à l'emporte-pièce, de les dédoubler (elles ont été accolées en certain nombre, sous les chocs de l'emporte-pièce), de les gaufrer (nervures), de les armer d'un fil de fer, et de les monter avec les fleurs.

Or, toutes ces manipulations sont susceptibles de développer de la poussière arsenicale, et dans toute la série de transformations subies par l'étoffe, depuis l'apprêteur jusqu'à la modiste, nous trouvons même production de poussière, même action sur la peau et les muqueuses, seulement dans une proportion décroissante. (Vernois.)

M. Vernois a constaté que le nombre des ouvriers employés à la fabrication des fleurs artificielles dépasse le nombre de 15 000 ; plus de 6000 habitent les quartiers de la rue Saint-Denis et des faubourgs Saint-Martin et Saint-Denis ; le travail est habituellement très divisé, et constitue des industries séparées, quoique solidaires. (Voy. le mémoire de M. Vernois.)

sera d'un grand secours pour l'explication des phénomènes qui vont suivre : nous trouverons en effet, sur les ouvriers exposés à l'action des verts arsenicaux, des érythèmes, des papules, des vésicules et des pustules à tendance ulcérative.

L'érythème paraît constituer le premier degré de la dermite arsenicale ; il est diffus, et n'offre d'ailleurs aucun caractère qui le distingue. Parfois il persiste à l'état de lésion simple, mais le plus souvent d'autres éléments viennent s'y ajouter. Sur la surface érythémateuse s'élèvent alors, soit des papules qui s'élargissent et s'étendent en se recouvrant de squames minces et d'une teinte sale et verdâtre, soit des vésicules fines et transparentes, soit enfin de véritables pustules. Ces diverses altérations cutanées coexistent le plus ordinairement, et sur un même sujet vous trouverez à la fois, ici de l'érythème, ailleurs des plaques lichénoïdes, plus loin des vésicules, des pustules et des ulcères : le genre de travail de l'ouvrier, la susceptibilité de sa peau, le siége de la lésion, l'état du composé arsenical, telles sont les circonstances principales qui déterminent la prédominance de tel ou tel élément anatomique. Il en est un cependant qui, par sa fréquence et sa gravité relative, mérite surtout de nous arrêter : je veux parler de la pustule.

C'est en effet sous cette forme que paraît se traduire, en dernière analyse, l'action sur la peau des sels arsenicaux. Ces pustules forment des saillies coniques, rouges à la base, rapidement purulentes à leur sommet ; elles ne tardent pas à se recouvrir de croûtes d'un jaune verdâtre, opaques, assez minces, et deux choses alors peuvent arriver : si l'ouvrier cesse aussitôt son travail, la pustule abandonnée à elle-même s'affaisse et se guérit sous la croûte ; dans le cas contraire et sous l'influence de la continuité de la cause, elle devient parfois, mais non toujours, le point de départ d'une ulcération qui, au contact du sel arsenical, s'étend en surface et en profondeur, par une sorte de destruction moléculaire des parties vivantes.

Ces ulcères ont un autre mode de formation bien décrit par M. Vernois; ils succèdent aux piqûres que se font aux doigts les ouvriers employés au séchage des étoffes : « L'inoculation du sel arsenical s'ensuit, la peau s'irrite et » rougit, une vésicule, puis une large pustule recouvrent la » piqûre et subissent *in situ* toutes les transformations qui » produisent la suppuration et souvent la gangrène ; au- » dessous d'elles se développe une ulcération profonde et » douloureuse, d'autant plus lente à se cicatriser que l'inocu- » tion se renouvelle chaque jour. » M. Vernois paraît admettre que l'ulcération ne procède jamais que d'une écorchure ou d'une plaie ; or, cette manière de voir se trouve en désaccord avec nos propres observations. Nous avons vu des ouvriers fleuristes, des préparateurs d'herbes naturelles, porter trois et quatre ulcères, sans que rien nous autorisât à soupçonner la plus légère solution de continuité préalable. Il est d'ailleurs un argument devant lequel doit cesser toute incertitude : nous avons pu développer, pour ainsi dire, à volonté et sous nos yeux, au moyen de frictions avec le vert de Scheele, des ulcérations tout à fait semblables à celles que l'on observe chez les ouvriers fleuristes. La pustule ne devient-elle pas, après la chute de la croûte, une véritable plaie d'inoculation ?

Quoi qu'il en soit, l'ulcère une fois constitué se présente avec l'aspect suivant : sa forme est arrondie et souvent d'une régularité parfaite ; ses bords sont taillés à pic, non décollés, et mesurent parfois plus d'un centimètre de hauteur ; le fond est grisâtre ou rougeâtre, légèrement humide. Cet ulcère ne provoque autour de lui aucune réaction inflammatoire, et semble taillé comme à l'emporte-pièce au milieu de tissus parfaitement sains. Parfois il se distingue à peine, par sa consistance, des parties qui l'environnent ; mais dans d'autres cas, il s'indure dans ses bords et dans son fond, et donne aux doigts qui le saisissent la sensation d'un disque solide interposé ; c'est alors surtout qu'on l'a comparé au chancre spécifique : nous verrons, à l'article diagnostic, jusqu'à quel point l'erreur est possible.

Telles sont les formes éruptives que l'on voit se développer, ensemble ou successivement, sur les ouvriers qui manient les verts arsenicaux. Les douleurs qu'elles occasionnent sont ordinairement très modérées ; tout se réduit, pour les plus superficielles (érythème, papules), à une sensation de chaleur avec démangeaisons légères ; les pustules et les ulcères sont le siége d'une douleur cuisante plus ou moins vive. Ces lésions sont subordonnées, dans leur marche et dans leurs progrès, à la continuité ou à la suppression de la cause, et aux précautions que prend l'ouvrier pour en atténuer ou en détruire les effets : si le malade, dès l'apparition de l'érythème et des pustules, abandonne aussitôt l'atelier, quelques jours suffisent à sa guérison complète ; mais si, peu soucieux de ces premières menaces, il persiste dans ses occupations, s'il a donné aux ulcères le temps de se former, de s'étendre, de s'indurer, un traitement plus long devient alors nécessaire pour dissiper les accidents. Je dois ajouter cependant que ces lésions peuvent se guérir spontanément et sans le secours d'aucune médication, au milieu même du foyer arsenical : c'est ce que nous avons pu voir sur un ouvrier fleuriste, dont je rapporte plus loin l'observation.

Siége. — De même que la plupart des éruptions provoquées directes, les accidents produits par les verts arsenicaux se manifestent de préférence sur les parties découvertes ; « partout, dit M. Vernois, où l'agent peut se déposer, » directement ou indirectement par les doigts, là se retrouve » presque fatalement son empreinte, et *jamais ailleurs.* » On la rencontre aux extrémités des doigts et à leur racine, dans les espaces interdigitaux des mains et des pieds, aux plis des coudes, aux avant-bras, au pourtour des lèvres et des ailes du nez, au front, derrière les oreilles et sur la région cervicale. Le scrotum et la partie interne des cuisses sont presque toujours atteints chez les hommes, ce qu'expliquent les besoins de la miction ; c'est là surtout que la lésion se montre sous forme de larges papules humides et suintantes, véritables plaques muqueuses, comme les a appelées M. de Pietra-Santa. Le siége de prédilection des ulcères est aux doigts, quelquefois à leur extrémité (séchage des étoffes), le plus souvent à leur racine ; l'eczéma est fréquent aux lèvres, aux ailes du nez et au sillon naso-labial, aux plis des coudes et derrière les oreilles, etc.

Diagnostic. — Nous trouvons ici réunis tous les caractères que j'ai attribués aux éruptions artificielles en général : le siége sur les parties découvertes, la forme vague, la multiplicité des éléments et leur dissémination, etc., etc. Le diagnostic n'offre donc, à ce point de vue, aucune difficulté dans la majorité des cas : nous sommes en présence d'une affection provoquée.

Mais existe-t-il, pour les éruptions arsenicales, des signes particuliers qui permettent de les reconnaître, *de visu*, entre toutes les autres affections artificielles ? Un érythème, une plaque lichénoïde, quelques vésicules ou pustules disséminées n'ont assurément rien de caractéristique ; mais si vous constatez un ou plusieurs de ces singuliers ulcères que je vous ai décrits plus haut, l'hésitation n'est plus possible, car je ne connais véritablement qu'une seule lésion qui leur soit comparable, c'est l'ulcère spécifique : or, vous avez, outre l'antécédent professionnel, des différences importantes tirées du siége, de la marche et des caractères objectifs de ces deux affections ; le chancre arsenical, lorsqu'il s'indure, n'offre jamais cette résistance élastique, parcheminée, si remarquable dans le chancre spécifique ; le pus qu'il sécrète engendre une simple pustule, et jamais un chancre semblable.

L'aspect de la main, chez les apprêteurs d'étoffes, est caractéristique ; M. Vernois en donne la description suivante : « A la teinte d'un vert jaunâtre de presque toute la peau, et » surtout de la face palmaire des mains, à la croûte ver- » dâtre qui remplit la cavité sous-unguéale, se joint la co- » loration jaune des ongles, due à l'acide picrique ; ajoutez » un érythème vaguement disséminé, puis une série de » points noirs et de pustules enflammées, quelquefois un » panaris, etc. »

Accidents internes ou d'absorption. — Ils ne diffèrent pas de ceux produits par les tentures vertes des appartements ; c'est une intoxication lente : il y a de l'inappétence, de la céphalalgie, des nausées, des selles diarrhéiques et parfois sanguinolentes, des douleurs erratiques, de l'affaiblissement, de la pâleur ; la fièvre s'allume, et ces symptômes peuvent acquérir une gravité réelle, si la cause n'est pas éloignée sans retard. Les ouvriers employés au trempage paraissent exempts de ces accidents, mais on les observe sur les individus employés au séchage, et sur les ouvrières fleuristes qui font le dédoublage, le gaufrage, et le moutage, opérations qui les enveloppent d'une sorte d'atmosphère arsenicale.

Traitement. — Les divers accidents, locaux ou généraux, que je viens de faire passer sous vos yeux, se dissipent d'eux-mêmes et avec une admirable facilité, dès que les malades ont été soustraits à l'influence de la cause provocatrice : quelques bains d'amidon, des pansements avec le cérat simple ou saturné nous ont toujours suffi pour obtenir la guérison des phénomènes cutanés dans l'espace d'un à deux septénaires. M. de Pietra Santa s'est constamment servi, et avec le plus grand succès, de lotions d'eau salée sur les parties malades, qui étaient immédiatement saupoudrées de calomel.

Mais il n'est pas toujours au pouvoir de l'ouvrier d'abandonner, même pour quelques jours, le travail qui le fait vivre, lui et sa famille, et force lui est trop souvent de s'exposer sans relâche à la cause irritante et toxique qui a produit son mal. C'est donc cette cause qu'il faut atténuer ou détruire ; le nouveau procédé préconisé par M. Vernois remplit-il ce but ? Nous l'ignorons ; mais il est certain qu'une hygiène bien entendue, que les soins d'une excessive propreté, les bains fréquents, l'aération des ateliers, etc., peuvent combattre, de la manière la plus heureuse, les funestes effets des verts arsenicaux.

OBSERVATION. — *Éruptions déterminées par le vert de Scheele chez des préparateurs d'herbes naturelles.*

Le 11 février 1860 s'est présenté à notre consultation un nommé Jacquot, ouvrier fleuriste, demeurant rue du Faubourg-Saint-Martin, 67. Sur le front existait une large plaque papulo-érythémateuse, d'une couleur brun rougeâtre, rude au toucher, sèche, légèrement saillante, irrégulière dans ses contours, et recouverte çà et là de squames minces, peu adhérentes. Ce malade portait en outre une ulcération à la base et à la partie interne du doigt annulaire de la main gauche, ulcération exactement arrondie, profonde, à bords taillés à pic et sans trace de décollement, à fond grisâtre et humide; on sentait, en la pressant entre les doigts, une induration très manifeste. Cette lésion aurait débuté par une petite pustule qui, en se rompant, serait devenue le point de départ de l'ulcération; elle était d'ailleurs à peu près complétement indolente, ainsi que l'érythème papuleux du front.

Après avoir recueilli, séance tenante, les détails qui précèdent, je me rendis au domicile du sieur Jacquot : deux chambres étroites, basses, mal aérées, lui servaient à la fois d'atelier et de logement pour lui et sa famille; c'est là qu'il trempait, séchait, montait les herbes, aidé par sa femme et ses enfants dans ces diverses opérations. Tout d'ailleurs, dans ce réduit, révélait aussitôt le métier de ceux qui l'habitaient, le plancher et les meubles maculés de taches vertes, et jusqu'aux vitres que recouvrait, à titre d'enseigne, une couche épaisse de matière arsenicale.

Je trouvai Jacquot au milieu de son travail avec sa femme et ses enfants. Il y a deux ans qu'il exerce ce métier. Sa femme nous dit avoir été atteinte antérieurement d'une lésion au front tout à fait analogue à celle que nous avons constatée chez son mari; mais ce qu'il y a de remarquable, c'est qu'elle porte également une ulcération au même doigt de la même main, dans un point identique et avec des caractères parfaitement semblables, si ce n'est que cette ulcération est moins profonde et semble tendre vers la cicatrisation.

Les deux enfants, dont une jeune fille de dix-huit ans et une autre de douze ans environ, sont affectées d'ulcérations analogues aux doigts des pieds. Chez la plus jeune, ces ulcérations, aux nombre de deux, sont situées à la base des deuxième et troisième orteils, dans des points .correspondants ; elles présentent les caractères précités.

Huit jours après je revis la femme Jacquot : son ulcère était complétement cicatrisé. Son mari était absent, mais elle m'assura qu'il allait beaucoup mieux.

Après un nouvel intervalle de huit à dix jours, je fis une troisième visite et je trouvai le sieur Jacquot parfaitement guéri, bien qu'il eût continué son travail sans interruption, et sans autre traitement que quelques bains pris à l'hôpital Saint-Louis.

§ 2. — Éruptions propres aux ouvriers qui travaillent la canne de Provence.

Il est une affection de peau fort singulière, causée par la moisissure de certains roseaux qui croissent particulièrement dans le midi de la France. Cette affection, d'ailleurs assez rare, a été signalée et décrite, à diverses époques et sous des titres différents, par plusieurs médecins des localités où on l'observe. En 1840 paraissait dans la *Gazette médicale*, page 714, un court article intitulé : *Observations sur la vertu malfaisante de la moisissure des roseaux (Arundo donax)*; l'auteur cite des faits nombreux et très concluants (1).

(1) Voici le résumé de ces faits :

La veuve Dijon, trente-neuf ans, nourrice, est employée le 4 mars 1835, à ratisser des roseaux dont les feuilles s'étaient moisies et séchées. Pendant ce travail qui dura quatre heures, elle fut prise d'éternuments fréquents, et d'une sensation douloureuse très pénible ; céphalalgie le soir ; puis larmoiements et vives démangeaisons, avec picotements sur toute la surface du corps, mais surtout à la face, à la partie supérieure du tronc, à la face interne des cuisses, aux parties sexuelles. Ensuite survint une rougeur érythémateuse qui sur certains points, et particulièrement au pourtour des paupières, des lèvres, des ailes du nez, des mamelons, de la vulve, s'accompagna de pustules remplies d'une sérosité roussâtre. Il y eut difficulté d'uriner dès le premier jour, et bientôt la suppression fut complète ; la voix, rauque d'abord, s'éteignit peu à peu. Démangeaisons très vives, larmoiement presque continuel ; mucosités abondantes par les narines ; sputation fréquente ; vomissements ;

Cependant, en 1845, dans le *Bulletin général de thérapeutique*, M. Miquel s'exprime ainsi : Un mot sur une maladie *non encore décrite*, communiquée à l'homme par la canne de Provence, et dans un bon article, il décrit l'altération de cette plante, les dangers qui en résultent, et donne les moyens de les combattre. Les observations de M. Miquel, qu'il rapporte de mémoire, remontent aux années 1834 et 1835, mais la priorité du fait appartient certainement à l'auteur cité plus haut, qui écrivait en 1840. — Enfin, au commencement de l'année 1860, dans la *Revue thérapeu-*

respiration difficile; toux quinteuse; peu de fièvre cependant. Tous ces symptômes arrivèrent à leur summum au bout de deux jours, puis diminuèrent successivement pendant les sept jours suivants, à la fin desquels ils avaient complétement disparu.

Nous avons relaté ici ce fait à cause des précieux détails qu'il renferme; mais il n'est pas le seul.

En même temps que la femme Dijon ratissait ses roseaux, elle avait auprès d'elle l'enfant qu'elle nourrissait, âgé de six mois, et un autre enfant de six ans, qui s'amusait avec les roseaux. Ce dernier fut atteint comme sa mère, et plus gravement encore : muqueuse buccale blanche, toux convulsive, aphonie, crachement de salive spumeuse, nausées, verge trois fois plus grosse que d'ordinaire; urines supprimées. La maladie se termina heureusement, comme chez la mère, le neuvième jour ; l'enfant de six mois éprouva aussi quelques symptômes analogues.

Dijon père, qui resta à peine une demi-heure dans la chambre, et qui descendit lui-même à l'écurie les feuilles et les débris du ratissage, fut pris bientôt après d'une céphalalgie très forte, avec éternuments fréquents, et picotements dans les yeux.

Deux personnes, le mari et la femme, qui voulurent continuer le travail de la femme Dijon, éprouvèrent les mêmes accidents vers les fosses nasales, les parties sexuelles et la peau.

Plusieurs autres personnes, qui travaillaient à des roseaux de la même récolte que les précédents, et avariés comme eux, éprouvèrent des accidents tout à fait analogues.

Une ânesse même, qui était à l'écurie, et dont on avait fait la litière avec les débris du ratissage de ces mêmes roseaux, fut affectée de rougeur et de gonflement aux naseaux et aux parties sexuelles.

tique du Midi, M. Maurin, interne des hôpitaux de Marseille, fait à son tour l'histoire d'une affection qu'il appelle *dermatose des vanniers*, *dits cannissiers*, sans tenir compte des travaux de ses devanciers. La parfaite concordance de ces trois documents, le milieu d'où ils émanent, nous sont la meilleure garantie de leur exactitude.

Ces préliminaires historiques étant posés, j'entre dans la description.

La canne de Provence est par elle-même complétement inoffensive, et n'acquiert ses propriétés irritantes et toxiques que par le développement à sa surface d'une poussière blanche dont M. Maurin trace ainsi les caractères :

« La poussière blanche des roseaux est onctueuse au tou-
» cher; sa saveur est désagréable, corrosive, elle brûle la
» partie de la langue qu'elle touche ; son odeur est analogue
» à celle de la moisissure, et provoque l'éternument; elle a
» l'aspect du salpêtre, mais au microscope, c'est une moisis-
» sure pédiculée. »

M. Miquel la compare à l'ergot de seigle : « Ce sont,
» dit-il, deux altérations morbides sur deux végétaux de la
» même famille et peut-être produites de la même manière,
» exerçant toutes deux leur influence sur les organes géni-
» taux. »

Cette poussière est donc, à n'en pas douter, un crypto-game parasite, produit de fermentation, et comme tel, se développant dans les endroits humides, mal aérés, sur des roseaux plus ou moins altérés et vieillis. M***, qui l'appelait moisissure, avait parfaitement pressenti sa nature et son origine.

Cette poussière irrite et enflamme tout ce qu'elle touche ;

comme sa ténuité est extrême, il suffit de remuer ou d'agiter les roseaux pour qu'elle se répande dans l'air.

L'affection s'annonce à son début par du malaise, de la céphalalgie, des éternuments fréquents, de la rougeur des paupières et de vives démangeaisons sur tout le corps, mais principalement à la face, à la partie supérieure du tronc, à la face interne des cuisses, aux parties sexuelles. Vingt-quatre ou quarante-huit heures après, les symptômes précédents s'aggravent, et la fièvre s'allume ; à la chaleur et aux démangeaisons succèdent une rougeur intense de la peau, avec tuméfaction et douleur cuisante, et sur ce fond érythémateux ne tardent pas à apparaître des vésico-pustules disséminées, remplies d'un liquide lactescent; le gonflement de la face est parfois énorme. Vers le deuxième jour, l'éruption est à son summum ; c'est à ce moment, dit M. Maurin, « qu'elle se » localise plus spécialement sur les bourses, qui sont tumé- » fiées, rutilantes, dépouillées d'épiderme ; leur surface » exulcérée baigne dans un liquide séro-sanguin ou séro- » purulent. Quelques jours plus tard, les ulcérations se recou- » vrent d'une croûte unique, brune, crispée. » M. Miquel cite un cas de mort chez un vieillard, par suite de gangrène des parties génitales.

Mais, comme je vous l'ai fait entendre, les symptômes cutanés ne sont pas les seuls que l'on observe, et le contact de la moisissure avec les diverses muqueuses y développe des accidents analogues. La conjonctive, la pituitaire, sont rouges, enflammées dès le début ; un coryza intense, parfois compliqué d'ulcérations, se déclare ; les muqueuses buccale, pharyngienne et respiratoire ne sont pas toujours épargnées, et de là résultent, suivant les cas, de la dysphagie, une toux quinteuse, de l'oppression, de la raucité de la voix, et même une aphonie complète. Des phénomènes d'irritation gastro-intestinale peuvent même se manifester, et le malade est pris alors de nausées, de vomissements, de coliques avec diarrhée. Notons enfin la dysurie et la suppression complète des urines, qui furent observées sur la femme Dijon.

Tous les symptômes précédemment décrits vont croissant pendant deux jours, puis on les voit successivement diminuer : la rougeur s'efface peu à peu, les pustules s'affaissent, se couvrent de croûtes, etc., et vers le neuvième ou le dixième jour à dater du début, tout a complétement disparu, sans laisser aucune trace.

Traitement. — MM. Miquel et Maurin s'accordent à conseiller les bains tièdes, simples ou à l'eau de son, comme antiphlogistiques. M. Miquel dit avoir employé avec succès un liniment d'huile d'olive vierge camphrée avec addition de 1 à 2 grammes de laudanum de Sydenham ; les vomitifs et les purgatifs lui ont paru indiqués, quand le tube gastro-intestinal était affecté.

Dans une telle affection, le traitement prophylactique a une grande importance, et nous devons nous demander s'il est possible de garantir les ouvriers des funestes effets de la moisissure des roseaux ; or, l'expérience a fait voir que les roseaux mouillés par la pluie n'offrent plus aucun danger pour ceux qui les touchent ou les dépouillent. Il suffira donc, pour éviter tout accident, de mouiller les roseaux, c'est-à-dire, de fixer et rendre adhérente la poussière toxique qui, dans les conditions ordinaires, s'en dégage au moindre contact.

§ 3. — **Affections des ouvrières employées à piler des oranges amères.**

M. Imbert-Gourbeyre, professeur à l'école de médecine de Clermont-Ferrand, a publié en 1854 (1), dans le *Moniteur des hôpitaux*, quelques recherches sur l'action de l'huile essentielle des oranges amères ou orangettes, vulgairement appelées *chinois*. Les chinois appartiennent au genre *Citrus*, et sont le produit d'un oranger particulier, le bigaradier chinois (*Citrus vulgaris chinensis*), très riche en huile essentielle, comme du reste toutes les plantes de la famille des Aurantiacées. C'est une essence qui paraît jouer le rôle principal dans l'affection que nous allons décrire.

Le travail de M. Imbert-Gourbeyre repose sur 41 observations, recueillies en quinze années sur 41 ouvrières, parmi lesquelles 12 seulement n'ont rien ressenti.

« Il se confit en France, dit-il, année commune, de trois
» à quatre millions d'orangettes amères ; or, Clermont figure
» pour la moitié dans cette fabrication. »

Les ouvrières sont occupées à piler les chinois (ouvrières pileuses) ; elles commencent par les inciser à l'aide d'un couteau, et le jus qui s'écoule de l'orangette se répand sur les mains qui, à leur tour, peuvent le transporter sur d'autres parties du corps : de là des accidents cutanés locaux. En outre, l'essence qui se dégage incessamment des chinois vicie l'atmosphère des chambres, et devient la cause de symptômes généraux plus ou moins graves.

(1) Imbert-Gourbeyre, *Recherches sur l'action de l'huile essentielle d'oranges amères* (*Moniteur des hôpitaux*, 1854, p. 78 et 100).

En effet, les accidents observés par M. Imbert-Gourbeyre ont été de deux espèces :

« Sur un premier plan figurent des troubles nerveux très » variés, se présentant sous toutes les formes, dans presque » tous les appareils, et souvent avec une intensité considéra» ble : la céphalalgie, les vertiges, les névralgies diverses, » les convulsions épileptiformes ou autres, partielles ou » générales, les crampes, l'agitation, etc., etc. »

Nous trouvons, du côté de la peau, des lésions de divers ordres, des érythèmes douloureux avec tuméfaction, des éruptions vésiculeuses et pustuleuses, avec cuisson et prurit intenses. Ces lésions, ordinairement localisées aux membres supérieurs et à la face, et spécialement à la main gauche qui tient l'orangette, au moment où on l'incise, peuvent être rencontrées sur toutes les régions ; elles sont remarquables par leur persistance indéfinie dans certains cas, et les souffrances parfois intolérables qu'elles font endurer aux malades.

M. Imbert-Gourbeyre compare l'action du principe volatil des oranges amères, ou des aurantiacées en général, à celle du camphre : tous deux excitent les spasmes chez l'homme sain et les combattent au contraire chez l'homme malade ; tous deux sont âcres, et produisent des éruptions cutanées.

§ 4. — Éruptions propres aux peintres, teinturiers, apprêteurs de couleurs, minium, chromate de plomb, etc.

Les substances dont se servent ces artisans ont presque toutes une action locale irritante ou caustique, et une action générale plus ou moins délétère ; en effet, le plomb, l'arsenic, le cuivre, le fer, le mercure, etc., fournissent la plupart des matières colorantes employées pour les peintures. Il faut y joindre l'essence de térébenthine, avec laquelle souvent on délaye les couleurs, les acides nombreux et les sels que l'on utilise comme mordants ou pour d'autres usages, acides tartrique, nitrique, sulfurique, muriatique, citrique, etc. Cette simple énumération vous fait déjà pressentir que l'action isolée ou combinée diversement de cet ensemble de causes ne se traduira pas à la peau sous une forme toujours la même ; aussi les éruptions provoquées contenues dans ce groupe ne sauraient-elles être rapportées à un type constant et invariable, et vous devez vous attendre à rencontrer les éléments les plus disparates, des érythèmes, des vésicules, des pustules, des squames, etc.; ces lésions pourront même, en se mélangeant, donner lieu à une affection complexe dont vous chercherez en vain l'analogue parmi les éruptions spontanées ou de cause interne.

Les ouvriers le plus fréquemment atteints sont les barbouilleurs et les broyeurs de couleurs, qui manient beaucoup plus de matière que tous les autres ; la profession de teinturier expose également beaucoup aux accidents cutanés. Le siége spécial de ces accidents est aux mains et aux avant-bras, mais ils peuvent, dans certains cas et chez les individus malpropres, s'étendre à d'autres régions ; les mains sont habituellement rouges, gonflées, fendillées, et les gerçures sont imprégnées de matières colorantes que ne peut enlever le lavage.

Aux phénomènes locaux qui précèdent vient souvent s'ajouter toute la série des accidents si redoutables de l'intoxication saturnine : les coliques, les paralysies partielles, l'encéphalopathie.

§ 5. — Éruptions propres aux ouvriers en cuivre.

Le cuivre a été accusé de produire, chez les ouvriers qui le travaillent, une foule d'accidents, au nombre desquels on voyait figurer des coliques particulières, des éruptions cutanées diverses, etc. Ramazzini pensait qne les émanations de ce métal pouvaient déterminer la phthisie ; le docteur Dubois a tracé jadis un effrayant tableau des infirmités qui atteignaient les chaudronniers de la Ville-Dieu. Or, il est aujourd'hui bien démontré que la plupart de ces assertions sont dénuées de tout fondement. La colique de cuivre n'est elle-même qu'une simple entérite, et n'existe pas à titre d'affection spéciale, ainsi que l'ont prouvé les recherches de MM. Chevallier et Roys de Sourcy.

L'action du cuivre sur les ouvriers est donc fort innocente à tous égards. Le fait de son absorption n'est pas douteux, car on a pu le retrouver dans les divers tissus et jusque dans les os, mais il ne manifeste sa présence dans l'organisme par aucun trouble appréciable ; localement, il se borne à imprégner les tissus, avec lesquels il entre dans une véritable combinaison, sans les irriter ni les enflammer. M. Tardieu a reconnu sa présence dans les cheveux, dans l'épiderme, dans les croûtes épidermiques, etc.; lorsqu'il s'est accumulé dans ces parties, il leur communique une coloration verte qu'aucun moyen ne peut détruire. Les ouvriers qui ont travaillé le cuivre pendant de longues années ont les cheveux d'une teinte verdâtre si caractéristique, que ce seul signe suffit pour reconnaître aussitôt la profession qu'ils exercent.

§ 6. — Éruptions propres aux ouvriers employés à l'étamage des glaces, aux doreurs.

Les ouvriers employés à l'étamage des glaces ne paraissent pas exposés aux éruptions provoquées directes (1), bien qu'ils soient constamment en contact avec le mercure ; mais en revanche, on voit fréquemment se développer chez eux la stomatite, le tremblement, la cachexie, en un mot, tous les accidents de l'intoxication mercurielle.

La profession de doreur, autrefois si funeste aux ouvriers, alors qu'on dorait exclusivement au mercure, peut être aujourd'hui comptée au nombre des professions salubres, depuis l'application, récente encore, des procédés galvano-plastiques ; les terribles accidents qui atteignaient presque infailliblement cette classe d'artisans seront bientôt du domaine de l'histoire, et l'occasion de les observer devient de jour en jour plus rare pour le médecin. Une autre cause d'insalubrité existait encore, moins redoutable, il est vrai, que la précédente, mais que n'a pu enlever le progrès de l'industrie, je veux parler du contact incessant sur les mains de divers acides, et aussi du contact du mercure métallique et du nitrate acide de mercure : de là des éruptions cutanées, qui revêtent surtout la forme eczémateuse. Ces éruptions, dont le siége est à la face dorsale des mains et dans les espaces interdigitaux, sont remarquables par leur persistance indéfinie, entretenues qu'elles sont par une cause dont l'action est incessamment renouvelée ; quelques jours

(1) Ce fait m'a été attesté par M. Gault, directeur d'un des établissements les plus considérables qu'il y ait à Paris ; nous avons pu nous-même nous en convaincre en visitant les ateliers et en interrogeant les ouvriers préposés aux travaux d'étamage.   (GUÉRARD.)

de repos suffisent le plus souvent à la guérison complète, mais une nouvelle poussée survient dès que l'ouvrier reprend ses travaux, et c'est ainsi que le mal se perpétue. Cette remarque n'est pas particulière au doreur, et vous verrez, pour bien des ouvriers, se reproduire le cercle vicieux que je vous signale ici.

§ 7. — Éruptions propres aux ouvriers employés dans les fabriques de produits chimiques et pharmaceutiques.

Un certain nombre de produits chimiques et pharmaceutiques peuvent déterminer, chez les ouvriers qui les préparent, des accidents de divers ordres, et particulièrement des éruptions cutanées. Notre but n'est point ici de passer en revue toutes les substances douées de propriétés irritantes et toxiques; les progrès apportés dans la fabrication, l'amélioration des procédés, et les conditions hygiéniques dont l'ouvrier se trouve aujourd'hui entouré, le soustraient, dans la plupart des cas, aux dangers qui pourraient résulter de ses occupations; mais il reste dans ce sens beaucoup à faire encore, ainsi que je vais le démontrer par quelques exemples.

On avait depuis longtemps remarqué dans les fabriques que les ouvriers travaillant à la préparation du sulfate.de quinine étaient fréquemment atteints d'affections cutanées, lorsque M.Chevallier vint, à l'aide de nombreuses recherches, donner à ce fait une valeur toute scientifique ; cet habile médecin s'adressa directement aux fabricants de France, d'Allemagne et d'Angleterre, et les renseignements très précis qu'il put obtenir furent insérés par lui dans les *Annales d'hygiène et de médecine légale*, tome XLVIII. Je vais formuler rapidement, sous forme de propositions, les conclusions de son travail :

1° Les ouvriers employés à la fabrication du sulfate de quinine sont exposés à être atteints d'accidents cutanés qui parfois les forcent à abandonner leur travail d'une manière définitive.

2° Ces accidents n'ont pas été observés dans toutes les fabriques ; fort rares en Angleterre, très communs au contraire en Allemagne et surtout en France, ils atteignent presque exclusivement : *a*. Les ouvriers qui font bouillir les écorces ; *b*. ceux qui convertissent la quinine en sulfate, et ceux qui mettent le sulfate en flacons.

3° Les mêmes accidents ont été observés parfois sur des personnes qui ne faisaient que séjourner dans les fabriques, sans prendre aucune part aux travaux.

4° Ils consistent spécialement en éruptions cutanées sur la nature desquelles paraissent d'accord tous les fabricants : ce sont des rougeurs, des vésicules, des pustules, des croûtes, siégeant aux mains, aux avant-bras, à la face, aux parties génitales, et pouvant, dans certains cas, se généraliser à toute la surface du corps ; on note de vives démangeaisons.

5° M. Zimmer, fabricant allemand, admet que les ouvriers qui préparent le sulfate de quinine sont sujets à deux affections : 1° une affection cutanée ; 2° une fièvre, qu'il appelle fièvre de quinquina, qui ne frappe que les ouvriers employés au moulin, et par conséquent très exposés à la poussière produite par le broiement de l'écorce. Cette fièvre se guérit très bien et sans médication ; les malades peuvent ensuite s'exposer impunément à la poussière de quinquina.

6° L'éruption cutanée dure quinze jours, un mois et plus ; un ouvrier aurait été six mois dans l'impossibilité de travailler.

7° Il est généralement admis que l'éruption cutanée est due à un principe émané du quinquina, et non point, comme on l'a prétendu, à la pénétration, dans le tissu de la peau, de petites échardes de quinquina, puisqu'elle attaque ceux qui font bouillir les écorces, les sulfateurs, et même des personnes fréquentant simplement les fabriques ou travaillant aux environs. Les échardes des écorces peuvent, il est vrai, causer des irritations cutanées, mais qui ne ressemblent nullement à l'éruption produite par les émanations quiniques.

Telles sont les conclusions que l'on peut tirer des documents nombreux recueillis par M. Chevallier ; or, nous avons été assez heureux pour avoir l'occasion d'en vérifier nous-même l'exactitude sur deux malades que vous avez pu voir dans notre service. Le simple récit de leur histoire parlera plus haut que toutes les descriptions :

Le 1ᵉʳ juin 1860, entrait dans nos salles, n° 23, le nommé Lamontagne (Levier-Joseph), âgé de soixante-six ans, d'une bonne constitution, pour une affection de peau de date récente, siégeant à la face, aux mains, aux avant-bras, aux parties génitales et à la face interne des cuisses. Cet homme travaillait depuis un mois environ (derniers jours d'avril), chez M. Dubosc, fabricant de produits chimiques et pharmaceutiques à Vaugirard, passage de l'Industrie ; il attribuait son mal au travail qu'il avait eu à exécuter dans la fabrique, travail qui consistait surtout à surveiller et à agiter, dans une grande chaudière, au moyen d'une baguette, des produits en décoction ; il ne peut nous renseigner complétement sur la nature de ces produits, mais il prononce le mot de sulfate de quinine, et assure avoir travaillé à sa préparation à deux ou trois reprises. La confirmation de ce fait nous a été fournie plus tard, comme on le verra, par M. Dubosc lui-même.

L'éruption, qui n'avait pris une importance réelle que depuis huit à dix jours, nous présenta l'aspect suivant :

La face est considérablement tuméfiée, surtout à droite, très rouge et presque littéralement couverte de plaques eczémateuses, les unes humides et suintantes, les autres croûteuses ; les mêmes lésions existent au cou ; les yeux sont injectés, larmoyants, et le malade ne peut qu'à peine entr'ouvrir ses paupières chassieuses et gonflées par l'œdème. Les narines sont remplies et à peu près oblitérées par des croûtes.

Les avant-bras et les mains sont les parties qui présentent l'altération à son plus haut degré : à la face antéro-interne des avant-bras et aux plis des coudes existent de vastes surfaces semées de vésicules nombreuses et confluentes, et largement exulcérées par places ; çà et là, des croûtes tendent à se former par le desséchement de la sérosité qui s'en écoule abondamment. Les lésions sont beaucoup moins prononcées à la face externe des avant-bras et sur le dos des mains, où la peau est plus dense, plus épaisse, moins impressionnable ; là les vésicules, au lieu de se réunir sur des surfaces uniformément rouges, sont restées isolées, en s'entourant d'une étroite auréole ; piquées avec une épingle, elles ont donné issue à une gouttelette de sérosité transparente ; enfin, ces vésicules isolées sont remarquables par l'inégalité de leur volume, et par leur mélange avec de véritables pustules. A la face palmaire des doigts et des mains, se sont formés des soulèvements épidermiques simulant des bulles pemphigoïdes remplies d'un liquide séreux ou séro-purulent.

On observe, à la face interne des cuisses et aux parties génitales, des lésions tout à fait semblables à celles de la région antibrachiale antérieure : surfaces rouges, dénudées d'épiderme ou revêtues de croûtes ; cette région a été le siége d'un gonflement énorme qui a presque complétement disparu aujourd'hui.

Dans tous les points où existe cette éruption, le malade a ressenti et ressent encore de vives douleurs, de la brûlure, de la cuisson, et des démangeaisons presque intolérables.

Le malade n'avait jamais eu rien de semblable, et rien dans sa constitution ni dans ses antécédents ne nous autorisait à admettre l'intervention d'une diathèse quelconque ou d'une maladie constitutionnelle. De plus, la marche particulière suivie par cette éruption, jointe aux caractères objectifs que je viens de rappeler, nous a démontré jusqu'à l'évidence sa nature artificielle : elle a débuté brusquement et sous l'influence d'une cause facile à saisir, que le malade nous signale sans hésitation ; quelques jours ont suffi pour l'amener à son développement complet, et quelques jours ont suffi à sa guérison aussi radicale que possible, à l'aide de quelques bains émollients et de la poudre d'amidon (1).

(1) Le 15 juin, je me rendis chez M. Dubosc, et voici les renseignements qu'il voulut bien me donner :

Le nommé Levier Lamontagne, nouveau venu dans la fabrique, y a été surtout employé à la fabrication du sulfate de quinine, et c'est bien à la suite de ce travail qu'il est devenu malade.

M. Dubosc n'hésite pas à attribuer son éruption à ce genre d'occupation, et maintes fois, il a pu constater que les hommes préposés à la préparation du sulfate de quinine étaient atteints d'éruptions complétement analogues à celle que nous avons observée ; lui-même nous en trace les caractères avec une vérité frappante.

Il a remarqué que, dans la fabrication du sulfate, c'est surtout l'opération de la décoction qui donne lieu à des accidents : l'ouvrier est exposé aux vapeurs qui s'échappent d'une vaste chaudière, vapeurs qui entraînent avec elles des molécules de la substance en préparation.

L'opération du séchage à l'étuve, qui exige que l'ouvrier se mette sans cesse en contact immédiat avec le sulfate de quinine, n'a jamais eu, selon lui, aucun inconvénient.

Tous les ouvriers ne sont pas également prédisposés aux éruptions quiniques ; il en est qui travaillent depuis des années dans sa fabrique, sans en avoir jamais souffert ; lui-même, autrefois ouvrier, a paru complétement réfractaire ; mais en revanche, il est des individus chez lesquels la peau s'impressionne avec une extrême facilité au contact des vapeurs de quinquina : au bout de quelques jours ou même de quelques heures surviennent des démangeaisons, et l'éruption ne tarde pas à se manifester.

Parmi ces individus, il en est qui résistent et qui, malgré la douleur, continuant leur travail, voient cependant peu à peu disparaître les accidents ; d'autres, au contraire, sont obligés de suspendre leurs occupations, et parfois, mais rarement, d'y renoncer pour toujours.

Les individus les plus exposés seraient ceux à tempérament mou, lymphatique.

Il nous cite une personne de sa famille qui ayant voulu, pour se distraire, travailler à la préparation du sulfate, tomba rapidement malade ; cette personne, qui demeurait dans la fabrique, se trouvait impressionnée par les vapeurs émanées des ateliers et chassées par le vent dans la direction de la chambre qu'elle occupait ; des boutons lui venaient aussitôt sur la face ; aussi avait-elle soin de fermer hermétiquement ses fenêtres, du côté par où les vapeurs pouvaient pénétrer jusqu'à elle.

6

L'autre malade s'appelait Hamaut Louis, il était âgé de vingt-huit ans, et nous avait été envoyé le 15 août par M. Dubosc lui-même, chez lequel il travaillait également à la préparation du sulfate de quinine. Son histoire est de tout point conforme à celle du précédent : même début brusque, même apparence d'éruption, mêmes conditions de développement. Cet homme, voyant son mal diminuer rapidement, et sans presque aucune médication, ne voulut point attendre sa guérison entière, et quitta le service le 19 août 1860, c'est-à-dire quatre jours après son entrée.

Ces deux faits, joints aux recherches de M. Chevallier, nous paraissent de nature à établir, de la manière la plus incontestable, l'existence d'une affection cutanée propre à certains ouvriers préposés à la fabrication du sulfate de quinine ; mais quelle est la cause de cette éruption ? Sont-ce des émanations quiniques, ou bien certaines matières servant à la préparation ? La première hypothèse nous paraît réunir en sa faveur le plus de probabilités, mais nous ne pouvons avoir actuellement aucune certitude à cet égard.

La préparation de certains extraits, et particulièrement de celui de douce-amère, peut déterminer parfois des accidents cutanés, tels que rougeur, tuméfaction, etc., de la face, des membres et des parties génitales.

La plupart des plantes de la famille des Euphorbiacées, et parmi elles figurent en première ligne le *Croton tiglium* et l'*Euphorbia latyris*, jouissent de propriétés extrêmement irritantes, et ceux qui les manient doivent, pour se préserver de leur action, user des plus grandes précautions. L'euphorbe est un violent sternutatoire ; lorsqu'elle est en poudre fine, elle peut se répandre dans l'air, à de grandes distances, et produire l'effet ptarmique ; elle agit en même temps sur la peau et y provoque de la rougeur, un gonflement douloureux, et une éruption de vésicules assez comparables à celles de l'eczéma.

Le croton tiglium possède des propriétés analogues.

Je dois enfin vous dire quelques mots des singuliers effets produits par deux plantes qui croissent en Amérique, le *Rhus radicans* et le *Rhus toxicodendrum*. De ces arbustes se dégagent incessamment, si l'on en croit les auteurs, des émanations irritantes et toxiques au plus haut degré ; malheur à l'imprudent qui s'abandonne au sommeil sous leurs ombrages ! son corps se couvre presque aussitôt d'un exanthème vésiculeux, avec gonflement énorme, et en même temps se déclarent des symptômes généraux qui prennent la forme d'un véritable empoisonnement aigu, et dont la violence peut entraîner la mort dans un temps très court (1).

(1) On lit dans la *Gazette hebdomadaire* du 8 novembre 1861, une *observation très curieuse d'accidents graves déterminés sur la peau par la rue* (*Ruta graveolens L.*), présentée à l'Académie de médecine par **M. J. Léon Soubeiran** ; voici le résumé succinct de cette observation :

Dans le mois d'août 1860, M. Puel, pharmacien, après avoir récolté des échantillons de *Ruta graveolens*, éprouve de violentes démangeaisons aux mains, qui se recouvrent le lendemain d'une éruption vésiculeuse en groupes offrant jusqu'à un certain point l'aspect général d'une éruption psorique. Au bout de deux jours, et sans cessation du prurit, les groupes vésiculeux s'étendent et forment, en se rapprochant, de larges phlyctènes. Cet état persiste dix à douze jours, puis l'inflammation s'éteint et l'épiderme exfolié tombe en desquamation. Cependant quinze jours ou trois semaines après se manifestaient encore de petits groupes vésiculeux semblables à ceux de l'éruption primitive. Les orteils des deux pieds furent le siège de phénomènes analogues, dus sans doute au contact des mains sur ces parties, comme tendrait à le prouver leur apparition ultérieure.

Cette année, M. Puel veut compléter sa collection, et pour éviter les accidents, il a le soin de saisir entre le pouce et l'index de la main droite l'extrémité de chaque rameau de rue, dont il coupe en même temps la tige avec

ARTICLE II.

ÉRUPTIONS CAUSÉES PAR LES PROFESSIONS QUI DONNENT LIEU A UNE ATMOSPHÈRE DE POUSSIÈRE NON TOXIQUE.

§ 1. — Ouvriers en nacre de perles.

La profession d'ouvrier en nacre de perles entraîne de graves inconvénients ; la poussière si ténue et si abondante qui s'échappe de la coquille que l'on scie ou que l'on travaille au tour (Tardieu), irrite la peau des mains, y détermine des gerçures, et provoque sur les muqueuses oculaire et respiratoire des inflammations chroniques que la continuité de la cause tend à perpétuer d'une manière indéfinie.

§ 2. — Fileurs de laine.

Les ouvriers des filatures de laine, ou du moins ceux qui sont préposés au triage, les cardeurs travaillant le lin, le chanvre, la laine et la soie, etc., etc., sont sans cesse enveloppés de poussières irritantes et malpropres qui s'attachent à la peau et aux vêtements des ouvriers ; de là résultent, comme affections cutanées, des furoncles, des érysipèles et, selon les prédispositions, toutes les formes de la dermite.

des ciseaux bien tranchants ; mais, malgré ces précautions, les accidents reparaissent avec une intensité plus grande encore, et ne durent pas moins de trois semaines ; la main droite était transformée en une vaste plaie dans toute son étendue. — Ces accidents s'accompagnèrent d'une fièvre intense.

M. Léon Soubeiran n'hésite pas à attribuer cette affection à la plante elle-même ; mais quelle est la partie de cette plante qu'il faut incriminer ? L'auteur que je cite pense que la cause principale, sinon unique, desdits accidents, n'est autre que l'huile essentielle que la *Ruta graveolens* renferme, essence qui, à certaines époques, formerait autour de la plante, une sorte d'atmosphère irritante au plus haut degré.

Mais là ne se bornent pas les maux qui affligent ces artisans : vivant au milieu d'une atmosphère imprégnée de miasmes fétides, si leur constitution n'est pas robuste, ils voient peu à peu leurs forces décliner, leur teint pâlir, toutes leurs fonctions tomber dans l'abattement et dans la langueur ; les ophthalmies chroniques, les toux longues et fatigantes, l'asthme, l'œdème, et comme dernier terme, la phthisie pulmonaire, tel est le tableau des affections attachées à ce genre d'industrie. On reconnaît, dit M. Tardieu, le cardeur à son teint pâle, étiolé, blafard, bouffi, à ses yeux rouges, à la toux continuelle qui l'agite, etc.

§ 3. — Meuliers. — Caïllouteurs.

Les parcelles calcaires qui s'échappent incessamment de la meule ou de la pierre qu'on brise, peuvent agir sur la peau et enflammer chroniquement les muqueuses extérieures : de là, des lésions cutanées diverses, de là encore des conjonctivites douloureuses et très opiniâtres, et des bronchites qui, si l'on en croit certains auteurs, seraient souvent le prélude de la phthisie tuberculeuse.

ARTICLE III.

ÉRUPTIONS CAUSÉES PAR LES PROFESSIONS DANS LESQUELLES LES AGENTS EMPLOYÉS N'ONT D'ACTION QUE SUR LES PARTIES MISES VOLONTAIREMENT EN CONTACT AVEC EUX.

Ces éruptions sont entièrement locales ; nous ne trouvons plus ici d'action pathogénétique.

Elles se partagent naturellement en deux groupes : 1° elles sont aiguës ; 2° ou chroniques (altérations diverses de l'épiderme).

§ 1. — Professions qui donnent lieu à des éruptions papulo-vésiculeuses et pustuleuses.

1° *Mal de vers ou mal de Bassine.* — On désigne sous ce nom, dans les fabriques, une éruption vésico-pustuleuse qui survient chez les fileuses de cocons de vers à soie. C'est à M. le docteur Potton (de Lyon) (1), que nous devons la connaissance de cette curieuse affection, et je ne puis mieux faire, pour en donner une juste idée, que d'emprunter à l'auteur la plupart des détails qui vont suivre.

« Pour se rendre compte, dit-il, de la cause et du mode » de développement de la maladie, il faut savoir que les » ouvrières sont assises auprès d'une bassine pleine d'eau » chaude, et qu'elles déroulent et réunissent les fils prove- » nant de cocons détrempés et ramollis qui surnagent au » liquide. »

M. Potton distingue des accidents de deux espèces :

Les uns sont légers et n'offrent rien de spécial; on les observe indistinctement dans toutes les filatures; ils sont dus uniquement au contact incessant de l'eau chaude sur l'extrémité des doigts, dont l'épiderme ramolli et comme macéré, se gonfle, s'épaissit, se soulève en phlyctènes; des fissures, des crevasses se forment; de petits abcès se déve- loppent autour de l'ongle, dans les cas les plus graves. Ces diverses lésions sont d'ailleurs sans importance et d'une gué- rison toujours facile.

Les autres accidents constituent le *mal de vers* propre-

(1) Recherches sur le mal de vers ou mal de Bassine, éruption vésico-pus- tuleuse qui attaque exclusivement les fileuses de cocons de vers à soie, par le docteur Potton, de Lyon (*Bull. de l'Acad. de méd.*), tome XVII, p. 803.

ment dit ; ils ne sévissent guère que dans les grandes filatures, entretenues par des cocons anciens ; une cause spéciale préside à leur développement, et cette cause, M. Potton l'a trouvée dans le cocon lui-même, ou mieux, dans le
ver qu'il renferme ; enfin, ces lésions diffèrent des précédentes par leur siége, par leur forme, par leur marche, en
un mot, par l'ensemble de tous leurs caractères.

C'est après huit jours environ d'un travail non interrompu
que débute le mal de vers ; la main droite est surtout affectée.
On voit d'abord, à la racine des doigts et dans les espaces
interdigitaux, se dessiner une rougeur érythémateuse, accompagnée de démangeaisons et de gonflement, et sur cette
rougeur ne tardent pas à s'élever des vésicules arrondies,
variables en volume et en nombre ; la douleur devient cuisante, et s'exaspère au moindre contact. Deux choses alors
peuvent arriver : ou bien les vésicules crèvent, la rougeur
s'éteint, et tout rentre dans l'ordre ; ou bien le mal progresse, les vésicules deviennent purulentes, des pustules
volumineuses se forment d'emblée dans leurs intervalles, et
parfois même se répandent sur toute la surface de la main ;
la douleur est aiguë, les mouvements souvent impossibles,
surtout dans le sens de la flexion. L'éruption est à son apo-
gée vers le cinquième ou le sixième jour, et les vésico-pustules, arrivées à leur terme laissent, en se rompant, des
surfaces ulcérées et tuméfiées ; cependant, dit M. Potton,
toute douleur a cessé brusquement, et les fileuses peuvent
dès lors reprendre sans inconvénient leur travail interrompu.

Tous ces phénomènes se sont passés dans l'espace de
quinze à dix-huit jours.

Le mal de vers s'est présenté à M. Potton sous des formes plus fâcheuses : l'inflammation envahit la peau dans toute son épaisseur, et jusqu'au tissu cellulaire sous-cutané ; le gonflement devient énorme ; des traînées rougeâtres et sinueuses se dessinent sur le trajet des lymphatiques, et s'étendent jusqu'aux ganglions axillaires, qui se prennent ; sous les pustules se forment de petits phlegmons circonscrits ; la réaction locale et générale est des plus violentes, et cependant, ajoute l'auteur, malgré toutes ces menaces, dès que l'érosion de la peau a donné issue au pus, la scène change, tout cet éréthisme tombe, et après dix-huit ou vingt jours au maximum, la guérison est parfaite.

Il y a donc, dans *le mal de Bassine*, trois degrés différents d'intensité. Cette affection est toujours aiguë ; elle ne laisse rien après elle.

» M. Potton a remarqué que l'ouvrière une fois atteinte » peut espérer n'avoir plus à redouter, sinon la maladie, du » moins ses accidents les plus graves : c'est une sorte de vac- » cination ; les rechutes paraissent se montrer en raison » inverse de la gravité des accidents primitifs.

Quelle est sa cause ? M. Potton l'attribue « à la pré- » sence du ver, à sa décomposition, à une altération qui » s'est faite lentement dans l'intérieur du cocon. — Le ma- » nuel opératoire et l'eau chaude sont les causes intermé- » diaires. »

Le mal de Bassine, dit encore l'auteur, dont je cite à peu près textuellement les paroles, n'est pas une affection redoutable ; elle ne compromet jamais l'existence des organes frappés, ni à fortiori la vie des malades ; mais elle cause des douleurs cruelles aux ouvrières, dont le travail est forcément interrompu, d'où résultent pour elles comme pour les chefs d'établissements des dommages considérables.

M. Potton a essayé, pour le prévenir, un certain nombre de moyens qui n'ont pas réussi ; c'est donc à le mitiger ou à le guérir une fois développé qu'ont dû tendre tous ses efforts. Voici ce qu'il conseille, d'après son expérience : 1° ne pas faire suspendre le travail aux premiers symptômes du mal ; il reparaîtrait aussitôt ; 2° attendre le développement des pustules, avant toute médication ; 3° lorsque les désordres locaux sont parvenus à un certain degré d'intensité, chercher à les modérer, sans les supprimer trop brusquement ; les pustules d'ailleurs, une fois constituées, suivent constamment leur marche, quoi qu'on puisse faire. Comme dans les inflammations spécifiques, les antiphlogistiques et les émollients se montrent ici inefficaces et même nuisibles ; mais M. Potton a retiré de grands avantages des toniques légers, des bains, des décoctions de plantes aromatiques, de feuilles de noyer, de ronces ou d'écorce de chêne ; les solutions d'alun, de sulfate de fer, etc., lui ont également été utiles. Tous ces moyens sont surtout indispensables, lorsque l'affection est parvenue à sa troisième période ; on y joindra les cataplasmes avec la camomille, le quinquina, le camphre ; les abcès seront ouverts, les surfaces dénudées seront cautérisées avec le nitrate d'argent, et sous l'influence de cette médication complexe, la malade sera soulagée et conduite sans secousse et dans un temps fort court à une guérison parfois définitive.

2° *Éruptions des cuisiniers et des cuisinières.* — Ces artisans sont exposés, par le fait de leur profession, à des lésions cutanées dont le siége spécial est à la face dorsale des mains, aux poignets, aux avant-bras et parfois à la face, et dont la forme peut varier suivant l'intensité des causes et la constitution des malades. Le plus ordinairement, c'est un eczéma qui ouvre la scène, mais un eczéma d'une forme particulière : les vésicules sont éparses, disséminées sans ordre sur une surface rouge érythémateuse; elles se rompent en laissant échapper la sérosité qui les gonfle, mais la cause qui les a produites en fait aussitôt naître de nouvelles, et ainsi se perpétue l'affection. Cependant le derme, sous l'influence de ce mouvement sans cesse renouvelé, ne tarde pas à s'altérer dans sa texture, et prend, au bout d'un certain temps, une sorte d'habitude morbide; aux symptômes aigus et intermittents du début succède un état chronique et lent qui n'est troublé dans sa marche uniforme que par quelques poussées accidentelles de courte durée ; les surfaces sont sèches, rudes, recouvertes çà et là de squames minces, adhérentes; la coloration générale est rougeâtre; l'épiderme est cassant, fendillé; la membrane papillaire devient épaisse, quadrillée et se hérisse d'éminences papuleuses et de plaques lichénoïdes.

Les malades se plaignent, dès le début, d'une sensation de chaleur et de cuisson avec démangeaisons; à une période plus avancée, c'est le prurit qui domine.

Cette affection est très fréquente et reconnaît pour causes principales la manipulation de substances irritantes et malpropres, et l'exposition des mains à la chaleur des fourneaux.

Il suffit souvent, à l'origine, pour la guérir, d'éloigner les causes ; mais elle devient ensuite d'une grande ténacité, alors même que le sujet est pur de tout vice constitutionnel :

les émollients, tels que cataplasmes de fécules, poudre d'amidon, bains d'amidon, etc., ne suffisent plus dans ces cas ; il faut modifier le derme d'une manière plus profonde, et l'on y arrive par des applications d'huile de cade pure ou mêlée à l'axonge ; les pommades au goudron, au calomel, graduées suivant les indications, seront également employées avec avantage.

3° *Galè des épiciers.* — On observe sur les mains des *épiciers*, particulièrement à la face dorsale, une éruption papuleuse et squameuse qu'en raison de sa fréquence et de sa forme, on a désignée en Angleterre sous le nom de *gale des épiciers.* Cette éruption, mélange de lichen et d'eczéma, est due à l'action des alcalis et autres matières irritantes que manient ces artisans : la peau est rougeâtre et sillonnée par des gerçures sèches et douloureuses qui correspondent surtout aux plis articulaires ; les doigts sont gênés dans leurs mouvements, et souvent maintenus dans une sorte de rigidité qu'on ne peut vaincre sans douleur.

4° Les *ébénistes*, les *graveurs*, les *maçons*, etc., sont également exposés à des affections vésiculeuses et papulo-squameuses déterminées par le contact des substances irritantes qu'ils emploient : chaux, vernis, ciment romain, etc.

5° Chez les *foulons*, occupés à dégraisser les draps, chez les ouvriers employés au blanchîment des tissus au moyen de la vapeur de soufre, l'état des mains est caractéristique (Tardieu) : la peau est ramollie par le contact de l'acide sulfureux qui imprègne les étoffes, l'épiderme est blanchi, ridé, ratatiné, soulevé et détruit par place, surtout aux faces correspondantes du pouce et de l'index, ces deux doigts saisissant et tendant les pièces, au fur et à mesure qu'elles se déroulent.

6° Les *mégissiers*, les *tanneurs*, les *criniers*, les *pelletiers*, les *marchands de peaux de lapins*, etc., en un mot, tous les ouvriers qui manient journellement les peaux ou les poils des animaux morts, offrent souvent des éruptions pustuleuses et ecthymatiques à la surface des doigts. Ils sont en outre exposés à contracter une affection redoutable, la pustule maligne.

7° Les *mineurs*, les *houilleurs*, étant obligés de marcher, pieds nus, sur un sol inégal, des fragments de charbon, de pierre se glissent entre les orteils, et y provoquent des irritations locales parfois très douloureuses; des pustules, des ampoules se forment sur différentes parties du corps (Tardieu).

8° Les *forgerons*, les *verriers*, les *pâtissiers*, etc., que les besoins de leur travail obligent à s'exposer constamment à une chaleur intense, sont fréquemment atteints de lésions cutanées sur les mains et la face : là, le tissu de la peau se vascularise tout d'abord d'une manière anormale ; peu à peu, ses diverses fonctions se troublent et s'altèrent; il perd son poli, sa souplesse. C'est de l'érythème au début; plus tard, la sécrétion épidermique s'exagère, les surfaces deviennent sèches, farineuses ; des gerçures se forment, qu'agrandissent les mouvements des doigts. Les bords de ces crevasses sont durs, le fond en est saignant, surtout pendant la saison froide, et la peau, ainsi modifiée par un travail de longue durée, ne revient à ses conditions physiologiques qu'avec une extrême difficulté.

Les *boulangers* sont exposés à des inconvénients analogues : à l'influence d'une température élevée, vient ici se joindre une autre cause non moins efficace peut-être, je

veux parler des contacts multipliés et si intimes de la pâte
fermentée avec les mains qui la pétrissent. Cette affection,
qui siége surtout à la partie dorsale de ces organes, a reçu,
en raison de sa forme, le nom assez impropre de *psoriasis*
des boulangers.

§ 2. — Professions qui donnent lieu à des altérations diverses de l'épiderme.

1° *Débardeurs.* — *Déchireurs.* — *Ravageurs.* — On
appelle débardeurs les ouvriers qui extraient les bois des
trains arrivés à destination; déchireurs de bateaux, ceux
qui déchirent les bateaux descendus de certaines rivières
qu'ils ne doivent pas remonter; les ravageurs sont les
ouvriers qui vont à la recherche des objets utiles ou précieux que les eaux, les neiges et boues de Paris entraînent
dans la Seine (Tardieu). Parent-Duchatelet a fait une étude
approfondie des affections qui peuvent atteindre ces artisans:
exposés, par leur genre de travail, à toutes les intempéries
des saisons, vivant, pour ainsi dire, presque continuellement
plongés dans l'eau jusqu'à mi-corps, ils doivent, pour résister à toutes ces causes de maladies, être doués d'une constitution forte et exempte de tout vice héréditaire; aussi
n'est-il pas rare de rencontrer sur eux des œdèmes des
membres inférieurs, des ulcères intarissables, etc. Cependant la seule lésion qui paraisse résulter directement de
leur profession est une lésion cutanée qu'ils désignent eux-
mêmes sous le nom trivial de *grenouille*; je laisse ici la
parole à Parent-Duchâtelet, qui l'a parfaitement décrite:

« Les *grenouilles* constituent une altération du derme
» caractérisée par un ramollissement, des gerçures et sou-

» vent une usure, une véritable destruction des parties qui
» sont en contact avec l'eau. On les remarque sur les extré-
» mités supérieures comme sur les inférieures, mais plus
» souvent sur ces dernières, et ici, elles siégent de préfé-
» rence entre les orteils, où elles déterminent de vastes
» fentes et crevasses dont la profondeur est quelquefois de
» plusieurs lignes; il n'est pas rare de les observer sur les
» talons, et alors, tantôt la peau est fendue, gercée, cre-
» vassée en différents sens, tantôt comme mâchée, et chez
» quelques-uns, elle s'en allait par lambeaux, laissant à vif
» un fond rouge, pulpeux, d'une sensibilité extrême.

» Cette affection, qui paraît n'être que le résultat d'une
» macération du derme, détermine dans son état d'acuité,
» une douleur et une cuisson des plus vives, mais seule-
» ment quand les parties, étant hors de l'eau, commencent
» à se sécher. Cette maladie n'a, par elle-même, aucune
» gravité; elle se guérit par le seul repos et par la cessation
» de la cause; mais il est des ouvriers qui, dans le cours
» d'une campagne, sont obligés d'interrompre cinq ou six
» fois leur travail pour se reposer pendant quelques jours. »

2º *Blanchisseurs et blanchisseuses.* — Les mains des
blanchisseurs et des blanchisseuses ont, dans un grand
nombre de cas, un aspect tout particulier et caractéristique :
elles sont rouges, gonflées, déformées; l'épiderme, macéré
par l'eau froide, attaqué par l'âcreté des lessives alcalines,
par le savon, l'eau de javelle, par les alcalis et les acides,
perd ses propriétés normales; ridé, gonflé et ramolli, au
moment du travail, il devient ensuite dur, sec, cassant; de là
des gerçures douloureuses; de là des callosités qui entravent
le libre exercice des doigts, et parfois une véritable rétraction

qui les tient dans un état de flexion forcée et permanente.

Souvent aussi, on constate aux mains et aux avant-bras des blanchisseuses des durillons déterminés par la pression du battoir ou des bords du baquet.

3° *Mégissiers.* — Les mégissiers d'Annonay, selon M. Armieux (Tardieu, *Dictionn. d'hygiène*), sont sujets à des affections des doigts d'une forme toute spéciale. A la partie interne de ces organes, là où la peau est mince, se produit une sorte d'hémorrhagie interstitielle, de couleur noirâtre, qui peut persister des mois entiers, sans autre inconvénient pour l'ouvrier; mais le plus souvent, la peau s'ulcère, et dès lors, des douleurs atroces résultent du contact de la chaux sur les parties dénudées; cette lésion singulière, aussi facile à guérir que prompte à récidiver, a reçu des mégissiers le nom de *choléra des doigts.*

Les mégissiers sont en outre exposés à une autre affection non moins bizarre et plus douloureuse encore que la précédente : ils l'appellent *rossignol*, parce qu'elle leur arrache des cris de douleur. Son siége est à l'extrémité des doigts, sur la pulpe de ces organes : sur un point très limité, la chaux corrode et détruit l'épiderme, et le corps papillaire mis à nu se trouve exposé aux frottements et à toutes les causes d'irritation; les douleurs qui en résultent sont parfois d'une extrême acuité ; néanmoins, les ouvriers continuent leur travail sans conséquences fâcheuses (1).

(1) J'ai eu plusieurs fois l'occasion de vérifier l'exactitude de la description précédente, empruntée au *Dictionnaire d'hygiène* de M. Tardieu. Je n'ai pas rencontré un seul mégissier qui ne connût, et le plus souvent par expérience personnelle, l'affection dite *rossignol*, mais ces artisans lui donnent plus généralement le nom de *pigeonneau* : elle consiste en une petite ulcération superficielle et arrondie de la pulpe du doigt, ulcération dont la durée excède rare-

4° *Ouvriers employés au peignage.* — Les ouvriers employés au peignage dans les filatures de laine ont, à la main gauche, des lésions cutanées propres à révéler la nature de leurs occupations : ce sont des durillons souvent d'une épaisseur considérable, situés à la partie externe du doigt indicateur, et qui résultent de la forte pression qu'ils exercent sur la laine placée entre ce doigt et le pouce correspondant (Tardieu).

5° *Tailleurs.* — L'attitude que prennent les tailleurs pendant leur travail produit, au niveau des saillies osseuses sur lesquelles porte surtout le poids du corps, des altéfations remarquables du tissu de la peau. Dans les premiers temps, cette membrane rougit et devient douloureuse; puis, peu à peu, elle paraît s'habituer à l'irritation lente qui agit sur elle, mais on trouve alors qu'elle a modifié et augmenté, pour mieux résister, son moyen naturel de défense, la lame épidermique : des callosités se sont formées sur les malléoles externes, au niveau de l'extrémité tarsienne du cinquième métatarsien et sur le cinquième orteil.

6° *Brunisseuses.* — Le travail de ces ouvrières imprime également à leurs mains des altérations particulières : la main droite, qui tient le brunissoir, est calleuse, noirâtre à sa face palmaire; la main gauche sert à fixer l'ouvrage qui, placé entre le pouce et l'index, est fortement appliqué contre la table : aussi, les faces correspondantes de ces deux doigts,

---

ment deux à cinq jours, malgré la continuité du travail; cette disparition rapide s'explique par les précautions instinctives dont le malade doit entourer une lésion aussi douloureuse; sa cause est bien évidemment l'action de la chaux qui imprègne les ongles et les doigts, sur lesquels elle forme un enduit épais, blanchâtre, très difficile à enlever.

ainsi que la face palmaire du pouce, sont-elles dures et semées de callosités.

7° *Cordonniers.* — Cette profession laisse sur la peau des
traces indélébiles bien connues; M. Tardieu les a parfaitement décrites : « Du matin au soir, le corps courbé en
» deux, ils pratiquent dans le cuir et avec effort des cou-
» tures forcées. Aussi, à la main droite, le pouce et l'index
» qui tirent le fil pour l'enduire de poix ont la pulpe
» aplatie; celle du pouce est un peu déjetée vers l'index.
» Le pli qui sépare la deuxième de la troisième phalange de
» l'index est coupé par le fil, et présente une crevasse pro-
» fonde à bords durs et calleux. A la main gauche, la pulpe
» du pouce, déjetée comme à droite vers l'index, a la forme
» d'une spatule très allongée, et l'ongle du même doigt est
» considérablement épaissi, dur ; son bord libre est dentelé,
» éraillé, rayé, et parfois profondément sillonné par les
» coups d'échappement de l'alène.

» L'une des cuisses présente un aplatissement de la
» peau, et notamment des follicules pileux qui sont oblité-
» rés, de manière que cette place est souvent tout à fait
» glabre. »

8° *Marbriers.* — Le travail de l'ouvrier marbrier consiste
surtout à modeler et tailler les blocs de marbre à l'aide d'un
instrument, en forme de ciseau, qu'il tient fortement assujetti
dans sa main gauche, entre le pouce et l'auriculaire d'une
part, et les trois doigts intermédiaires, d'autre part; la main
droite, armée d'un marteau, frappe sur l'extrémité tournée
vers le pouce, et fait pénétrer l'instrument dans le marbre
par son extrémité opposée. Nous retrouvons donc ici les conditions propres au développement des lésions cutanées épider -

miques qui font le sujet de ce chapitre ; elles siégent à la main gauche, sur les deux points où la pression et le frottement sont surtout énergiques, c'est-à-dire à la partie postérieure et externe du petit doigt et à la partie interne du pouce, près de leur racine ; sur le petit doigt, du côté de l'espace interdigital, c'est une tumeur ovalaire, dure, saillante, d'un volume parfois considérable, mobile avec les téguments qu'elle entraîne avec elle, d'une indolence complète ; au pouce et dans l'endroit indiqué, existe une tumeur généralement plus petite, et offrant les mêmes caractères ; une série de callosités plus ou moins prononcées s'étend de l'une à l'autre, le long des têtes des métacarpiens.

Ces durillons commencent à apparaître dans le cours de la première année du travail, et croissent ensuite avec lenteur. Tous les ouvriers marbriers en sont atteints, à des degrés variables ; jamais on ne les a vus s'enflammer, ou devenir la cause ou le point de départ d'une affection quelconque. J'ajouterai que ces excroissances constituent pour l'ouvrier un avantage incontestable, et qu'il se verrait bientôt forcé d'abandonner son travail, si la peau ne se plaçait pas dans ces conditions nouvelles.

9° — Je rapprocherai des lésions précédemment décrites celles qui existent aux mains du *maréchal-ferrant* ; elles n'en diffèrent que par le siége : la main droite, qui tient le marteau, est hérissée, à sa face palmaire, de durillons disposés suivant une ligne transversale ; le plus large et le plus épais occupe l'éminence hypothénar ; un autre, moins prononcé, est situé à la racine du pouce. A la main gauche, qui tient les tenailles, on trouve une callosité large, diffuse, au niveau de l'espace interdigital du pouce et de l'index, vers

la face palmaire ; toute la région est d'ailleurs inégale, rugueuse, épaissie par les rudes contacts auxquels elle est
incessamment soumise.

Je ne m'étendrai pas davantage sur les altérations épidermiques que déterminent les professions ; les quelques
exemples que j'ai choisis comme types suffisent pour le
pathologiste, et l'étude des variétés infinies que peuvent
présenter ces lésions dans leur siége et dans leur forme,
n'offre un véritable intérêt que pour le médecin légiste,
appelé à se prononcer dans les questions d'identité.

Je ne puis cependant abandonner ce sujet sans vous dire
quelques mots de l'anatomie, du mode de production et
du rôle de ces callosités que l'on observe sur la peau, partout où s'exercent une pression forte et des contacts répétés. Sans doute vous avez remarqué l'analogie qui les rapproche des excroissances désignées sous le nom de tylosis ;
cette analogie est réelle, mais que de différences les en
séparent ! Je vous ai montré, dans le cor proprement dit, le
derme usé, atrophié et comme ulcéré par le cône épidermique qui s'y enfonce ; il n'en est point ainsi de la callosité :
au-dessous d'elle, la substance de la peau est restée intacte,
ou même s'est hypertrophiée dans son élément fibreux.
Dans les deux cas, c'est un procédé de défense employé par
la nature pour soustraire les parties vivantes et sensibles aux
causes d'irritation, et dans ce but, elle augmente l'épaisseur
de l'enveloppe insensible ; mais, tandis que le durillon pro-
tége efficacement le derme, qu'il recouvre à la manière d'un
bouclier, le cor devient lui-même agent de compression sur
les tissus qu'il était chargé de défendre. La raison de ces

différences se trouve dans le siége et dans le mode de formation des altérations : le cor ne peut exister que sur un point très limité, au niveau d'une saillie osseuse ; il faut en outre que la peau soit appliquée sur les os presque sans intermédiaire, et que sa mobilité soit nulle ou très bornée ; il faut enfin que la cause soit, pour ainsi dire, permanente ou incessamment renouvelée. Le durillon n'exige pas, pour se produire, la réunion de toutes ces conditions ; la cause suffit à elle seule pour en provoquer le développement, dans quelque lieu qu'elle agisse.

Je termine ici ce que j'avais à vous dire des éruptions professionnelles ; mon but a été surtout de vous donner des types auxquels il vous sera facile de rattacher tous les faits qui se présenteront à votre observation.

CHAPITRE III.

AFFECTIONS CUTANÉES PRODUITES PAR DES APPLICATIONS OU FRICTIONS IRRITANTES, FAITES DANS UN BUT THÉRAPEUTIQUE, EXPÉRIMENTAL OU DE SIMULATION.

C'est la théorie de la dérivation qui nous a conduit à employer les agents irritants sur la peau, dans un but thérapeutique : *Duobus laboribus simul obortis, non in eodem loco, vehementior obscurat alterum.* Je vous citerai, comme exemples d'éruptions transpositives, celles artificiellement produites par les cantharides, par l'huile de croton tiglium et le tartre stibié.

On peut aussi provoquer des éruptions dans un but expérimental, mais l'expérience a ses limites, et n'est justifiable qu'autant qu'elle se concilie avec l'intérêt du malade.

Enfin, un but de simulation préside assez fréquemment à la production de certaines éruptions cutanées ; le médecin ne saurait trop se tenir en garde contre de semblables menées. Je vous ai parlé de cette jeune fille qui, pour obtenir son admission à l'hôpital et y prolonger son séjour, simulait un pemphigus ; d'autres provoquent et entretiennent un sycosis, un eczéma, des ulcères aux jambes, etc. N'avons-nous pas vu à Saint-Louis, traîner de service en service, pendant huit années entières, un eczéma réputé incurable, et qui ne l'était en effet que parce que le malade détruisait pendant la nuit, au moyen de pommades irritantes, le bénéfice obtenu dans la journée. D'autres fois, ce sont des individus qui, pour s'exempter des devoirs que l'État impose, cherchent à simuler le favus en se versant de l'acide azotique sur le cuir chevelu ; mais on conçoit à peine qu'un médecin puisse se laisser prendre à un piége aussi grossier : les croûtes n'ont pas l'aspect caractéristique de la matière cryptogamique ; elles cachent des surfaces ulcérées et saignantes ; une auréole inflammatoire très vive les environne ; enfin, vous ne trouvez ni l'odeur spéciale, ni l'altération des cheveux, ni l'alopécie partielle, rien en un mot qui rappelle le favus.

Comment diviserons-nous ces éruptions ? La chose n'est pas facile, car nous avons affaire à une multitude d'agents se présentant sous les formes les plus diverses, et disséminés dans les trois règnes de la nature. Si nous prenions, comme base de division, l'agent provocateur, il nous faudrait donc multiplier les groupes à l'infini ; mais cette méthode aurait-elle du moins l'avantage, au point de vue de la lésion cutanée, d'une rigoureuse exactitude? Assurément non, car le même agent peut produire, suivant son degré, sa force, son mode d'application, et mille autres circonstances, des effets très différents, de l'érythème, des vésicules, des pustules, des phlegmons, etc.; voyez l'huile de croton : la peau s'injecte d'abord à son contact; puis apparaissent des vésicules à sérosité transparente, qui bientôt se rempliront d'un liquide louche et purulent ; vous avez donc, en définitive, trois degrés de la dermite.

Est-ce à dire cependant que les agents d'irritation produisent à peu près indifféremment toutes les lésions cutanées ? Cette proposition n'est vraie que pour un certain nombre d'entre eux qui, moins stables dans leur composition ou d'une faible énergie, se laissent facilement dominer, dans leurs effets, par les influences venues de la constitution, des aptitudes, des prédispositions ; mais il en est d'autres qui jouissent d'une véritable propriété élective en vertu de laquelle leur action se porte de préférence ou même d'une manière exclusive sur tel ou tel élément anatomique de la peau ; la lésion cutanée peut varier encore, mais c'est dans un cercle limité et défini qu'elle franchit rarement. Prenez encore l'huile de croton : à l'érythème précurseur succède une vésicule, et vous n'obtiendrez, quoi que vous fassiez, qu'une vésicule ; l'émétique, l'huile de cade, au contraire, produiront des pustules, et la pustule stibiée ne ressemblera en aucune façon, dans son aspect ni dans sa marche, à la pustule sycositique de l'huile de cade. Toutefois, je le répète, ce caractère de spécialité d'action, si remarquable dans certains agents, n'est ni assez constant ni assez général pour devenir la base d'une division rationnelle.

Les considérations qui précèdent nous font accepter entièrement et sans réserve, pour ces éruptions provoquées, la classification willanique, qui trouve ici sa véritable application.

Les variétés nombreuses que présentent ces éruptions dépendent surtout :

1° De l'agent employé, de sa force, de son état, de sa durée d'action ou de contact : l'irritation produite sur l'élément cutané d'élection est plus ou moins forte et énergique, suivant ces conditions diverses, et elle peut, dans une certaine mesure, rayonner sur les éléments voisins ou même franchir les limites du tégument externe ;

2° Des conditions du sujet, de sa constitution, de ses tendances morbides, de l'organisation de sa peau : l'agent peut, en irritant la peau, y produire une manifestation diathésique ;

3° Du mode d'application : l'effet sera sujet à varier, suivant que vous aurez simplement déposé l'agent sur les tissus, et que vous l'aurez mis en contact intime avec eux, au moyen d'onctions, de frictions douces ou rudes ; suivant encore que vous l'aurez fait pénétrer dans leur intérieur par inoculation, ou que vous l'aurez appliqué sur le derme mis à nu ; dans ce dernier cas, l'irritation sera aussi violente que possible.

L'ensemble de toutes ces variétés comprend les différentes formes et les différents degrés de la dermite.

§ 1. — Dermites érythémateuses.

Cette forme de dermite provoquée est extrêmement fréquente ; elle précède ou accompagne la plupart des autres formes, dont elle n'est le plus souvent que le prélude ou la première phase, et dans ces cas, elle appartient sans réserve à leur histoire. Nous ne devons considérer ici l'érythème qu'à l'état d'isolement, et dégagé, autant que possible, de toute lésion secondaire, non que la ligne de démarcation soit toujours facile à établir, car il est tel agent dont l'action se traduit d'ordinaire à la peau par la simple rubéfaction de son tissu, qui peut y déterminer des vésicules et des bulles, si son influence vient à se prolonger davantage ; mais nous rejetterons sur un second plan ces derniers phénomènes, en raison de leur apparition tardive ou tout exceptionnelle.

On a donné le nom de rubéfiants, en thérapeutique, à des médicaments qui, appliqués sur la peau, ont la propriété d'y provoquer une congestion active avec coloration rouge plus ou moins intense. Le nombre de ces agents est fort considérable dans la matière médicale, et la plupart n'offrent aucun intérêt réel, au point de vue qui nous occupe. Les uns, pris dans le règne organisé, recèlent un principe âcre, une huile volatile : tels la farine de moutarde, l'ail pilé, la poix de Bourgogne, la clématite ou herbe aux gueux, la renoncule scélérate, l'*urtica urens*, etc. ; l'action de ces agents est superficielle, et se borne le plus souvent à la rubéfaction. — D'autres sont pris dans le règne minéral, et leur action, beaucoup plus énergique, a besoin d'être très affaiblie pour ne produire que de l'érythème : tels sont les alcalis et les acides, dont les effets ordinaires sont la vésication et la cautérisation ; nous ne faisons que les mentionner ici.

La dermite érythémateuse la plus commune, sans contredit, est celle que détermine la farine de moutarde employée localement dans un but thérapeutique : au point de contact se développe une sensation de picotement qui s'accroît avec rapidité et se transforme en une vive cuisson; au bout de dix minutes, c'est un sentiment de brûlure auquel succède une douleur profonde et gravative; puis la sensation de brûlure reparaît avec une intensité plus grande que jamais. Si, à ce moment, le sinapisme est enlevé, la peau ne tarde pas à se couvrir de taches d'abord isolées, mais qui bientôt se réunissent et se multiplient de manière à donner à la région une teinte rosée générale; la douleur persiste encore, mais disparaît assez rapidement, tandis que la rougeur peut subsister pendant plusieurs jours, en s'affaiblissant peu à peu.

Il ne faut pas moins de plusieurs heures pour que l'action de la moutarde s'élève jusqu'au degré de la vésication; l'épiderme n'est jamais soulevé en une large bulle, comme on l'observe après l'application des cantharides.

Je ne m'arrêterai pas à vous décrire avec détail les éruptions déterminées par une foule d'autres agents dont les effets, analogues à ceux de la farine de moutarde, n'en diffèrent surtout que par des nuances d'intensité; c'est ici qu'il convient de placer la poix de Bourgogne, l'ail pilé, la clématite ou herbe aux gueux, l'anémone des bois, la renoncule scélérate, etc. Remarquez d'ailleurs que la plupart de ces agents jouissent de propriétés assez énergiques pour produire l'inflammation vésiculeuse de la peau.

Il est cependant une plante à laquelle je dois une mention toute spéciale, en raison de la singularité et de l'aspect vraiment caractéristique de l'éruption qu'elle provoque à la peau; cette plante, vous l'avez déjà nommée, c'est l'*urtica urens* : à peine la peau a-t-elle subi son atteinte qu'aussitôt apparaissent, sur tous les points qu'elle a touchés, de larges papules aplaties, blanches, irrégulières, entourées d'une très légère teinte rosée qui en fait encore ressortir la blancheur ; cette éruption papulo-érythémateuse s'accompagne d'un sentiment de cuisson brûlante qui atteint rapidement un degré considérable, mais qui disparaît avec une égale rapidité. Après un temps très court et qui dépasse rarement quelques minutes, il ne reste plus trace de l'exanthème ; celui-ci peut être rappelé par un nouveau contact, mais la peau cesse en général de réagir à la troisième ou à la quatrième application.

Les propriétés irritantes de l'ortie sont dues, comme vous savez, à un liquide âcre qui s'insinue sous l'épiderme à la faveur des poils creux et très piquants dont est hérissé ce végétal.

<h3 style="text-align:center">§ 2. — Dermites papuleuses.</h3>

Nous reconnaissons deux espèces de dermites papuleuses, suivant qu'elles sont à petites ou à grosses papules.

a. La dermite à petites papules est produite par les pommades alcalines et les bains alcalins ; comme elle n'offre rien de spécial dans la forme, il est fort difficile d'arriver au diagnostic de la cause, d'après les seuls caractères objectifs de la lésion. On pourra cependant soupçonner la vérité si l'affection n'est point en harmonie avec l'état constitutionnel du malade, et si l'on réfléchit en outre combien rares sont les agents capables de provoquer la dermite papuleuse ; la marche rapide et la prompte disparition des phénomènes ne laisseront plus de place au doute.

b. La dermite à grosses papules est déterminée par l'ipécacuanha : cet agent irrite tout ce qu'il touche, et la peau revêtue de son épiderme, n'est point à l'abri de son action ; mais cette action ne s'y développe qu'avec lenteur, et après un temps qui varie suivant la puissance du stimulus et l'organisation de la membrane tégumentaire.

Nous nous sommes servi, dans nos expériences, d'une pommade composée d'une partie d'ipécacuanha pour deux parties d'axonge; chaque friction durait environ cinq minutes, et c'est généralement de la deuxième à la quatrième friction que l'éruption commençait à paraître, avec les caractères qui la distinguent.

On voit d'abord se développer des rougeurs diffuses sur lesquelles s'élèvent de petites saillies d'une teinte plus animée ; sous l'influence d'applications nouvelles, le nombre et le volume des saillies augmentent, tandis que l'érythème, lésion accessoire et en quelque sorte mécanique, reste stationnaire ou même s'affaiblit et s'éteint. Les quelques heures qui séparent deux frictions successives suffisent parfois pour restituer à peu près aux téguments leur coloration habituelle, dans l'intervalle des éminences papuleuses. Le nombre de ces papules n'est jamais très considérable ; elles sont volumineuses, très distinctes les unes des autres, également rouges de la base au sommet, et dépourvues d'auréole circonférentielle. Elles disparaissent, en général, sous la pression du doigt ou même par de simples tractions exercées sur la peau, mais il en est qui ne font que se décolorer et pâlir légèrement ; toutes reprennent instantanément leur apparence, dès qu'on les abandonne à elles-mêmes ; la peau, à l'endroit où elles siégent, est rude, rugueuse et sèche au toucher, sans pourtant présenter d'épaississement notable.

Les sensations éprouvées par le malade sont de deux

espèces : au début, c'est une cuisson vive qui témoigne de l'action immédiate produite par la pommade irritante employée en friction ; plus tard, et lorsque l'éruption papuleuse est bien manifeste, apparaît un prurit intense, qui s'exaspère et devient intolérable pendant la nuit, sous l'influence de la chaleur du lit ; quelques papules, écorchées par le grattage, se recouvrent à leur sommet de croûtes sanguines analogues à celles du prurigo.

L'éruption, une fois bien développée, ne disparaît qu'avec lenteur : les papules pâlissent, s'affaissent, se dépriment ; leur teinte devient bleuâtre et violacée ; les démangeaisons persistent jusqu'à la fin, et il ne faut pas moins d'un à deux septénaires pour que toute trace de lésion cutanée se soit complétement effacée.

S'il y avait lieu d'établir le diagnostic d'une semblable lésion, on pourrait la reconnaître à la coloration vive et animée de ses papules, à leur volume, à la régularité de leur aspect, à leur marche aiguë, à l'absence de toute exfoliation sensible à leur surface. Ajoutez à ces signes qu'elles sont ordinairement groupées sur un espace circonscrit, et que la peau qui les supporte n'a pas subi d'épaississement.

§ 3. Dermites vésiculeuses.

Ici, comme pour les lésions papuleuses, la considération du volume des éléments primitifs va nous servir à tracer les subdivisions : les vésicules sont très petites, moyennes ou grosses ; de là trois variétés de dermites provoquées vésiculeuses.

a. Parmi les affections provoquées à petites vésicules se

trouvent la miliaire rouge, les éruptions par la térébenthine, le soufre, etc.

b. L'eczéma hydrargyrique, les éruptions déterminées par les emplâtres de poix de Bourgogne, de ciguë et d'opium, etc., etc., appartiennent aux vésicules moyennes.

c. Il existe enfin des éruptions herpétiques ou varicelliformes, produites par l'huile de croton tiglium et les euphorbiacées en général, et les vésicules qui les constituent deviennent rapidement purulentes.

Mais, dira-t-on, où est la limite qui sépare la vésicule de la pustule? Comment distinguer l'une de l'autre ces deux formes élémentaires? La vésicule ne diffère, suivant moi, de la pustule, que par son siége anatomique ; elle existe tout entière à la surface du derme ; sa paroi est mince, faible, incolore et transparente. La pustule est plus profonde ; elle intéresse toujours plus ou moins l'épaisseur du derme, dans le tissu duquel elle plonge par sa racine ; aussi repose-t-elle sur une base indurée qui n'existe jamais pour la vésicule. Je vous prie de remarquer ici que la papulo-vésicule de la gale ne fait point exception à la règle précédente : c'est une lésion spéciale, caractérisée par une hypertrophie papillaire couronnée d'une vésicule, et sa base papuleuse n'est jamais enflammée comme dans la pustule.

Ces explications une fois données, je reviens aux dermites vésiculeuses de nature provoquée, et comme elles présentent, dans chaque variété, la plus grande ressemblance, il me suffira de vous donner quelques types, pour compléter leur histoire.

a. Parmi les éruptions à petites vésicules, je choisirai, comme exemple, celles qui surviennent après l'administration externe des composés sulfureux, sous forme de bains, de lotions ou de pommades.

Le sulfure de potassium ou de sodium, dissous dans l'eau, détermine à la peau une vive irritation, qui peut être extrême si la dose du sulfure est considérable ou la température élevée. J'ai vu dans un cas, sous l'influence de quatre à cinq frictions pratiquées dans la région lombaire avec une solution de 4 gr. de sulfure de potasse dans 30 gr. d'eau, survenir une violente inflammation, caractérisée par des pustules, des abcès dermiques et de véritables phlegmons sous-cutanés; et, chose remarquable, les cuisses et les fesses, sur lesquelles l'agent avait été également porté, ne présentaient que des phénomènes relativement insignifiants. L'action des sulfureux, qu'on les emploie en lotions, en bains ou en pommades, est, dans les circonstances ordinaires, beaucoup moins énergique; son intensité varie suivant les sujets, presque nulle chez les uns, très prononcée chez d'autres. Quand l'irritation a lieu, elle se manifeste surtout par une fluxion vive, suivie de près par une poussée de très petites vésicules confluentes qui se gonflent de pus ou de sérosité purulente, et s'entourent d'une auréole inflammatoire qui égale deux ou trois fois leur diamètre; cette éruption est assez douloureuse; elle se dissipe dans l'espace de quelques jours.

b. Le type des dermites à vésicules moyennes nous est offert par l'éruption spéciale que produisent localement les préparations mercurielles; j'ai dit localement, et j'insiste sur ce mot, car il ne peut être ici question de l'hydrargyrie par absorption, qui rentre dans le groupe des affections pathogénétiques.

L'usage externe du mercure et de quelques-uns de ses composés, soit en frictions, soit en bains, soit en lotions, soit sous forme d'emplâtres, a souvent pour effet de développer sur la peau une éruption de vésicules qui, par leur aspect, par leurs dimensions et par leur disposition, se rapprochent plus ou moins de celles de l'eczéma. Cette éruption est accompagnée d'une légère teinte érythémateuse qui, dans la majorité des cas, est le seul phénomène observé ; la production vésiculeuse représente un degré de plus dans l'irritation. Ces vésicules sont toutes sensiblement égales dans leur volume, et répandues avec une grande profusion sur la surface cutanée, où elles provoquent de vives démangeaisons. Leur forme est hémisphérique, un peu aplatie ; la sérosité limpide qui les gonfle à leur début devient rapidement lactescente ; la plupart se dessèchent sans rupture de leur enveloppe, et ressemblent alors assez bien à des gouttelettes de cire concrétée ; d'autres sont déchirées par les ongles des malades, et se recouvrent de petites croûtes foliacées. Dans l'espace de quelques jours, tout est revenu à l'état normal.

La lésion que je viens de décrire n'est pas spéciale aux préparations mercurielles, et nous retrouvons ici, comme aptes à la produire, la plupart des substances que j'ai précédemment indiquées, à propos des dermites érythémateuses : les emplâtres de poix de Bourgogne, de sparadrap, de ciguë et d'opium, la clématite, la renoncule, les acides étendus, etc.; mais je vous ferai remarquer que pour ces divers agents, la production de vésicules est tout exceptionnelle, et que ces éléments n'ont d'ailleurs ni la régularité constante, ni la forme bien définie, ni le volume égal des vésicules mercurielles.

c. Il est un ordre d'éruptions provoquées que tout le monde connaît, mais dont personne n'a, que je sache, donné une description exacte : je veux parler des éruptions herpétiques et varicelliformes produites par les euphorbiacées en général, et particulièrement par le croton tiglium et l'*Euphorbia latyris* ; vous savez qu'on les provoque à dessein dans une foule de circonstances qu'il n'entre pas dans mon sujet de vous signaler ici.

L'huile retirée de ces plantes jouit de propriétés tellement énergiques qu'il suffit ordinairement d'une à deux frictions de quelques minutes pour que la dermite vésiculeuse se déclare avec ses caractères les plus tranchés. Sur un fond légèrement érythémateux apparaissent des groupes de vésicules confluentes, tantôt parfaitement distinctes, tantôt réunies par leurs bords, et perdant ainsi leur forme arrondie primitive; un certain nombre d'éléments peuvent même, dans leur développement excentrique, se fusionner les uns dans les autres, et donner lieu à de véritables bulles. Le contenu des vésicules est d'abord séreux et limpide, et il peut demeurer tel pendant toute leur durée; mais ordinairement, du deuxième au quatrième jour (surtout si les frictions ont été continuées), il se trouble et devient tout à fait purulent. Pendant la période d'augment, les vésicules sont dures sous le doigt, lisses, brillantes à la lumière; plus tard, elles perdent leur résistance, s'affaissent et se rident par suite de la résorption partielle du liquide intérieur. Quelques-unes se dessèchent ainsi sur place sans rupture; sur d'autres, l'enveloppe se déchire, et laisse à nu une exulcération arrondie, limitée par un liséré épidermique, et qui se recouvre d'une petite croûte jaunâtre : cette exulcération peut être fort étendue et irrégulière, quand elle siége au confluent d'un grand nombre de vésicules. Enfin, l'élément primitif, à son dernier terme (vers le huitième jour), n'est plus représenté que par une maculature jaunâtre qui rappelle assez bien l'éphélide.

Il est donc possible de reconnaître deux phases bien distinctes dans l'évolution des vésicules : l'une caractérisée surtout par la transparence du liquide, et leur état résistant et élastique ; la seconde par la formation du pus, coïncidant avec l'état ridé et affaissé de l'enveloppe épidermique.

Une semblable éruption ne parcourt pas ses périodes sans souffrance pour le malade : au début, c'est un sentiment d'ardeur et de cuisson, qui s'accroît avec les progrès de la lésion, pour diminuer ensuite avec elle, et faire place à un prurit ordinairement modéré ; la douleur acquiert parfois une intensité extrême.

Je dois dire enfin que des éruptions secondaires ont été observées loin de la région sur laquelle avait été porté l'agent (scrotum); ces faits trouvent une facile explication dans le transport de l'huile au moyen des doigts ou par tout autre intermédiaire. (Je reviendrai sur ce fait à propos des affections pathogénétiques.)

Je rapprocherai des effets de l'huile de croton et de l'huile d'euphorbe, employées en frictions, l'éruption artificielle obtenue par l'application d'un diachylon dont les propriétés ont été attribuées, à tort ou à raison, à une plante dite *Thapsia garganica*. Cette éruption est remarquable: 1° par sa régularité dans son ensemble, par le nombre très considérable de ses vésicules, leur égale répartition et leur uniformité ; 2° par la rapidité avec laquelle le pus se forme dans leur intérieur. Ces circonstances n'offrent d'ailleurs rien de spécial, et dépendent sans doute des conditions dans lesquelles a été placé l'agent provocateur, et du mode différent d'application.

Éruption artificielle par l'huile d'euphorbe.

Godart (Paul-Charles), quarante-deux ans, 32, Saint-Mathieu. C'est un malade atteint d'asthme et de bronchite chronique; il n'a pas d'affection cutanée; quelques signes de phthisie.

22 mars 1860. — Une seule friction de quelques minutes a été faite avec l'huile d'euphorbe sur la partie antérieure du thorax. Une **rougeur** érythémateuse vive est répandue sur une grande partie de la paroi thoracique antérieure; cette rougeur est maculée de taches blanches, dures, qui ne sont autres que des vestiges cicatriciels dus à des applications antérieures de pommade stibiée. A côté et dans l'intervalle de ces taches blanches, sur le fond rouge, sont disséminées en grand nombre de petites vésicules, du volume d'une tête d'épingle, arrondies, transparentes, assez résistantes, sans rapport visible avec les follicules pileux : ces vésicules, qui contiennent de la sérosité dans leur intérieur, sont de tout point semblables à celles produites par l'huile de croton.

23 mars. — Une nouvelle friction a été faite, et l'éruption a complétement changé d'aspect : les vésicules se sont multipliées et serrées les unes contre les autres; dans quelques points, elles se confondent par leurs bords, deux à deux, trois à trois, donnant lieu ainsi à des figures assez irrégulières; en outre, le contenu de ces vésicules, de séreux qu'il était d'abord, est devenu trouble et purulent; cependant on trouve encore, à la circonférence, des vésicules transparentes ou à leur première phase d'évolution.

Le malade se plaint de souffrir beaucoup; cuissons, douleurs brûlantes qui ont empêché le sommeil la nuit dernière.

24 mars. — Aucune nouvelle friction n'a été faite, et néanmoins le travail éruptif semble avoir marché; le mouvement fluxionnaire et morbide de la peau s'est continué sans autre application du stimulus : la rougeur phlegmasique a augmenté, les vésicules ont pris du volume, se sont étendues, fusionnées plus encore qu'auparavant, et représentent des lignes sinueuses, des cercles, des chapelets, etc., tout en conservant

toujours, au milieu de toutes ces variétés, les traces évidentes de leur forme arrondie primitive.

28 mars. — Les vésicules se sont rompues, et à leur place on trouve une petite surface rougeâtre entourée d'un liséré épidermique.

Éruption produite par l'huile de croton.

Durieux (Donat), cinquante-sept ans, tumeur blanche tibio-tarsienne. 8 mars. — Deux frictions ont été faites sur le dos du pied, et là est apparue une éruption de vésicules confluentes; la région a pris une teinte générale érythémateuse. Un grand nombre de vésicules, par suite de leur contiguïté ou de leur développement inégal, ont perdu leur forme arrondie, et représentent des figures variées, mais qui rappellent, par leur aspect moniliforme, l'élément primitif qui leur a donné naissance.

10 mars. — Les frictions ont été continuées, le malade ensouffre beaucoup; l'éruption s'est étendue, les soulèvements épidermiques se sont multipliés, confondus; à la partie postérieure existe une bulle qui peut avoir le diamètre d'une pièce de deux francs au moins; on voit çà et là de petites vésicules de nouvelle formation.

Bientôt le liquide, resté jusqu'ici séreux et transparent, a pris une teinte louche, et le 12, il est devenu franchement purulent : ce phénomène ne serait donc survenu que du troisième au quatrième jour, et après cinq ou six frictions.

A partir du jour où l'on a cessé les frictions, la tendance à la guérison s'est manifestée, et le 15, il ne reste plus que quelques croûtes sèches que l'on détache facilement et sans douleur.

§ 4. — Dermites bulleuses provoquées.

La dermite bulleuse se présente sous deux formes distinctes, le pemphigus et le rupia, qui toutes deux peuvent être provoquées artificiellement.

1° De nombreux agents sont susceptibles de déterminer à la peau le pemphigus artificiel : l'ammoniaque pure ou incorporée à l'axonge (pommade de Gondret); l'eau bouillante ; la poudre de cantharides et les diverses préparations dont elle est la base; l'écorce de garou, la farine de moutarde, l'acide acétique, etc. Mais la substance que l'on emploie de préférence, et à juste titre, est la poudre de cantharides (*Meloe vesicatoria*), qui doit ses propriétés à un principe immédiat, la cantharidine.

Ce n'est point ici le lieu de vous faire l'histoire détaillée des vésicants et de leurs effets sur la membrane cutanée; que pourrais-je dire qui n'ait été dit déjà, et que vous ne sachiez parfaitement vous-mêmes? Je me contenterai de vous présenter, dans ce paragraphe, quelques considérations générales sur le phénomène de la vésication.

Et d'abord, la vésication est provoquée dans deux circonstances bien différentes, dans un but thérapeutique ou dans un but de simulation; nous reviendrons bientôt sur cette importante distinction.

La rapidité avec laquelle se produit le phénomène varie suivant la nature de l'agent et son degré d'activité, suivant la finesse et l'irritabilité de la peau, et suivant la constitution du sujet. L'ammoniaque pure, appliquée sur les tissus, y détermine la vésication d'une manière presque instantanée, tandis qu'il faut plusieurs heures pour obtenir le même effet avec la poudre de cantharides. L'épaisseur de l'épiderme, l'état d'atonie et le défaut de réaction de la peau, à la période ultime des maladies graves, sont des causes qui retardent ou même empêchent la production du phénomène. Il est enfin des individus qui se montrent plus ou moins réfractaires à l'action des vésicants, sans que rien puisse en donner une raison satisfaisante.

Le soulèvement de l'épiderme ne s'opère pas d'une façon tout à fait identique avec tous les agents de vésication, et de là résultent des aspects variés dans la lésion cutanée. La

bulle est ordinairement unique, large, régulière, bien développée, si l'on a recours à la poudre de cantharides ; elle
ne s'est pas formée d'emblée et sur les points à la fois, mais
a été précédée de soulèvements partiels qui se sont peu à
peu réunis pour la constituer. D'autres agents, doués d'une
grande énergie, et dont l'action est difficile à mesurer, sont
par cela même plus irréguliers dans leurs effets ; ils infligent à
la peau une véritable brûlure qui parfois n'atteint pas, et qui
souvent dépasse le degré de la vésication (ammoniaque, chaleur, cautère objectif, alcool enflammé, acide acétique, etc.).
Enfin, je placerai sur la limite un assez grand nombre de
substances dont les propriétés se rapprochent davantage
de celles des cantharides, mais qui n'arrivent à produire,
dans la majorité des cas, que des phlyctènes isolées, répandues comme au hasard sur une surface rouge érythémateuse:
la dermite est tout aussi bien vésiculeuse que bulleuse (farine
de moutarde, garou, quelques plantes de la famille des re-
nonculacées, etc.).

Quel que soit d'ailleurs l'agent mis en usage, le mode de
formation et la constitution des bulles ne varient pas : du
derme enflammé s'exhale un liquide séro-albumineux, transparent, qui décolle et soulève d'une manière brusque ou
graduelle la lame épidermique ; et le derme mis à nu se
recouvre d'une couche mince de lymphe semi-coagulée qui
plus tard pourra se transformer en fausse membrane.

Ce travail ne s'opère pas sans douleur, et celle-ci est généralement en rapport, dans son intensité, avec l'étendue
et la marche plus ou moins rapide de la vésication ; elle varie
d'ailleurs suivant l'irritabilité du sujet, tantôt extrêmement
vive, ce qui est assez rare, et tantôt nulle ou presque nulle,

comme il arrive dans les cas d'analgésie cutanée. Mise en contact avec la peau, la poudre de cantharides détermine un sentiment d'engourdissement qui devient bientôt de la cuisson, et se transforme ensuite en une chaleur brûlante; le moindre mouvement exaspère cette douleur à un degré parfois intolérable : de là de l'agitation, de l'insomnie; mais dès que la bulle, en se développant, s'est interposée entre le corps papillaire et l'agent d'irritation, la douleur se calme peu à peu et disparaît sans retour, si vous laissez aux surfaces sensibles la lame protectrice de l'ancien épiderme.

Je vous ai dit que la vésication était quelquefois produite dans un but de simulation, au moyen de la poudre de cantharides ; et nous devons nous demander s'il existe des signes propres à faire reconnaître le pemphigus simulé.

Établissons d'abord que rien n'est plus difficile en pratique que la solution de ce problème; il y a une telle analogie entre la bulle provoquée et celle qui naît sous une influence constitutionnelle, que l'œil le plus exercé peut y être trompé. L'examen de l'élément primitif, considéré en lui-même, ne saurait donc vous conduire à la connaissance de la vérité, et vous n'avez rien à apprendre du commémoratif, puisque le malade a peut-être tout intérêt à feindre ; mais vous étudierez avec grand soin l'état de la constitution, le retour et le mode d'apparition des bulles. Le pemphigus de cause interne a une marche et une physionomie variables, suivant sa nature, mais difficiles à reproduire ; il a des lieux d'élection ; les muqueuses sont parfois envahies, et particulièrement les muqueuses buccale et pharyngienne ; d'autres symptômes caractéristiques peuvent aussi apparaître. C'est par la juste appréciation de toutes ces données diagnostiques que vous

arriverez à avoir, sinon la certitude, du moins le soupçon
de la simulation, et la vérité dès lors ne se fera pas attendre.
Enfin, il existe un signe dont la valeur est presque absolue,
c'est la présence d'une certaine quantité de poudre de cantharides à la surface ou aux environs d'une bulle artificielle,
et à défaut de ce signe, d'ailleurs assez rare, la simulation ne
serait pas douteuse, si votre malade venait à présenter tout
à coup de la dysurie ou de la rétention d'urine avec albuminurie (cystite cantharidienne).

II. Le rupia artificiel est infiniment plus rare que le pemphigus ; on l'obtient en appliquant sur la peau un papier
joseph imbibé d'huile de noix d'acajou, produit qui résulte
de l'expression du péricarpe de la noix d'acajou (*Anacardium
occidentale*). Après vingt-quatre heures environ, quelquefois au bout de six à huit heures seulement, on constate la
présence d'une ou de plusieurs bulles remplies d'une sérosité
purulente ; au-dessous de ces bulles, le derme est ulcéré, et
il sécrète, après leur rupture, un liquide qui se transforme
en croûtes assez épaisses.

« Sur le lupus, l'huile d'acajou produit une action encore
» plus énergique que sur la peau saine ; on trouve, au bout
» de vingt-quatre heures, la partie couverte d'une véritable
» eschare, tout à fait analogue à une feuille de parchemin.
» Si la couche d'huile a été fort mince, si le malade s'est
» empressé de l'enlever quelques minutes après son appli-
» cation, l'effet est le même que sur la peau : vésication,
» épiderme soulevé par une sérosité purulente. » (Bazin, *Le-
» çons sur la scrofule*, 2ᵉ édition, p. 257.)

§ 5. — **Dermites pustuleuses provoquées.**

Les affections pustuleuses produites par les agents artificiels possèdent, indépendamment des caractères communs que nous avons assignés à toutes les éruptions de cause externe, des caractères propres qui les différencient entre elles.

Une première distinction, facile à établir, repose sur leur constitution élémentaire. Vous savez qu'il existe deux sortes de pustules, les unes dites phlyzaciées, qui sont purulentes en totalité de la base au sommet, et les autres dites psydraciées, dures à la base, purulentes seulement à leur sommet : ces deux formes classiques se retrouvent ici nettement accusées.

a. Éruptions phlyzaciées. — La plus remarquable assurément est celle que détermine le tartre stibié employé pur, en solution ou incorporé à l'axonge ; les pustules développées sous l'influence de cet agent rappellent, jusqu'à un certain point, par leur aspect et leur volume, les pustules de la variole ; mais leur marche n'est pas la même, et l'ombilic n'existe, à proprement parler, à aucune période de leur évolution. Ces pustules, d'abord très petites, s'accroissent rapidement en volume, mais d'une manière inégale, et toujours l'élément vésiculeux conserve une prédominance considérable sur l'induration papuleuse qui lui sert de base. Elles sont très régulièrement arrondies de forme plate, et comme enchâssées dans le tissu de la peau ; une auréole assez vive les environne dans l'espace de quelques lignes ; le liquide qu'elles contiennent est, dès le début, louche, opaque et purulent ; enfin, à leur partie centrale se voit ordinairement une petite tache qui tranche, par sa coloration plus foncée, sur la teinte générale de la vésicule : cette vésicule une fois détruite, on trouve le derme tapissé d'une pseudo-membrane adhérente.

Au bout de quelques jours, le liquide intérieur devient de plus en plus consistant; les pustules s'affaissent et perdent leur résistance et leur plénitude; la tache brune centrale s'agrandit et en même temps se déprime, d'où résulte parfois une apparence d'ombilication; là semble se préparer peu à peu une sorte de travail ulcératif. Bientôt, en effet, la vésicule se perfore à son centre, et si vous l'avez maintenue, au moyen de topiques émollients, dans un état d'humidité constante, vous constatez un pertuis linéaire qui s'agrandit par la destruction progressive du soulèvement épidermique : dès lors existe une ulcération qui mesure le diamètre de la pustule; que si, au contraire, vous avez abandonné la lésion à elle-même, les liquides se concrètent au contact de l'air, et à la place du pertuis central, vous observez une petite croûte noirâtre qui ira de même en s'étendant, jusqu'à ce qu'elle ait envahi et recouvert toute la surface occupée primitivement par la vésicule purulente.

Le tartre stibié ne se borne pas à soulever la lame épidermique, et c'est en cela surtout que son action diffère de celle de l'huile de croton ou des euphorbiacées en général; il attaque la propre substance du derme avec une énergie proportionnée à sa concentration et à la durée de son contact, et y détermine une véritable ulcération, et parfois même la gangrène des couches superficielles; le travail morbide qu'il suscite peut marcher quelque temps et s'étendre en profondeur et en surface, mais dans de faibles limites, et sa tendance naturelle est la cicatrisation ; il laisse après lui, comme traces de son passage, de petites taches violacées irrégulières et des cicatrices indélébiles.

L'éruption stibiée est toujours locale : les éruptions secondaires attribuées par quelques auteurs à l'absorption de l'émétique ne sont dues, suivant nous, qu'au transport de cet agent sur les régions où elles ont été observées.

En résumé :

La pustule stibiée est régulièrement arrondie, de forme plate et comme discoïde, purulente dès le début, non ombiliquée ; la croûte qui lui succède est assez épaisse, et cache une ulcération du derme. Les vésicules produites par l'huile de croton et les euphorbiacées sont arrondies, globuleuses et hémisphériques, souvent irrégulières, fusionnées les unes dans les autres ; la lésion qui les constitue est plus superficielle ; elles manquent de base pustuleuse ; le liquide qui les remplit est séreux et transparent au début, et ne prend qu'assez tard les caractères du pus.

La pustule stibiée diffère à trop d'égards de la pustule de la variole pour que la confusion soit possible : elle n'en subit pas les transformations successives et ne s'accompagne d'aucun trouble général digne d'être noté.

b. J'arrive aux *éruptions psydraciées.* Nous trouvons ici plusieurs agents dont l'action sur la peau est fort intéressante à étudier : l'huide de cade, les verts arsenicaux et l'acide azotique nous occuperont exclusivement.

1° L'huile de cade est le plus souvent employée en frictions, soit pure, soit mélangée à l'axonge en diverses proportions, et vous savez quelle précieuse ressource offre ce médicament dans le traitement de certaines affections cutanées ; il importe en conséquence de bien connaître ses effets, pour ne pas les confondre avec la lésion contre laquelle on le dirige.

Lorsqu'un malade atteint de psoriasis a été frictionné pendant quelque temps avec l'huile de cade pure, on ne tarde pas à s'apercevoir que de nouveaux éléments sont venus s'ajouter, et parfois même se substituer à ceux de l'affection primitive : c'est l'éruption cadique qui se manifeste, d'autant plus prononcée, toutes choses égales, que plus répétées et plus intimes ont été les frictions. Ce sont des papulo-pustules disséminées ou réunies en groupes peu confluents, mais toujours parfaitement distinctes les unes des autres, quels que soient leur siége et leur volume ; on les rencontre surtout aux membres, dans le sens de l'extension, et en général sur les régions du corps où le système pileux est bien développé. Leur forme est caractéristique : elles s'implantent dans la peau par une large base papuleuse et se terminent presque aussitôt par un sommet acuminé et comme pointu, marqué d'un point noir qui constamment donne issue à un poil ; ce sommet offre en outre ceci de particulier, qu'il est déjeté sur le côté, en sorte que sa projection ne correspond pas au centre de la base, mais à un point assez rapproché de la circonférence du bouton. Ces papulo-pustules sont dures, solides, d'un volume parfois considérable, généralement assez rouges, et la rougeur s'étend autour d'elles sous forme d'auréole bien limitée ; quelques-unes sont blanches à leur sommet, comme si les tissus en ce point étaient légèrement comprimés ; d'autres enfin sont entourées d'un liséré épidermique.

La pustule cadique semble difficilement suppurer, et sa terminaison la plus ordinaire est la résolution ; on peut cependant, par des frictions longtemps prolongées, lui faire franchir cette période, mais alors même la suppuration se localise au sommet, et jamais n'envahit la totalité du bouton.

L'éruption déterminée par l'huile de cade a évidemment pour siége les follicules pileux, dont elle constitue une lésion toute spéciale ; elle mérite, à tous égards, le nom de sycosis cadique, sous lequel j'ai pour habitude de la désigner ; son apparition coïncide en général, dans les cas de psoriasis, avec la diminution de l'affection squameuse.

2° *Composés arsenicaux.* — Je vous ai fait connaître, dans un précédent chapitre, les accidents qui surviennent chez les ouvriers qui manient les verts arsenicaux. Il me reste, pour compléter cette étude, à vous décrire les effets produits par ces agents, lorsqu'on les emploie dans un but thérapeutique ou expérimental. Je n'ai par-devers moi qu'un petit nombre de faits, m'étant imposé l'obligation formelle de ne rien tenter sans un but d'utilité pour le malade ; mais ces quelques faits, observés rigoureusement et sans idée préconçue, nous ont paru suffisants pour entraîner la conviction ; nous ne ferons d'ailleurs, dans ce qui va suivre, que reproduire aussi exactement que possible ce que nous avons vu sur les quatre ou cinq malades soumis à notre observation.

La substance qui nous a servi, dans nos expériences, a été le vert de Scheele incorporé à l'axonge, dans la proportion de 8 grammes pour 30 ; nous avons, dans un cas, remplacé le vert de Scheele par l'iodure d'arsenic, et les effets ont été sensiblement les mêmes. Les frictions étaient faites deux fois en vingt-quatre heures, et prolongées chacune de trois à cinq minutes.

Après quelques frictions, la peau se recouvrait de rougeurs érythémateuses diffuses, sur lesquelles ne tardaient pas à apparaître en assez grand nombre de petites pustules à base rouge, enflammée, entourées d'une vive auréole, et couronnées à leur sommet d'un point vésiculeux variable en volume et rempli d'un liquide purulent jaunâtre. Autour et dans l'intervalle de ces pustules existaient de petites éminences très multipliées, dues évidemment à l'érection des follicules pileux légèrement enflammés; ces follicules seraient-ils donc en effet le siége anatomique des pustules arsenicales? Ce qu'il m'est permis d'affirmer, c'est que presque toutes donnaient issue à un poil par leur sommet acuminé.

Les pustules à leur dernière période, et quand la vésicule purulente s'était rompue, se recouvraient d'une petite croûte noirâtre, qui cachait une ulcération ; sur plusieurs pustules nous avons, à diverses reprises, enlevé la croûte, et appliqué sur le petit ulcère mis à nu une parcelle de la pommade arsenicale, et nous avons vu chaque fois, par ces manœuvres, les ulcérations s'étendre, s'agrandir jusqu'à atteindre un centimètre et plus de diamètre, tout en conservant leur forme exactement circulaire; nous les avons vues en même temps s'entourer d'un cercle dur, inflammatoire, véritable induration comparable, dans une certaine limite, à celle du chancre spécifique; la croûte ne tardait pas à se reproduire et la pression faisait sourdre autour d'elle un liquide purulent blanchâtre.

Il est impossible de ne pas voir une complète similitude entre les ulcérations que je viens de décrire et celles que l'on rencontre sur les ouvriers qui travaillent les verts arsénicaux : même cause provocatrice, même forme circulaire, même bourrelet dur, circonférentiel, même durée éphémère, etc.; et s'il existe quelques différences, elles sont facilement expliquées par les conditions différentes au milieu desquelles la lésion se développe dans l'un et l'autre cas.

3° L'acide azotique, de même que les composés arsenicaux, semble s'attaquer de préférence aux follicules pileux; nous l'avons employé en frictions, étendu de deux fois son poids d'eau : dès la première ou la deuxième friction, la peau se recouvrait, dans tous les points touchés par l'acide, d'une rougeur diffuse, peu prononcée, sur laquelle se détachaient de très petites élevures comparables dans leur ensemble au phénomène de la chair de poule.

A la quatrième friction, les élevures s'étaient élargies en se transformant en pustules; celles-ci, après une durée très éphémère, donnaient lieu à de très petites ulcérations circulaires, extrêmement superficielles, et constituées, au centre, par un espace de couleur brune, d'où émergeait un poil pour la plupart d'entre elles; autour de cet espace, par une zone blanchâtre d'aspect pseudo-membraneux, sorte de bourrelet un peu saillant qui encadrait la partie brune située au centre; plus en dehors enfin, et concentriquement, par une auréole rouge et enflammée, bien limitée en dedans, et se perdant en dehors, soit dans les rougeurs voisines, soit dans la coloration générale de la région.

L'éruption se modifia les jours suivants: la partie centrale prit l'apparence d'un petit épanchement de sang concrété; l'auréole blanchâtre disparut rapidement; la zone rouge extérieure pâlit et s'effaça peu à peu; de très petites squames épidermiques apparurent çà et là, disséminées sur la surface des taches.

§ 6. — **Affections furonculaires provoquées.**

Le furoncle est l'inflammation phlegmoneuse des aréoles dermiques profondes et du tissu cellulo-adipeux qu'elles contiennent ; tantôt il est le résultat d'une cause locale immédiate, et l'on a affaire à une affection artificielle ou parasitaire ; ou bien sa cause est générale, il est alors pathogénétique ou constitutionnel.

Le furoncle produit artificiellement, le seul qui doive nous occuper en ce moment, ne se prête à aucune considération intéressante à noter, et ne diffère des autres espèces que par la spécialité de sa cause ; on le voit naître fréquemment sous l'influence de la malpropreté ; les pommades irritantes, les onguents, les bains alcalins et sulfureux, en provoquent le développement d'une manière plus sûre encore ; nous avons, dans un cas cité plus haut, déterminé une véritable éruption de furoncles et d'abcès dermiques au moyen de quelques frictions avec le sulfure de potasse dissous dans l'eau.

Je dois ajouter que les causes qui précèdent sont tantôt impuissantes, ou au contraire très efficaces, suivant les sujets ; et qu'ici, comme toujours, nous nous trouvons en présence de cette inconnue pathologique, que l'on appelle la prédisposition.

§ 7. — **Dermites phlegmoneuses.**

Lorsque l'irritation produite à la peau, franchissant ses limites, envahit le tissu sous-cutané, l'inflammation prend le caractère phlegmoneux : ainsi agissent les substances très irritantes, les frictions rudes et très prolongées. Parfois l'agent, doué de propriétés septiques ou vénéneuses, a été déposé au sein des tissus vivants, et alors surtout se développent ces phlegmons diffus qui décollent au loin la peau, la perforent, et souvent la mortifient dans une étendue considérable. Je n'insiste pas davantage sur ces lésions, qui ressortissent à la pathologie chirurgicale.

§ 8. — Dermites gangréneuses.

Enfin, comme dernier terme de la dermite provoquée parvenue à son plus haut degré, nous trouvons la gangrène de la peau. Cette lésion, considérée au point de vue qui nous occupe, peut survenir dans trois circonstances principales : 1° par excès d'inflammation ; 2° par interruption de la circulation ; 3° par spécificité de la cause.

1° Il y a gangrène par inflammation, lorsque l'agent irritant, doué d'une grande énergie, dépasse les limites compatibles avec la vitalité des tissus ; à une période de crise violente succèdent le calme et l'atonie ; la réaction vitale est vaincue, et tout mouvement organique s'arrête. Certaines conditions favorisent puissamment la production de ces phénomènes : l'affaiblissement de la constitution, l'œdème, la paralysie, en un mot toutes les causes qui tendent à diminuer l'énergie fonctionnelle du tissu cutané.

2° La gangrène par interruption de la circulation, bien que sa cause soit le plus souvent mécanique, doit être rapprochée cependant des affections provoquées. Que se passe-t-il en effet, lorsqu'un lien constricteur étrangle les tissus et s'oppose au retour du sang veineux ? Ce n'est pas sur le lieu même de la constriction que la mortification s'opère, mais sur les parties placées au delà de l'obstacle et en dehors de son influence immédiate, et ces parties sont le siége de phénomènes complexes qui annoncent et préparent la gangrène. Voyez au contraire ce qui arrive dans la gangrène par contusion ou par brûlure : la lésion est produite d'une manière instantanée, au point même du contact, par désorganisation immédiate et attrition des parties vivantes. Une différence radicale sépare évidemment ces deux ordres de faits.

3° Reste enfin la gangrène par spécificité de la cause, dont l'histoire appartient tout entière à notre sixième groupe.

Quelle que soit d'ailleurs sa cause, la gangrène cutanée présente un certain nombre de signes dont l'ensemble est caractéristique : la peau change de couleur, et prend une teinte brune, noire, quelquefois grise, jaunâtre, rarement blanche ; sa température s'abaisse, et se met en rapport avec celle des corps environnants; elle a perdu du même coup tous ses modes de sensibilité; parfois des vésicules grisâtres, remplies d'un liquide sanieux et sanguinolent, couvrent sa surface; enfin la mortification est complète quand toutes les actions organiques et vitales ont été anéanties, et la partie frappée de mort n'est plus désormais qu'un véritable corps étranger destiné á être éliminé de l'organisme qui le repousse.

Diagnostic général des éruptions provoquées dans un but expérimental, thérapeutique ou de simulation. — Le diagnostic de ces éruptions est très facile, dans les cas ordinaires; ne suffit-il pas, pour acquérir aussitôt la certitude, d'un simple renseignement des malades?

Il est des signes importants tirés du siége. Trouvez-vous au front d'un malade des pustules rouges, enflammées, de date récente, c'est l'eau sédative qui, dans bon nombre de cas, les a produites ; chez un autre, les pustules seront à la partie supérieure du bras, et l'idée de vaccine viendra immédiatement à l'esprit ; une éruption localisée à la région abdominale vous fera penser, soit à l'huile de croton, soit à l'onguent napolitain.

Les symptômes objectifs de l'affection doivent être examinés avec la plus grande attention ; ils nous permettront de reconnaître, non-seulement la nature artificielle d'une éruption, mais encore, dans certains cas, la cause spéciale qui l'a déterminée. La forme des éléments, l'aspect général, la localisation et parfois la régularité parfaite, ne laissent souvent que bien peu de place au doute ; avec quelle autre affection, par exemple, pourriez-vous confondre les dermites pustuleuses produites par l'huile de cade, par le tartre stibié, ou bien encore, l'inflammation vésiculeuse causée par un emplâtre de Vigo, par un emplâtre thapsia, etc., lorsque ces éruptions, dans leur état, n'ont pas encore perdu les caractères qui leur sont propres ?

Mais, il faut le dire, si le diagnostic est si facile d'ordinaire pour les éruptions provoquées, thérapeutiques et expérimentales, il est au contraire d'une grande difficulté, lorsqu'il s'agit des éruptions simulées : tous les signes peuvent alors vous manquer à la fois. Cependant, chez le malade de l'hôpital qui a intérêt à y prolonger son séjour, vous arriverez à soupçonner la fraude par la persistance insolite de l'affection, par l'apparition brusque de poussées inattendues que rien n'explique, et qui arrivent comme à point nommé, la veille du jour marqué pour le renvoi ; tel autre se trahira par a demande réitérée et non suffisamment justifiée de certificats d'incurabilité, dans le but de se soustraire à une obligation quelconque ou d'obtenir son admission dans les hospices.

Le pronostic de ces éruptions est sans gravité aucune, ce qui ressort d'ailleurs des conditions mêmes de leur développement. N'oubliez pas toutefois qu'elles peuvent être l'occasion de l'éveil d'une diathèse.

Le traitement en est simple et facile : l'éloignement de la cause, le repos, quelques applications émollientes, tels sont les moyens qui conviennent dans la plupart des cas.

CHAPITRE IV.

ÉRUPTIONS SYMPTOMATIQUES DES PARASITES ANIMAUX ET VÉGÉTAUX.

Je n'ai point le dessein de revenir longuement ici sur les affections parasitaires que j'ai décrites il y a trois ans, avec tous les développements que comportait une question de cette importance ; les idées que j'émettais alors sont encore celles que je professe aujourd'hui, et la rapide extension qu'elles ont prise dans le monde médical me dispense de vous en faire de nouveau l'exposition. Je veux seulement, dans cette leçon, faire passer sous vos yeux les diverses critiques dont elles ont été l'objet depuis la publication de mon livre : répondre à ces critiques m'est trop facile, pour que je consente à garder plus longtemps le silence.

En effet, les affections parasitaires, telles que je les comprends, n'ont pas été accueillies avec une égale faveur par tous les dermatologistes. Quelques-uns, imbus des vieilles idées, ont tout d'abord, et comme de parti pris, rejeté les parasites végétaux; puis, forcés de se rendre à l'évidence, ils ne leur ont accordé qu'un rôle tout à fait secondaire. Le parasite n'est pour eux qu'un épiphénomène sans portée, un *symptôme* surajouté venant se greffer, on ne sait pourquoi, sur l'affection vésiculeuse, pustuleuse, etc., qu'ils admettent par une pure hypothèse : ainsi pensent MM. Cazenave et Chausit, et leur doctrine a recueilli tout récemment dans son sein un nouveau défenseur dans la personne de M. Rochard. Qu'il me soit permis de ne pas m'arrêter à combattre l'opinion de ces médecins, contre laquelle tout proteste aujourd'hui ; laissons-les cheminer en paix dans le sillon creusé par Biett : nous ne saurions mieux faire que n'a fait M. Deffis, dans une brochure où vous trouverez accumulés contre eux des arguments irréfutables.

Mais si j'ai passé sous silence, et sans autre discussion, les errements de MM. Cazenave et Chausit, autour desquels le vide se fait de jour en jour, je ne puis agir de même vis-à-vis de MM. Gibert et Hardy, qui, tout en admettant mes affections parasitaires, se trouvent cependant, sur plus d'un point, en complète dissidence avec moi. Après m'être félicité d'entendre des voix aussi bien autorisées plaider ma cause, je dois vous tenir en garde contre certaines erreurs qu'ils ont commises dans l'appréciation ou dans l'interprétation de mes idées. Il me paraît d'autant plus nécessaire d'y répondre que leur critique peut, en raison même de sa sincérité, se présenter à vous avec toutes les apparences de la vérité.

M. Gibert m'accuse, en plusieurs endroits de son livre, d'avoir confondu l'alopécie simple avec l'alopécie parasitaire. J'ignore assurément sur quoi se fonde mon savant collègue pour m'adresser un semblable reproche : j'admets une alopécie sénile, une alopécie par crasses non parasitaires, une alopécie par pityriasis arthritique, une alopécie suite d'affections vénériennes, etc., etc., et jamais il ne m'est venu à l'esprit de confondre des choses si différentes.

M. Gibert pense, ou plutôt me fait dire que la pelade n'existe pas à titre d'affection distincte, et produite par un champignon spécial ; elle ne serait alors qu'une variété, une suite, ou, pour employer son expression, l'une des phases les plus avancées de la teigne furfuracée proprement dite. Cette opinion n'a jamais été la mienne ; j'admets trois espèces de teignes : la teigne faveuse, la teigne tonsurante et la teigne pelade, et à chacune correspond un végétal parasite qui lui appartient en propre, l'*Achorion Schœnleinii*, le *Trichophyton tonsurans* et le *Microsporon Audouini*. Or, les caractères objectifs de ces trois espèces ne sont pas toujours si nettement accusés, qu'on ne puisse les confondre à un examen superficiel. La teigne tonsurante revêt parfois, aussi complétement que possible, l'aspect extérieur de la pelade : les saillies papuleuses, la teinte bleuâtre, ardoisée, manquent dans cette pseudo-pelade ; mais il est un signe de premier ordre, et ce signe ne fait jamais défaut, je veux parler des poils cassés, de leur altération spéciale, qui en fait autant de petits tronçons en forme de points noirâtres à la surface de la plaque dénudée, tandis que dans la vraie pelade, on ne trouve sur la plaque que de petits poils fins et décolorés que la pince extrait avec leur racine ; il s'agit donc bien d'une teigne tonsurante, et s'il vous fallait une autre preuve encore, elle vous serait donnée par l'examen microscopique. Vous expliquez-vous maintenant comment M. Gibert a pu rencontrer, sur une même tête, la teigne tonsurante herpétique, le porrigo decalvans et l'herpès circiné, et conclure de là que la vraie pelade n'existe pas. C'est qu'il a voulu la voir là où elle n'était pas ; c'est qu'il n'a pas tenu compte de la distinction fondamentale que j'établis entre la vraie et la pseudo-pelade : celle-ci a pour champignon le *Trichophyton tonsurans*, celle-là le *Microsporon Audouini* ; il y a loin d'une simple analogie dans la forme à l'identité de nature. Ainsi s'explique encore comment les micrographes, après avoir vainement cherché le microsporon, l'ont enfin rejeté, pour admettre un *Trichophyton decalvans* ; c'est que, par un singulier hasard, ils avaient eu affaire à des pseudo-pelades.

M. Gibert m'accuse enfin de confondre tous les sycosis, et d'admettre que toujours et dans tous les cas, la mentagre est une éruption parasitaire. J'aurais mieux compris le reproche opposé, puisque j'ai admis quatre espèces de sycosis : 1° un sycosis artificiel ; 2° un sycosis parasitaire ; 3° un sycosis syphilitique, qui n'est autre que l'acné pustuleuse syphilitique ; 4° un sycosis arthritique. Et d'ailleurs, j'en appelle à vous-mêmes, combien de fois, au lit du malade, n'ai-je pas attiré votre attention sur les difficultés souvent si épineuses que soulève le diagnostic de la mentagre ? Combien de fois ne m'avez-vous pas vu, en présence de cette affection, hésiter sur la question de savoir si elle était arthritique ou parasitaire, ou si le cryptogame, actuellement disparu, n'aurait pas joué son rôle à l'origine, comme cause provocatrice de la lésion constitutionnelle ?

M. Hardy a reproduit en grande partie, dans son ouvrage, mes leçons sur les affections cutanées parasitaires ; mais il a cru devoir apporter, sur quelques points, de légères modifications ; on y trouve de plus des omissions et des erreurs.

Je vous signalerai principalement, comme omission grave, le favus épidermique, dont il ne fait aucune mention.

M. Hardy désigne la teigne tonsurante sous le nom de *trichophytie*, j'aimerais autant qu'il eût dit *phytodermie*; mais je n'accepte pas ces deux dénominations, tous les végétaux des teignes étant trichophytes et phytodermes, en ce sens que tous peuvent siéger dans les poils ou attaquer l'épiderme; à quoi bon créer pour une affection un mot qui peut, avec tout autant de raison, s'appliquer à d'autres affections? Le favus ne mériterait-il pas, à ce titre, le nom de trichophytie? Que si, pourtant, M. Hardy tenait absolument à désigner la tonsurante par le nom de son champignon, le terme le plus propre à remplir ce but serait, il me semble, celui de *trichophytonicie*, mot qui n'est pas assez euphonique pour avoir quelque chance d'être jamais accepté.

La trichophytie circinée de M. Hardy ne peut comprendre, dans son acception, les nuances si diverses et si multipliées sous lesquelles se présente l'éruption parasitaire à son début : les points, les disques, les plaques relevées sur le centre, les cercles simples, les cercles concentriques, les bandes, les plaques étoilées, etc.

M. Hardy me reproche d'avoir admis trois degrés dans la teigne tonsurante; il a sans doute mal compris ma pensée : je n'ai pas parlé de degrés, dans le sens qu'on attache à ce mot, mais j'ai dit périodes, états successifs. Le champignon, d'abord superficiel, gagne des couches de plus en plus profondes, envahit des éléments cutanés nouveaux, et c'est ainsi que la lésion marche et progresse; tout se réduit donc à une question de siége anatomique.

Mais voici venir une accusation plus grave : mon collègue

ne croit pas qu'il existe,-ainsi que je l'ai établi, un rapport nécessaire entre les trois périodes de la teigne tonsurante. Or, je m'élève hautement contre une semblable assertion, et je maintiens que ce rapport est constant, invariable, nécessaire, car je ne crains pas d'être démenti en affirmant que jamais l'ordre inverse n'a été observé. M'objectera-t-on que le sycosis peut apparaître d'emblée, et sans avoir été précédé, ni de l'herpès ni du pityriasis? Je suis loin de contester ce fait, bien qu'il soit exceptionnel, et n'ai point prétendu que la tonsurante dût fatalement débuter par un cercle herpétique, un érythème, une plaque lichénoïde; mais ne voyez-vous pas la même chose se présenter pour bien d'autres maladies, pour la scrofule, par exemple? Une tumeur blanche, sous l'influence d'un coup, d'une chute, en est la première manifestation, et dès lors, il n'est plus question des deux premières périodes. Les niera-t-on pour cela? Il en est de même pour le trichophyton : sous l'influence d'un coup de rasoir ou de causes mal déterminées, le mal s'établit tout d'abord à sa troisième période, ce qui n'empêche pas les autres périodes d'exister dans la majorité des cas, et dans un ordre toujours le même. Il est d'ailleurs une considération qui diminue de beaucoup la valeur du sycosis primitif de nature parasitaire, comme argument opposé à ma doctrine, c'est la fréquence relative du sycosis arthritique : la ressemblance est souvent si complète entre ces deux affections, que la confusion est presque inévitable pour qui n'est pas prévenu de sa possibilité.

M. Hardy admet les crasses parasitaires, mais ne leur fait jouer qu'un rôle secondaire, se fondant surtout sur la fréquence des récidives: pourquoi, dit-il, des spores existeraient-elles dans la peau pendant des mois entiers sans y manifester leur présence, si, à elles seules, elles constituaient toute l'affection ? — A cela je réponds que la crasse parasi-taire n'attend pas, pour germer, des mois et des années ; le malade que vous avez guéri a pu retourner au foyer con-tagieux, ou bien la lésion incomplétement détruite s'est développée à son insu, et vous croyez faussement à une ré-cidive. Vous savez, en outre, que la question de terrain, d'aptitude actuelle, ne doit jamais être négligée quand il s'agit des végétaux parasites, et que ceux-ci peuvent, après un état stationnaire et comme léthargiqne, se réveiller tout à coup et se propager avec une grande rapidité. — Qu'est-ce d'ailleurs qu'une dartre apparaissant avec un parasite et disparaissant avec lui, par quelques lotions ou quelques bains sulfureux ? — M. Hardy m'objecte encore que ces crasses parasitaires sont peu ou ne sont point contagieuses : cette objection est de nulle valeur pour moi, qui leur reconnais un caractère contagieux évident et des plus prononcés.

CHAPITRE V.

AFFECTIONS PROVOQUÉES PAR LE CONTACT DE PRODUITS
PHYSIOLOGIQUES OU MORBIDES.

Ce groupe renferme trois catégories distinctes, suivant que le produit est répandu sur la peau, versé sur les muqueuses, ou qu'il est déposé dans l'intimité même du tissu de ces organes.

1° Des produits physiologiques ou morbides, versés à la

surface de la peau, y produisent fréquemment des congestions érythémateuses: tel est le rôle de la sueur dans le développement de l'intertrigo; ainsi agissent encore les mucosités qui s'échappent des fosses nasales, dans le coryza, et l'irritation qu'elles produisent devient, par sa répétition sur un sujet prédisposé, le point de départ et la cause déterminante de bon nombre de ces sycosis si rebelles que l'on observe à la lèvre supérieure.

Dans l'épiphora, les larmes acquièrent parfois des propriétés irritantes assez énergiques pour enflammer la peau des paupières et des joues, et l'on a vu cette irritation produire, à la longue, une sorte de rétraction des fibres du derme, et comme conséquence un renversement en dehors de la paupière inférieure.

C'est par un semblable mécanisme que se développent et se perpétuent, au contact du liquide vaginal et du pus blennorrhagique, ces fluxions érythémateuses, papuleuses ou vésiculeuses (herpès) si fréquentes aux parties externes de la génération et à la partie supérieure et interne des cuisses; que les fistules urinaires, les anus contre nature s'entourent d'une zone congestive irrégulière due au passage incessant de l'urine et des matières intestinales, et d'une guérison si facile, dès que ces produits excrémentitiels ont retrouvé leur cours.

2° Des phénomènes analogues se développent sur les muqueuses, quand des produits y sont versés d'une manière anormale. Je vous citerai particulièrement, à ce propos, une affection peu connue, l'angine folliculaire, produite par les mucosités nasales qui tombent dans l'arrière-bouche, en suivant la courbe du voile palatin.

Dans la blennorrhagie, le contact du pus enflamme la muqueuse du gland, et y détermine des exulcérations linéaires dont la facile guérison atteste assez l'origine toute mécanique; de même, chez la femme, lorsque le museau de tanche est le siége d'une sécrétion morbide, on voit les culs-de-sac vaginaux s'enflammer à leur tour, et le mal peut ensuite gagner de proche en proche et s'étendre jusqu'à la vulve.

3° Enfin, divers produits peuvent, en se déposant dans l'intimité du tissu de la peau, jouer, par rapport à cette membrane, le rôle de stimulus morbide. C'est ainsi que, dans le purpura successif, on observe parfois de vives démangeaisons qui doivent être rattachées à la présence, dans le tissu cutané, du fluide sanguin extravasé. De même encore, lorsque les éléments de la bile se répandent dans le sang, il n'est pas rare de voir se manifester une éruption prurigineuse qui suit la marche de l'ictère et disparaît avec lui; cette lésion incidente, par le violent prurit qui l'accompagne, devient parfois pour le malade un véritable tourment; elle est aussi des plus rebelles et souvent se prolonge jusqu'à la mort, lorsqu'elle se lie à une altération grave de l'organe sécréteur de la bile. Le *prurigo ictérique* n'offre d'ailleurs rien de spécial au point de vue de la forme et de la disposition de ses éléments papuleux, mais son rapport de coïncidence avec l'ictère suffit toujours pour en révéler la nature. On s'efforcera de calmer l'irritation de la peau au moyen de bains frais, de lotions au sublimé, à l'eau blanche, et par l'administration interne des préparations opiacées ou belladonées; l'arsenic lui-même sera parfois employé avec avantage, lorsque les moyens précédents auront été reconnus inefficaces.

Ici se place une affection fort peu connue, et cependant bien fréquente, que j'ai désignée sous le nom d'*eczéma variqueux*: elle survient comme complication des varices, et se montre presque exclusivement aux jambes des individus débilités, cacochymes, avancés en âge. Les varices ont pour effet d'enlever à la peau une grande partie de son activité fonctionnelle et de lui créer une sorte de disposition pathologique qui tend à se révéler sous la moindre influence ; à leur niveau, cette membrane est amincie, luisante, éraillée, souvent distendue par l'œdème, et il suffit alors de l'irritation la plus légère, de la simple exposition à la flamme d'un foyer, pour l'enflammer et y produire des poussées vésiculeuses qui peuvent se perpétuer indéfiniment, par la répétition des mêmes causes. D'un autre côté, le sang qui stagne dans les veines dilatées ou qui transsude au travers des fissures de leurs parois, agit comme corps étranger pour irriter la peau; enfin, lorsqu'il existe des ulcères, la sanie sanguinolente qui s'en échappe devient elle-même une cause très efficace qui provoque et entretient la lésion cutanée. Or, cette fâcheuse tendance est souvent exploitée par les malades dans le but de prolonger leur séjour à l'hôpital ou d'obtenir des certificats d'incurabilité ; il est donc important de se tenir en garde contre de semblables menées, et l'on y arrive facilement par la connaissance exacte de la marche réelle et des caractères de cette affection.

L'eczéma variqueux offre un aspect véritablement à part, en raison des conditions spéciales au milieu desquelles il prend naissance : c'est une sorte de lésion mixte qui tient à la fois, et à un degré à peu près égal, de l'érythème et de l'eczéma. Il s'accompagne de démangeaisons généralement fort modérées ; ses limites sont diffuses, irrégulières, mal arrêtées ; sa surface est habituellement sèche et masquée çà et là par des croûtes qui perdent rapidement leur caractère humide et se détachent sous forme de squames foliacées. Quelquefois cependant, et lorsque les poussées vésiculeuses se succèdent à courts intervalles, la lésion peut se recouvrir de croûtes épaisses au-dessous desquelles on aperçoit une surface rouge, humide et suintante ; mais cet état n'est que transitoire et le plus souvent provoqué par l'intervention d'une cause accidentelle.

L'eczéma, qui naît sous la simple influence des varices, ne saurait être confondu qu'avec une seule affection, l'eczéma de nature arthritique : or, celui-ci présente des caractères opposés d'exacte circonscription et de fixité dans la forme et dans le siége ; sa marche est lente et uniforme ; les causes extérieures, si puissantes pour produire ou modifier l'eczéma variqueux, n'ont sur lui qu'une action passagère et sans portée ; ajoutez enfin qu'il est très commun d'observer simultanément d'autres plaques sur diverses régions, et qu'il s'accompagne des phénomènes généraux de la maladie dont lui-même n'est qu'une manifestation.

Le pronostic de l'eczéma variqueux n'offre aucune gravité ; sa durée est courte, lorsque le malade, par incurie ou par calcul, n'apporte pas d'obstacles à sa guérison.

Le traitement consistera en topiques émollients et résolutifs, tels que les cataplasmes de fécule, poudre d'amidon, de tan, etc.; on obtient aussi d'excellents effets de l'application répétée d'un mélange d'huile de cade et d'huile d'amandes douces. Mais vous n'oublierez pas que les varices et les conséquences qu'elles entraînent sont la cause première de la lésion cutanée, et cette cause sera combattue par le repos, la compression méthodique, l'emploi des bas lacés, etc., etc.

CHAPITRE VI.

AFFECTIONS PROVOQUÉES PAR L'INSERTION SOUS L'ÉPIDERME DE MATIÈRES VÉNÉNEUSES, PUTRIDES OU VIRULENTES.

Les affections cutanées que j'ai réservées pour ce groupe diffèrent de celles que nous avons étudiées jusqu'ici par leur cause toute spéciale, par la singularité de leurs symptômes et par l'influence rapide et souvent grave qu'elles peuvent exercer sur l'économie. Ce qui les caractérise essentiellement, c'est la pénétration d'un principe morbifique particulier, insaisissable en lui-même, et dont la nature ne nous est révélée que par les effets qu'il détermine : tantôt c'est un venin, c'est-à-dire, un produit de sécrétion normale doué de propriétés délétères, qui s'introduit à la faveur d'une piqûre ou d'une morsure dans le tissu de la peau; tantôt la lésion résulte de l'inoculation d'un virus, c'est-à-dire, d'un produit de sécrétion pathologique; dans d'autres cas enfin, c'est une matière septique ou putride qui vient contaminer une solution de continuité, et en changer l'aspect et la nature.

Ces affections offrent ceci de remarquable, que les désordres, tant locaux que généraux, sont hors de toute proportion et sans aucun rapport avec la lésion physique ou mécanique infligée aux tissus : celle-ci n'entre évidemment pour rien ou presque rien dans la production des phénomènes, et n'a été que l'occasion, si je puis ainsi dire, de leur développement.

Parmi ces lésions, quelques-unes sont surtout caractérisées par l'œdème (piqûre du cousin) ; d'autres, par leur tendance presque fatale vers la gangrène ; d'autres, enfin, jouissent de propriétés contagieuses d'une redoutable activité, et nous en verrons aussi sur lesquelles ces trois caractères se trouveront réunis : telle est la pustule maligne.

Je vais d'abord étudier, dans un court paragraphe, les effets produits par les piqûres ou morsures d'animaux venimeux ; puis je vous dirai quelques mots sur certains virus, considérés au point de vue de leur action locale.

§ 1. — Affections cutanées provoquées par l'insertion sous l'épiderme de matières vénéneuses.

a. — *Des piqûres du cousin.* — Vous n'avez point oublié sans doute la description que je vous ai faite de la lésion cutanée produite par la piqûre du cousin. Je vous disais alors que cette affection, par sa marche, par ses symptômes, par la période d'incubation qui la précède, se rapprochait singulièrement des affections provoquées directes ; et j'ajoute qu'elle eût trouvé dans ce sixième groupe sa véritable place. Tout, en effet, me porte à croire que le cousin inocule un venin par la petite plaie que son dard inflige à la peau, et cette opinion, basée sur la clinique, a été défendue par d'éminents naturalistes.

b. — *Piqûres d'abeilles, de guêpes, de frelons, etc.* — S'il est permis d'avoir quelque doute sur l'existence, chez les cousins, d'un principe venimeux, il ne saurait en être de même en ce qui concerne plusieurs insectes de la tribu des hyménoptères, c'est-à-dire, les abeilles, les bourdons et les guêpes. Ici plus d'hésitation possible : le venin existe, on connaît les glandes qui le sécrètent, l'aiguillon qui l'inocule, la part exacte qui lui revient dans la production des phéno-mènes; on sait que ce venin, introduit sous la peau avec la pointe d'une aiguille, y développe tous les accidents qui sui-vent la piqûre de l'insecte lui-même.

Sans entrer dans des détails anatomiques qui seraient déplacés ici, ni rechercher dans quel but et comment l'a-beille ou la guêpe se servent des armes que leur a données la nature, je vais prendre le fait pathologique tel qu'il se présente tous les jours à l'observation du médecin.

Au moment même de l'accident, une douleur vive se fait sentir à l'endroit lésé, et presque aussitôt on voit se déve-lopper autour de la piqûre une irritation susceptible de varier beaucoup, suivant les cas, dans sa forme et dans son intensité. D'ordinaire, les accidents sont très légers, et se réduisent à une douleur passagère, suivie d'une fluxion éry-thémateuse qui ne tarde pas elle-même à disparaître; par-fois aussi, sur le lieu même de la piqûre, s'élève peu à peu une éminence pustuleuse ou papuleuse qui peut persister dans un état d'indolence à peu près complète, pendant plu-sieurs jours; ailleurs l'inflammation s'étend au loin et prend tous les caractères d'un érysipèle; enfin, on a vu ces pi-qûres, dans des cas plus rares, être suivies d'ulcérations re-belles, de gangrène, d'abcès ou de phlegmons diffus.

On trouve relatées dans les auteurs un certain nombre d'observations relatives à des piqûres d'abeilles qui auraient déterminé la mort. Tel est le fait de ce jardinier qui, ayant mordu dans une pomme où s'était retirée une guêpe, fut piqué près du voile du palais, et périt suffoqué en quelques heures. Dans d'autres cas, les accidents ont été ceux d'une intoxication à marche rapide et suraiguë, avec fièvre, délire, vomissements, etc., surtout lorsque les insectes avaient assailli par milliers leurs malheureuses victimes. Ces faits n'ont rien d'extraordinaire, et témoignent seulement de l'extrême énergie du venin de ces animaux, puisqu'il suffit d'en multiplier les sources pour donner lieu à d'aussi terribles effets.

Certaines circonstances paraissent influer puissamment sur les effets toxiques du venin : les piqûres d'abeilles sont moins à redouter que celles des bourdons et des guêpes ; la disposition physiologique de l'insecte, la constitution du sujet, le siége de la lésion, apportent certainement aussi des différences dans les résultats de la blessure ; enfin, la douleur est beaucoup plus vive, ainsi que l'irritation, lorsque l'animal abandonne son aiguillon dans la plaie.

Le pronostic de ces piqûres résulte des considérations qui précèdent : l'affection est presque toujours insignifiante, si la blessure est unique ; mais dans le cas contraire, les conséquences sont souvent graves, et parfois mortelles.

Le traitement est fort simple, et peut être négligé sans inconvénient dans la majorité des cas. Cependant quelques applications topiques seront utiles : lotions d'eau de Goulard, d'eau salée, des onctions huileuses ; à la douleur, on opposera des applications narcotiques. — Si l'aiguillon est resté dans la plaie, il convient de l'extraire, en évitant avec grand soin de comprimer la vésicule, ce qui déterminerait une inoculation nouvelle ; or, il suffit, pour se mettre à l'abri de cet accident, de saisir l'aiguillon au-dessous du renement de la gaîne, ou plus sûrement encore, de couper tout ce qui fait saillie en dehors de la plaie.

Je ne saurais, dans ces leçons, donner place à tous les accidents, cutanés ou autres, que peuvent déterminer les animaux venimeux : il y aurait là matière pour un volume entier. Remarquez d'ailleurs que l'action des venins se borne fort rarement au point contaminé, et que je me verrais forcé, ou bien de restreindre la question à l'un seulement de ses côtés, et souvent au moins important, ou bien d'empiéter à chaque instant sur le domaine de la pathologie ordinaire, ou sur celui de la chirurgie. Je vais donc terminer ce sujet par quelques rapides indications.

c. — Les effets locaux produits par la morsure de la vipère peuvent se résumer de la manière suivante : une vive douleur au moment de la blessure; la peau rougit, s'enflamme, et bientôt la région devient le siége d'une tuméfaction considérable; des phlyctènes se forment çà et là, et l'on voit apparaître de larges taches d'une couleur livide et d'apparence gangréneuse. — On reconnaît sans difficulté les morsures des vipères à la présence, sur les côtés qui correspondent à la mâchoire supérieure, de deux piqûres plus larges et plus profondes : ces piqûres sont dues aux crochets de l'animal.

La morsure de la vipère occasionne des accidents souvent sérieux, mais elle n'entraîne presque jamais la mort de l'homme.

d. — Les accidents produits par le venin de la tarentule et celui de la scolopendre d'Europe présentent, avec ceux qui précèdent, la plus grande analogie.

e. — La piqûre du scorpion détermine, suivant les auteurs, une douleur d'une violence extrême, et une inflammation caractérisée par une tache rouge qui va s'agrandissant peu à peu, et devient ensuite noire à son centre ; puis
surviendrait de la tuméfaction, parfois avec développement
de phlyctènes ; les symptômes généraux seraient très intenses, mais rarement suivis d'une terminaison funeste.

f. — Mais de tous les venins, il n'en est pas de plus redoutable, dans ses effets locaux et généraux, que celui du
crotale : sur la région blessée se manifeste presque aussitôt
une inflammation gangréneuse à extension rapide, et la
mort peut survenir dans l'espace de quelques minutes (1).

(1) Mon ami et collègue M. Mauvezin, interne des hôpitaux, a bien voulu me
communiquer la note suivante, résumé d'un nombre de faits assez considérable qu'il a observés conjointement avec son père, dans le département de
Seine-et-Marne.

« La tique (*Ixodes ricinus*, Latr..), connue encore sous les noms vulgaires
» de *louette*, *louvette*, *pou des bois*, *puce maligne*, très commune aux environs
» de Paris, du mois de juin au mois d'octobre, est un arachnide de la famille
» des acariens. Elle ressemble assez bien à une graine de ricin aplatie. Lors-
» qu'elle a sucé le sang des animaux sur lesquels elle s'est fixée, elle change
» complétement de forme ; sa tête est enfoncée dans les tissus, et son abdomen,
» gonflé et sphérique, de la grosseur d'un petit pois, devient de couleur grise,
» ou gris rougeâtre ; lorsqu'on essaye d'arracher la tique, sa tête reste dans
» les tissus.
» M. le professeur Moquin-Tandon a fait de cet arachnide une description
» très complète au point de vue zoologique (*Éléments de zoologie médi-
» cale*, page 278) ; nous décrirons seulement ici les accidents que détermine
» la piqûre de la tique sur les mammifères, et en particulier sur l'homme.
» Les chiens, et surtout les moutons, sont les animaux sur lesquels elle se
» fixe de préférence ; il n'est pas rare de trouver quinze ou vingt tiques à la
» partie supérieure du cou des moutons, qui le plus souvent ne paraissent
» pas en éprouver grand malaise ; parfois, pourtant, chaque petite plaie
» devient le point de départ d'une inflammation gangréneuse qui n'est pas
» sans gravité.
» Chez l'homme, la tique détermine assez souvent des accidents qui ont

Traitement des lésions cutanées provoquées par les venins.
— Deux cas peuvent se présenter : ou bien la lésion n'entraîne aucun danger immédiat, ou bien elle met aussitôt la vie dans le plus grand péril.

» pu en imposer pour une affection beaucoup plus grave, la pustule maligne;
» il importe donc de bien différencier ces deux maladies.

» *Accidents locaux.* — Au moment de la piqûre, le malade éprouve une
» démangeaison bientôt suivie de cuissons plus ou moins vives; sa peau
» rougit, et cette rougeur s'étend un peu les jours suivants. Le plus souvent
» la tique tombe de très bonne heure, et si l'on n'a pas constaté sa présence,
» on se trouve fort embarrassé pour porter un diagnostic précis. Au bout
» d'un jour ou deux, on voit apparaître au centre de la rougeur une petite
» eschare noirâtre, analogue à celle de la pustule maligne ; cette analogie
» est d'autant plus grande qu'il y a en outre, au pourtour de l'eschare, un
» soulèvement épidermique, et quelquefois même un cercle de petites phlyc-
» tènes; de plus, il s'y joint souvent un œdème *considérable*, présentant,
» comme celui qui accompagne la pustule maligne, une certaine élasticité ;
» quelquefois aussi, on observe un engorgement des ganglions où se rendent
» les lymphatiques de la partie lésée. Mais jamais on ne trouve à la base de
» l'eschare ce noyau dur qui caractérise si bien la pustule maligne; au bout
» de huit ou dix jours, l'eschare est éliminée, laissant à découvert une petite
» surface qui ne tarde pas à se cicatriser.

» *Accidents généraux.* — Ce sont des accidents inflammatoires, et nulle-
» ment des accidents d'intoxication. Ils peuvent manquer, mais lorsqu'ils
» existent, ils surviennent rapidement, du deuxième au troisième jour. Ils
» consistent en malaise, frissons, fièvre plus ou moins intense, signes d'em-
» barras gastrique, etc., mais cela ne va jamais jusqu'à causer des syncopes
» ou d'autres accidents graves.

» Dans la pustule maligne, au contraire, les accidents généraux sont plus
» tardifs et d'une tout autre nature; il est rare qu'ils surviennent avant le
» quatrième ou cinquième jour, et alors, ce n'est pas à une fièvre inflamma-
» toire que l'on a affaire; on observe au contraire des symptômes de dépres-
» sion et d'affaiblissement : le pouls est petit, la respiration courte, anxieuse,
» les urines se suppriment, le malade se refroidit, et présente l'aspect exté-
» rieur d'un cholérique arrivé à la période algide; enfin, il succombe, quel-
» quefois après avoir éprouvé du subdelirium, plus souvent ayant conservé
» son intelligence jusqu'au dernier moment.

» Nous n'avons jamais vu mourir personne à la suite d'une piqûre de
» tique. »

Dans le premier cas, quelques embrocations huileuses ou ammoniacales sur la partie lésée suffiront le plus souvent; les symptômes généraux seront combattus par l'administration interne de l'eau de Luce, des toniques ou des sudorifiques.

Dans le second cas, c'est-à-dire, si le venin est doué de propriétés délétères tellement énergiques, que la mort soit le résultat presque fatal de sa diffusion dans l'économie, il importe d'agir au plus vite, et par des moyens puissants et efficaces. S'opposer à l'absorption du principe morbifique, tel est le but qu'il faut alors atteindre à tout prix, et l'on peut y arriver de plusieurs façons; mais quel que soit le procédé qu'il emploie, le médecin obéit toujours à l'une des indications suivantes : tantôt il ferme au venin les voies de la circulation, et, dans ce cas, il a recours à la compression circulaire, qui n'est, à la vérité, qu'un moyen préventif souvent insuffisant; tantôt il cherche à obtenir l'expulsion définitive de la substance inoculée, par la succion à l'aide des lèvres, des ventouses, par les lavages répétés, etc. Enfin, il détruit le venin sur place avec les tissus même qui le renferment, au moyen des agents chimiques ou des cautères, soit actuel, soit potentiel.

§ 2. — Affections cutanées provoquées par l'insertion sous l'épiderme de matières virulentes.

Parmi ces affections nous n'en mentionnerons que trois seulement : la pustule maligne, le cowpox, les éruptions immédiatement produites par l'inoculation du virus syphilitique.

1° *Pustule maligne.* — Elle a, comme vous savez, pour

origine un virus qui provient des animaux ; elle est transmise à l'homme, soit au moyen d'une blessure faite à la peau, soit même par la simple déposition du virus à la surface de cette membrane.

La pustule maligne se montre habituellement aux parties découvertes. Elle commence par une démangeaison légère ; puis naît une vésicule qui laisse apercevoir, après sa rupture, une induration mobile, aplatie, de couleur livide. Cette induration tuberculeuse forme le trait le plus caractéristique de l'affection ; elle s'accroît peu à peu, en prenant un aspect grenu, et s'entoure d'un engorgement sur lequel s'élèvent des phlyctènes remplies d'une sérosité roussâtre ; enfin, elle se transforme en une eschare noire, dure et complétement insensible. A partir de ce moment, le mal progresse avec une rapidité effrayante ; la gangrène se propage et s'étend, précédée dans sa marche par un gonflement dur, élastique, d'un aspect tout particulier ; en même temps apparaissent des symptômes généraux d'une haute gravité, et le malade succombe dans le délire ou au milieu d'une syncope.

Tel est le tableau, d'ailleurs fort incomplet, de la pustule maligne ; ses progrès sont parfois si rapides, qu'elle arrive, en dix-huit ou vingt-quatre heures, à son dernier terme ; dans d'autres cas, elle ne met pas moins de huit à quinze jours à parcourir toutes ses périodes. Elle peut d'ailleurs, rarement il est vrai, s'arrêter d'elle-même, et guérir par les seules forces de la nature, après avoir épuisé toute son action sur la partie qui en était le siége ; mais la mort est presque fatale, lorsque l'affection, de localisée qu'elle était au début, s'est étendue à tout l'organisme.

Le traitement de la pustule maligne est presque exclusive-

ment chirurgical : il faut, le plus tôt qu'il est possible, détruire le principe du mal dans sa source, et dans ce but on
a recours au fer rouge ou aux caustiques.

2° *Cowpox, vaccine.* — On appelle ainsi une affection
pustuleuse virulente, particulière aux vaches, et pouvant,
comme la pustule maligne, être communiquée à l'homme
par voie de contagion. Je n'ai point d'autre but que de marquer ici la place que cette affection doit occuper dans le
groupe des éruptions provoquées, en vous rappelant en
quelques mots son mode de développement et ses principaux caractères.

Le vaccin est un virus particulier, recueilli primitivement
dans des pustules qui surviennent parfois au pis des vaches
(d'où lui est venu son nom), et qui possède la propriété singulière de préserver de la variole ceux qui ont été soumis à
son influence.

Deux affections très différentes dans leur forme, dans leur
marche et dans leurs conséquences, peuvent résulter de l'inoculation de ce virus : l'une est la vaccine vraie ou préservatrice ; l'autre est la fausse vaccine, qui ne préserve pas.

a. — La vaccine vraie se développe avec lenteur et régularité ; on peut distinguer trois périodes bien tranchées dans
son évolution.

La première période, ou période d'incubation, dure environ trois jours. Un petit cercle rouge, au moment de la
piqûre, presque aussitôt remplacé par une légère élevure,
qui elle-même s'affaisse et disparaît en quelques minutes,
tels sont les seuls phénomènes appréciables. Cette période
est donc presque complétement silencieuse.

La deuxième période commence vers le troisième jour à

partir de l'inoculation : on aperçoit alors, au niveau de la cicatricule laissée par la lancette, une petite élevure rouge, qui s'accroît peu à peu, devient circulaire, et prend, le cinquième jour, l'aspect d'un ombilic. Les jours suivants, la pustule continue à augmenter de volume, son centre se déprime de plus en plus, en même temps qu'elle se relève à sa circonférence en forme de bourrelet d'une teinte argentée ; puis autour d'elle se dessine une belle aréole enflammée, sur laquelle parfois se répandent de fines vésicules ; la région devient le siége d'un prurit très vif et d'une sensation de chaleur mordicante ; un mouvement fébrile assez intense peut même se déclarer. Nous sommes au septième ou au huitième jour ; dès ce moment, les modifications qui surviennent dans le bouton et l'aréole n'ont plus une grande importance jusque vers la fin du onzième jour. C'est pendant cette période, du septième au huitième jour environ, que la pustule vaccinale possède la propriété de se reproduire par inoculation du liquide qu'elle contient.

Le douzième jour, une croûte se forme au niveau de la dépression centrale ; le bourrelet circulaire jaunit et s'affaisse ; enfin, on voit se former peu à peu une croûte noirâtre et solide, qui tombe elle-même du vingt-quatrième au vingt-septième jour, en laissant à nu une cicatrice profonde qui ne s'efface jamais complétement.

b. — La fausse vaccine diffère essentiellement, dans sa forme et dans sa marche, de la vaccine vraie ou préservatrice.

Sa marche est plus hâtive, plus rapide : dès le deuxième jour de l'insertion, et quelquefois le lendemain, se montre une pustule qui s'élève en pointe dès sa naissance, et se remplit d'un liquide jaunâtre et purulent; elle s'éteint ou crève au troisième ou au cinquième jour de son apparition; les croûtes qui lui succèdent sont inégales, jaunâtres, humides, peu consistantes, bien différentes par conséquent de la croûte dure, noirâtre et ombiliquée de la vraie pustule vaccinale.

3° *Affections syphilitiques inoculées.* — Ces affections devaient trouver place ici, puisque je reconnais, dans leur production l'intervention de deux causes, l'une externe, l'autre interne ; j'admets l'innéité de la maladie, mais il est ordinairement nécessaire, pour que le principe morbide entre en action, qu'il y soit sollicité par une cause déterminante spéciale : tel est le rôle que j'attribue au virus sy-philitique.

La source de ce virus n'est pas unique : il peut être puisé sur un chancre ou sur une plaque muqueuse. Chacun de ces accidents se transmet dans son espèce ; chacun d'eux prélude au développement de la maladie constitutionnelle dont ils ne sont eux-mêmes que le premier effet.

La plaque muqueuse inoculée n'est ni un chancre, comme on l'a dit, ni une plaque muqueuse ordinaire ; elle a des caractères qui lui sont propres et permettent de la distinguer des plaques muqueuses consécutives ; on peut généralement lui reconnaître trois phases : dans la première, elle ressemble à la plaque muqueuse cutanée; dans la deuxième, à la plaque muqueuse du scrotum, et dans la troisième, à un chancre proéminent ; toutefois j'ai été à même d'observer une plaque muqueuse inoculée qui n'a jamais offert trace d'ulcération.

DEUXIÈME DIVISION.

AFFECTIONS PROVOQUÉES INDIRECTES
OU PATHOGÉNÉTIQUES.

Toute éruption produite par l'introduction d'une substance dans l'économie, par voie d'absorption, est une éruption pathogénétique.

Ainsi définie, l'affection pathogénétique offre avec les empoisonnements de nombreuses analogies ; elle constitue même, à vrai dire, un empoisonnement d'une forme spéciale, avec déterminations morbides vers le système tégumentaire.

L'affection pathogénétique sert en quelque sorte de lien ou de transition entre l'affection provoquée directe et l'affection pathologique ; elle se rapproche de la première par la nature et l'extériorité de sa cause, et de la seconde par les conditions dans lesquelles se place cette cause au sein de l'organisme qui l'a reçue. Mais ce rapprochement lui-même implique la différence essentielle, fondamentale, qui sépare l'affection pathologique de l'affection pathogénétique : pour celle-ci, c'est un agent extérieur qui vient accidentellement faire partie de l'économie, qu'il impressionne suivant sa nature, son activité et la durée de son influence; enlevez cet agent, véritable corps étranger, les accidents disparaissent, et vous obtenez du même coup une guérison complète et définitive. Il n'en est point ainsi de l'affection pathologique : spontanée dans son développement, elle a sa raison d'être dans l'organisation; elle est plus lente dans sa marche, plus adhérente aux individus, plus rebelle à nos efforts; elle nous échappe enfin par sa cause, qui n'est jamais, comme précédemment, saisissable et facile à écarter.

Ne croyez cependant pas que, tenant en nos mains les agents pathogénétiques, nous ayons pour cela tout pouvoir de développer à notre gré les éruptions qui en dérivent; c'est que l'action cutanée de ces agents est extrêmement infidèle, et avant tout subordonnée à certaines conditions d'aptitude ou de réceptivité de la part de celui qui s'expose à leur influence. Que de malades sont chaque jour saturés d'iodure de potassium, de mercure ou de copahu, sans que la plus légère trace d'éruption puisse être attribuée à ces médicaments!

Les affections provoquées indirectes ont souvent pour effet de favoriser la sortie des éruptions pathologiques, en agissant comme causes déterminantes pour précipiter l'éveil d'une diathèse ou d'une maladie constitutionnelle. J'appelle sur ce fait de coïncidence toute votre attention, car il vous signale une sérieuse difficulté de diagnostic; l'incertitude ne saurait toutefois durer longtemps, puisqu'il suffit presque toujours, pour triompher d'une éruption pathogénétique, de supprimer l'agent provocateur.

C'est ici le lieu de nous demander s'il existe, pour les éruptions provoquées indirectes, un ensemble de caractères à l'aide desquels on puisse les distinguer des éruptions constitutionnelles?

Remarquons d'abord que parmi ces éruptions, les unes, de beaucoup les plus nombreuses, ont une marche rapide et acquièrent presque aussitôt leur plus haut degré d'intensité, tandis que d'autres (couperose alcoolique, érythème pellagreux) apparaissent avec lenteur, et n'atteignent qu'après des mois et des années leur entier développement. A cette différence dans la marche et la progression des phénomènes, se trouvent liées des différences non moins importantes au point de vue des symptômes, du pronostic et des terminaisons.

Les éruptions provoquées indirectes à marche aiguë se présentent en général sous forme d'exanthèmes, et rien n'est plus rare que de les voir se localiser à un point circonscrit. Cependant les pseudo-exanthèmes pathogénétiques ne se répandent pas indistinctement ou d'une manière uniforme sur toute la surface du corps; mais il est des régions, variables pour chacun d'eux, qu'ils affectent de préférence, il en est d'autres qu'ils épargnent presque toujours; cette sorte de prédilection dans le siége constitue un caractére précieux pour le diagnostic : ainsi, que chez un sujet atteint de blennorrhagie, des plaques érythémateuses se montrent autour des poignets, aux jarrets, aux malléoles, vous pensez aussitôt à la roséole du copahu, et cette présomption devient une certitude dès que vous apprenez que le malade a fait usage des balsamiques; la seule considération du siége a donc suffi, dans ce cas, pour vous mettre sur la voie de la vérité.

Les éruptions à marche chronique sont plus profondes, plus adhérentes à la peau que les précédentes, et elles ont besoin pour se produire que l'économie ait été longtemps soumise à l'influence continue de leur agent provocateur. Elles en diffèrent en outre en ce qu'elles se limitent d'ordinaire à une région unique, ou à un petit nombre de régions : c'est la face pour la couperose alcoolique, ce sont les mains et les pieds pour l'érythème de la pellagre. Il ne faudrait cependant pas s'exagérer l'importance de ce caractère, car l'érythème pellagreux, si souvent circonscrit à la face dorsale des mains et des poignets, peut également se rencontrer à la face, à la partie antérieure de la poitrine, au cou-de-pied et aux pieds, etc.; en un mot, sur tous les points exposés à la radiation solaire.

La forme des éléments éruptifs n'offre rien de bien spécial à noter dans les éruptions pathogénétiques; on y retrouve presque toutes les formes de la dermite : l'érythème avec ses diverses nuances de coloration, les papules grandes et petites, les vésicules groupées ou disséminées, les pustules phlyzaciées ou psydraciées, etc., etc., et s'il existe des caractères objectifs propres à différencier ces affections de celles qui leur correspondent, au point de vue de la constitution élémentaire, ils ressortiront naturellement de la description de chacune d'elles.

C'est par leur marche surtout que les éruptions pathogénétiques diffèrent des affections constitutionnelles : nées sous l'influence d'un agent extérieur, elles s'aggravent aussitôt ou s'amendent, suivant que la dose du stimulus morbide est augmentée ou diminuée, caractère qui leur est commun, du reste, avec toutes les éruptions artificielles.

Enfin, le commémoratif, c'est-à-dire la connaissance de la cause spéciale qui a provoqué l'éruption, vient compléter le diagnostic et lui donner sa véritable confirmation.

Divisions. — Me basant sur les conditions qui président à l'introduction des agents pathogénétiques, j'établis deux sections principales : dans l'une sont les lésions cutanées produites par des substances alimentaires, et dans l'autre celles qui résultent de l'emploi d'agents toxiques dans un but thérapeutique ou expérimental.

CHAPITRE PREMIER.

AFFECTIONS PATHOGÉNÉTIQUES PRODUITES PAR LES SUBSTANCES ALIMENTAIRES.

Les substances alimentaires sont introduites dans l'économie : 1° à l'état liquide ; 2° à l'état solide.

De là deux subdivisions.

ARTICLE I.

ÉRUPTIONS PATHOGÉNÉTIQUES PRODUITES PAR LES BOISSONS.

Je n'en décrirai qu'une seule : la couperose alcoolique.

De la couperose alcoolique.

La couperose est une affection érythémateuse à marche chronique, essentiellement caractérisée par la dilatation des vaisseaux capillaires de la peau, et se compliquant, dans un grand nombre de cas, de pustules d'acne rosacea et d'indurations circonscrites.

J'admets une couperose arthritique, une couperose scrofuleuse et une couperose produite par l'abus des liqueurs alcooliques. Cette dernière variété, qui seule doit nous occuper ici, n'est souvent que la première période ou le point de départ des variétés constitutionnelles, lorsque l'agent provocateur vient à agir sur des organismes prédisposés; l'élément artificiel de la lésion se trouve alors tellement absorbé et confondu dans l'élément pathologique, qu'il peut passer complétement inaperçu.

Le siége de la couperose alcoolique est à la face, et particulièrement au nez, aux joues et au front; elle se distribue d'une manière à peu près symétrique des deux côtés du visage. Au début, ce sont des taches rosées ou rouges, disparaissant sous la pression du doigt, constituées évidemment par une injection vive des capillaires sanguins. Ces taches, d'abord très peu marquées, se dessinent surtout au moment de l'excitation produite par les liqueurs alcooliques: sous l'influence du raptus sanguin qui s'opère alors vers les parties supérieures, on les voit tout à coup augmenter d'intensité et d'étendue; puis, à mesure que l'excitation tombe, elles reviennent peu à peu à leur état ordinaire, mais chacune de ces crises semble laisser sur la face une empreinte de plus en plus profonde et durable.

L'érythème provoqué, dont je parle, occasionne peu de douleur; il est cependant des individus qui se plaignent d'un vif prurit, de picotements et d'une ardeur incommode sur la partie affectée; mais ces sensations morbides appartiennent plus particulièrement à la couperose de nature arthritique.

Telle est la couperose alcoolique à son premier degré et dans son état de simplicité. Mais lorsque le malade persiste dans ses habitudes vicieuses, la lésion peut alors, en s'aggravant, revêtir d'autres caractères: la peau s'indure et s'hypertrophie dans toute son épaisseur; l'irritation s'étend aux follicules sébacés, qui s'enflamment et proéminent sous forme de pustules rouges, acuminées, purulentes au sommet, d'une durée éphémère, mais remplacées bientôt par de nouvelles pustules. A son degré extrême, la couperose détermine des intumescences sur divers points de la face; le nez, d'un rouge vineux et violacé, augmente de volume et se hérisse de tubercules durs et rugueux; des engorgements partiels se manifestent dans les téguments des joues, du front, détruisent l'harmonie des traits, et donnent à l'ensemble du visage un aspect difforme et repoussant.

Cependant, il faut le dire, ces derniers phénomènes sont aussi **rares** dans la couperose alcoolique qu'ils sont fréquents dans les formes constitutionnelles, et vous devrez toujours rechercher si, en dehors de l'agent pathogénétique, une cause plus puissante n'aurait point participé à leur développement.

La couperose alcoolique est une affection très tenace, par la raison que l'homme adonné aux spiritueux n'y renonce presque jamais; au contraire, le temps ne fait qu'augmenter cette funeste passion, dont les tristes conséquences sont la dégradation physique et morale du malheureux qui s'y abandonne.

L'étiologie de la couperose alcoolique résulte de sa définition même; mais il est pour cette affection, comme pour tant d'autres, des prédispositions que rien n'explique, et en dehors de tout vice héréditaire; certains individus en sont atteints dès leur jeunesse, tandis que d'autres conservent, au milieu de leurs excès, un visage qui ne trahit en rien le honteux penchant qui les domine.

Diagnostic. — Il est souvent très difficile, comme je vous l'ai fait entendre, de distinguer la couperose alcoolique de la couperose constitutionnelle. Les symptômes objectifs ne présentent que des différences mal accusées, un peu plus ou un peu moins de rougeur et d'injection vasculaire, quelques nuances dans les sensations perçues par le malade, etc.; enfin, notre criterium nous fait ici défaut, car il est presque impossible d'éloigner la cause : *l'ivrogne boit et boira toujours,* pour nous servir d'une expression triviale, quoiqu'on dise ou fasse pour l'en empêcher. Le diagnostic peut être établi cependant avec quelque certitude sur certaines considérations qui ne sont pas sans valeur : en effet, si un malade offre, d'une part, des symptômes d'alcoolisme aigu ou chronique, l'injection et l'état brillant des yeux, l'odeur alcoolique de l'haleine, une gaieté insolite, des hallucinations, du delirium tremens, etc., et que, d'autre part, il ne présente rien, ni dans ses antécédents, ni dans son état actuel, qui puisse faire soupçonner l'existence d'une cause morbide interne, vous aurez certes de bonnes raisons pour croire que la couperose dont il est atteint est pathogénétique. Mais qu'au contraire la lésion apparaisse chez un individu sobre, et qu'elle présente des relations évidentes avec des affections arthritiques ou scrofuleuses, le doute n'est pas possible un seul instant : il s'agit alors d'une couperose constitutionnelle.

Le traitement de la couperose alcoolique est entre les mains du malade bien plus qu'entre celles du médecin : c'est vous dire qu'elle ne guérit presque jamais; que faire contre un mal dont la cause, incessamment renouvelée, circule sans cesse avec le sang et imprègne tous les solides et tous les liquides de l'économie! On pourra cependant essayer, sur les parties affectées, quelques modificateurs plus ou moins énergiques, tels que l'huile de cade, la teinture d'iode, ou même la pommade à l'iodo-chlorure mercureux; il va sans dire que les complications venues de la constitution seront combattues par des moyens appropriés.

ARTICLE II.

ÉRUPTIONS PATHOGÉNÉTIQUES PRODUITES PAR LES ALIMENTS SOLIDES.

Un grand nombre de substances alimentaires ont été considérées comme capables de produire, dans des conditions mal déterminées, des accidents d'intoxication, et particulièrement des éruptions à la peau. Sans nier d'une manière absolue l'influence nuisible, et même toxique, de certains *ingesta* sur l'économie, je pense qu'elle a été souvent exagérée, et qu'on n'a pas toujours tenu suffisamment compte des prédispositions morbides des individus.

L'ichthyophagie a été surtout incriminée, et l'on a admis que certains poissons étaient vénéneux en tout temps, tandis que d'autres n'acquéraient qu'accidentellement des propriétés délétères : parmi les poissons réputés les plus dangereux, je citerai la carangue, la daurade, le hareng aux gros yeux des Antilles, le poisson armé, la vieille, le cailleu-tassart, l'angüille commune, etc., etc.

L'empoisonnement qui résulte de l'ingestion de ces aliments est surtout caractérisé par des accidents du côté du tube digestif : des douleurs cardiaques et abdominales ouvrent la scène ; il y a de la céphalalgie, de l'agitation, de la rougeur à la face ; puis surviennent des vertiges, des éblouissements, et le malade est pris de nausées suivies de vomissements et d'évacuations alvines abondantes. C'est alors parfois qu'on voit apparaître à la surface de la peau une éruption qui affecte habituellement la forme de l'urticaire, éruption fugitive et qui ne survit pas aux autres accidents. Enfin, à tous ces phénomènes d'excitation succéderait une période d'accablement et de torpeur intellectuelle et physique qui ne se dissiperait qu'au bout de quelques jours.

Tel est, en résumé, et sous des couleurs fort affaiblies, le tableau que l'on a tracé des accidents produits par les poissons dangereux. J'observerai que la chair de ces poissons est généralement fort peu digestible, étant pour les deux tiers composée de graisse fluide, ainsi que le remarque M. Michel Lévy ; joignez à cette première cause l'influence des prédispositions, des climats, des saisons, etc., et peut-être aurez-vous ainsi la raison de bien des accidents attribués à l'ichthyophagie.

Comme aliments capables d'être nuisibles, nous trouvons encore les crustacés et les mollusques : tels sont, parmi les crustacés dangereux, les crabes, les écrevisses, le homard, la langouste, les crevettes, et parmi les mollusques, les huîtres et les moules. Ici encore je pense que l'on a souvent attribué à l'aliment ce qui n'était que la suite d'une prédisposition ; pourtant il faut excepter les moules, qui peuvent bien réellement, dans certains cas, acquérir des propriétés toxiques.

Urticaire pathogénétique. — Les effets délétères produits par les moules se manifestent de la manière suivante. Le malade ressent un malaise général, de la douleur et de l'anxiété à l'épigastre ; il est pris de nausées et de vomissements ; la respiration devient accélérée, pénible, comme convulsive ; le pouls est petit, fréquent ; puis la face rougit, se gonfle, et le corps ne tarde pas à se recouvrir d'un exanthème, qui peut se présenter sous deux aspects différents : tantôt d'un rouge intense et uniforme, il simule l'éruption de la scarlatine, et tantôt il prend la forme d'une urticaire fébrile généralisée; dans les deux cas, cet exanthème s'accompagne de vives démangeaisons; enfin, si le sujet est nerveux et facilement excitable, il y a parfois du délire, et l'on cite des cas de mort à la suite de cet empoisonnement.

Les moules sont surtout nuisibles pendant la saison chaude. Leurs propriétés délétères ont été attribuées tour à tour, soit à une altération particulière des fluides de l'animal, soit à des substances étrangères qu'il aurait ingérées, telles que le frai des étoiles de mer, la pomme des mancenilliers, certaines plantes marines narcotiques, le vert-de-gris qui se forme sur les vaisseaux doublés de cuivre, etc.

Les accidents produits par l'ingestion des moules seront tout d'abord combattus par l'administration d'un vomitif, que l'on fera suivre de boissons mucilagineuses et acidulées; si les phénomènes nerveux prédominent, on se trouvera bien de l'emploi de l'éther à la dose de dix à trente gouttes dans une potion; les grands bains seront utiles au même titre. Vous n'aurez pas d'ailleurs à vous préoccuper de l'éruption, qui disparaîtra dès que la cause aura cessé d'exister.

L'urticaria ab ingestis est encore parfois déterminée par certains aliments d'origine végétale : telles sont particulièrement les *fraises;* il existe des individus qui ne peuvent goûter à ce fruit sans s'exposer à contracter aussitôt une urticaire disséminée ou confluente, à forme commune ou tubéreuse. Ces cas, fort rares d'ailleurs, doivent être attribués à des idiosyncrasies tout à fait insolites, et souvent la substance ingérée n'a été que la cause occasionnelle d'une éruption symptomatique.

Enfin, à côté des accidents que je viens de faire passer

sous vos yeux, se placent des états morbides infiniment plus graves et pour lesquels je réclame toute votre attention : je veux parler des érythèmes pellagreux, ergotique, acrodynique.

De la pellagre.

La pellagre a été longtemps considérée comme une maladie de cause interne, et moi-même, adoptant cette idée, je l'avais mise au rang des maladies constitutionnelles. Telle n'est plus aujourd'hui ma manière de voir, et je regarde la pellagre comme un empoisonnement lent, comme une affection pathogénétique produite par une altération des céréales et plus spécialement du maïs, ainsi que tendent à l'établir les recherches de Balardini, et celles plus récentes de MM. Th. Roussel et Costallat.

La pellagre n'est point une maladie constitutionnelle : elle n'en a ni la marche fatale et régulière, ni les symptômes, ni le mode d'évolution à longues périodes; il existe enfin une cause matérielle, extérieure, saisissable, qui paraît avoir une influence décisive sur son développement.

Devons-nous croire, cependant, que le verdet ou verderame soit l'unique cause de la pellagre? Je pense que l'érythème, l'un de ses principaux symptômes, se manifeste sous la double influence du maïs verdéramé et de la radiation solaire, mais celle-ci n'intervient évidemment que comme cause occasionnelle ou déterminante.

La pellagre est fort rare à Paris, où elle ne se montre qu'à l'état sporadique : je ne l'ai, pour ma part, observée que trois fois, sur trois malades faisant un usage habituel du maïs ; M. Gibert n'en a vu également que deux ou trois cas.

Mais elle est endémique et cause encore aujourd'hui de grands ravages dans les Landes, les Pyrénées, en Lombardie, en Espagne, toutes contrées dans lesquelles le maïs tient une large place dans l'alimentation. Elle s'est enfin montrée très commune, depuis quelques années, dans les environs de Reims, où M. Landouzy l'a fait connaître sous le nom de pellagre sporadique.

L'époque d'apparition de la pellagre, en Europe, est encore un objet de doute et de controverse. C'est en Italie et en Espagne qu'elle fixa d'abord l'attention, et tout porte à croire que son existence dans ces contrées ne remonte pas au delà du xviiie siècle. En 1730, Gaspard Casal la signale dans les Asturies, sous le nom de mal de la rosa ; en 1771, Francesco Frapolli, de Milan, la décrit à son tour, et il est suivi dans cette voie par Odoardi, Zanetti, Albera, Gherardini, etc., et surtout par Strambio, dont l'ouvrage est encore l'un des plus complets qui aient été faits sur la matière.

Cependant, jusqu'en 1829, aucun cas de pellagre n'avait été signalé en France, lorsque feu Hameau, de la Teste, qui depuis plus de dix années la suivait patiemment dans l'ombre, vint appeler l'attention sur elle. A partir de ce moment, les faits se multiplièrent, et bientôt il devint impossible de méconnaître les nombreuses analogies qui rapprochaient le mal de la Teste de la lèpre lombarde et du mal de la rosa : la question de la pellagre était posée aux médecins français, et l'on vit successivement paraître une foule de travaux importants, parmi lesquels je citerai surtout ceux de MM. Th. Roussel, Brierre de Boismont, Baillarger, Billod, Costallat, ainsi que les recherches de M. Willemin sur la pellagre de Paris et celles de M. Landouzy sur la pellagre de la Marne.

Nosographie. — La pellagre se caractérise par l'apparition d'accidents très nombreux qui se disséminent à la fois ou successivement sur trois grands systèmes de l'économie : les systèmes cutané, digestif et nerveux.

Mais ces accidents se succèdent-ils dans un ordre déterminé et invariable ? leur progression est-elle assez régulière et constante pour qu'il soit possible, d'après leur considération, d'établir des périodes ou des âges dans l'évolution du mal ? Nullement, et c'est par là surtout que la pellagre diffère des maladies constitutionnelles. Nous allons donc, avant de chercher à la suivre dans les variétés presque infinies de forme et de marche qu'elle peut présenter, étudier séparément les trois ordres de phénomènes qu'elle provoque dans l'organisme, à savoir : 1° les troubles cutanés, 2° les troubles digestifs, 3° les troubles nerveux.

1° *Accidents cutanés.* — Les accidents cutanés, improprement désignés sous le nom d'érythème, constituent sans contredit le symptôme le plus saillant et le plus caractéristique de la pellagre. Nés sous l'influence directe des rayons du soleil, ils se rencontrent sur toutes les parties non protégées par les vêtements, à la face, aux mains, aux pieds, au cou, à la partie antérieure de la poitrine ; mais leur siége spécial est à la face dorsale des mains. Ils consistent essentiellement en une desquamation épidermique dont l'aspect et la teinte se modifient suivant l'âge et le degré de la lésion. Au début, la région malade prend une coloration rosée ou rouge intense, comme dans l'érysipèle ou l'*erythema à solare ;* mais cet état n'est, en quelque sorte, que transitoire, et bientôt se manifeste la tendance à l'exfoliation : la peau, qui était lisse, brillante, devient terne, ridée, comme flétrie, en même temps qu'elle se recouvre de petites squames ou lamelles qui se détachent lentement et tombent sous forme d'écailles furfuracées. Le même phénomène peut se reproduire incessamment pendant des semaines et des mois, sans autre symptôme cutané appréciable ; mais le plus souvent le travail morbide semble retentir à la longue sur le corps papillaire et sur le derme lui-même, qui s'altèrent à leur tour : de là cette teinte sale, livide et brunâtre, que revêtent parfois les surfaces malades ; de là encore cet amincissement graduel de la peau, qui tend à se parcheminer, et au travers de laquelle se dessinent de plus en plus nettement les tendons extenseurs des doigts ; de là, enfin, ces croûtes noirâtres, ces crevasses, ces fissures profondes, ces productions vésiculeuses et phlycténoïdes qui viennent compliquer momentanément l'érythème de la pellagre.

Or, chacun des états successifs par lesquels passe la lésion cutanée a donné lieu à une dénomination spéciale, et il est facile de reconnaître que le male rosso des Lombards, la pellarina, le mal de la rosa, la lèpre des Asturies, etc., représentent tout simplement les diverses phases d'une même affection.

L'exanthème de la pellagre présente, ainsi que les accidents digestifs et nerveux, un caractère de périodicité des plus remarquables : c'est vers l'équinoxe de printemps qu'il commence à se manifester, et on le voit disparaître et s'effacer peu à peu en août et septembre. Ces alternatives peuvent se reproduire pendant trois, quatre, cinq années consécutives, et même davantage ; mais chaque récidive laisse à la peau une trace de plus en plus profonde, et la lésion devient persistante à la fin et ne subit plus que d'une manière insensible l'influence des saisons.

L'affection cutanée se place, comme importance, au premier rang parmi les symptômes de la pellagre ; elle en est, à vrai dire, le seul signe caractéristique, mais ce signe, apprécié à sa valeur, est pathognomonique.

2° *Accidents digestifs.* — Les accidents digestifs apparaissent souvent de très bonne heure et presque dès le début de la pellagre ; ils sont sujets à varier dans leur forme et dans leur intensité. Certains malades ont de l'anorexie, de la dyspepsie, ou même tous les symptômes de l'embarras gastrique ; d'autres sont tourmentés par une faim insatiable, véritable boulimie parfois avec dépravation du goût ; la plupart se plaignent d'une sensation de pesanteur à l'estomac, de cardialgie, de coliques. La diarrhée est un phénomène à peu près constant ; d'abord légère, et quelquefois précédée par la constipation ou alternant avec elle, elle se transforme plus tard en une lienterie que rien n'arrête, et qui conduit peu à peu le malade aux dernières limites de l'épuisement et du marasme.

Aux accidents qui précèdent peuvent s'en joindre d'autres qui, pour n'être pas aussi fréquents, n'en méritent pas moins d'être signalés. La muqueuse buccale est parfois rouge, douloureuse, phlogosée dans toute son étendue ; on a vu les gencives se gonfler, devenir fongueuses et saignantes, comme dans le scorbut, d'où le nom de *scorbut alpin* donné par Strambio à la pellagre. Dans d'autres cas, la langue est aride, fendue, parsemée de fissures qui entament plus ou moins profondément sa muqueuse ; ou bien cet organe se recouvre, ainsi que les gencives, d'un enduit limoneux, et l'on observe tous les phénomènes qui caractérisent l'état typhoïde.

Tous ces accidents sont d'ailleurs soumis à la même loi de périodicité vernale que l'érythème, et l'hiver les fait plus ou moins complétement disparaître.

3° *Accidents nerveux*. — Les troubles du système nerveux n'offrent rien de caractéristique à leur début : le malade est triste, abattu, mélancolique; son sommeil est agité, traversé par des rêves qui laissent une impression pénible dans son esprit. Il éprouve des éblouissements, des vertiges, des crampes, des fourmillements dans les membres, des douleurs vagues qui se font sentir le long de la colonne vertébrale, pour de là rayonner dans la direction des principales branches nerveuses qui en émanent; cette rachialgie croît en intensité, et l'on peut observer toutes les formes de l'ataxie musculaire, depuis le tétanos et les convulsions épileptiformes jusqu'à la paralysie la plus complète. En même temps se sont manifestés des phénomènes qui annoncent le désordre des fonctions cérébrales : le malade est en proie aux hallucinations les plus singulières; il entend des bruits étranges, il voit des objets qui n'ont de réalité que dans son imagination; alors survient le délire, tantôt aigu et violent, ou au contraire calme et tranquille, mais l'affaissement et la dépression des facultés intellectuelles sont beaucoup plus fréquents que leur exaltation. Le pellagreux tombe dans la tristesse et la lypémanie; il est solitaire, immobile, taciturne; l'idée du suicide s'empare de son esprit, y devient peu à peu dominante, et c'est presque toujours à la mort par submersion qu'il a recours pour avancer le terme de sa misérable existence. Cette tendance, qui n'existe pas d'ailleurs chez tous les sujets, a été caractérisée par Strambio sous le nom d'hydromanie.

Marche, durée, terminaisons. — Après avoir, en quelque sorte, décomposé la pellagre, il me reste à réunir ses éléments épars pour la reconstituer dans son ensemble.

Et d'abord, vous savez qu'il ne peut être ici question de périodes correspondant aux trois ordres d'accidents, cutanés, digestifs et nerveux. Tantôt, et le plus ordinairement, les phénomènes cutanés ouvrent la scène, mais ailleurs ce seront les troubles digestifs; ailleurs, enfin, les accidents nerveux tiendront la première place dans l'ordre d'évolution; et tous ces accidents pourront se combiner, se mélanger de mille façons et à divers degrés d'intensité, empiéter les uns sur les autres, exister ensemble ou isolément, sans qu'il soit possible de reconnaître, au milieu de ce désordre symptomatique, la loi qui préside à leur évolution. Quelquefois le processus morbide marche d'un pas égal pour tous les phénomènes, qui augmentent, diminuent ou disparaissent d'une manière simultanée ; dans d'autres cas, la prédominance d'un certain ordre de symptômes sera telle que les autres, s'il en existe, passeront complétement inaperçus. Quelle est la cause de ces variations infinies, et ne semble-t-il pas que l'organisme, mis en présence de la cause spéciale qui engendre la maladie, en subisse différemment les effets, suivant le degré de résistance ou la susceptibilité de ses différents appareils, suivant la constitution du sujet, ou suivant les circonstances diverses qui peuvent appeler sur tel ou tel point la manifestation morbide.

Quels que soient d'ailleurs la nature des phénomènes et l'ordre dans lequel ils se produisent, ils sont tous soumis, plus ou moins, à la même loi de périodicité vernale : ils commencent à apparaître en mars et avril, s'accroissent jusqu'en juin ou juillet, pour suivre ensuite une marche décroissante. Aux approches de l'hiver, les forces renaissent peu à peu, l'érythème s'efface en partie, les digestions se régularisent, et le malade reprend, jusqu'à un certain point, sa gaieté et ses occupations. Au printemps suivant, les mêmes phénomènes se reproduisent, d'autres souvent s'y ajoutent, et la scène morbide va ainsi se compliquant d'année en année ; l'intermittence devient moins complète : ce n'est déjà plus qu'une simple rémittence, à laquelle succède enfin un état continu avec paroxysmes réguliers ou irréguliers.

La *durée* de la pellagre abandonnée à elle-même varie dans des limites très étendues ; on l'a vue, dans certains cas, emporter les malades à la deuxième ou à la troisième attaque, tandis que d'autres ont pu résister pendant dix, vingt, trente et quarante ans. La seule conclusion que l'on doive tirer de ces chiffres, c'est que la pellagre est une maladie habituellement fort longue, et dont le terme ne saurait être fixé, même approximativement.

Le *pronostic* de la pellagre est fort grave. Il faut pourtant excepter les cas où le mal, encore à son début, n'a point déterminé dans l'organisme des désordres irréparables ; c'est alors surtout qu'on peut tout espérer du traitement rationnel, c'est-à-dire basé sur la considération des causes. Vous jugerez que le pronostic est très grave si, la maladie datant de plusieurs années, vous constatez un état fébrile habituel, une diarrhée incessante, et cet affaissement des facultés intellectuelles qui précède la lypémanie et se termine par la démence.

La mort survient, tantôt par le fait d'une affection inter-currente, tantôt par les seuls progrès du mal, et alors elle peut être le résultat plus ou moins direct, soit des troubles digestifs et des conséquences qu'ils entraînent, soit des troubles du système nerveux, hydromanie, délire aigu ou chronique, convulsions, méningite.

Étiologie de la pellagre. — Il n'y a pas de conditions d'âge, de sexe, de tempérament, de constitution, qui puissent préserver de la pellagre ; nous ne croyons pas davantage à l'influence de l'hérédité ou des prédispositions. C'est donc en dehors des individus que nous devons en rechercher les causes.

L'idée qui consiste à rattacher la pellagre à des influences extérieures n'est point une idée nouvelle : elle date des premiers ravages du fléau sur le sol de la Lombardie. Frapolli et Albera attribuaient la maladie à la seule action des rayons du soleil ; d'autres ont cru en trouver la cause dans la misère, les privations, la malpropreté, dans l'usage de certains aliments (sel marin, maïs), dans l'existence d'un virus *sui generis*, etc. — L'idée que je signale est encore celle qui domine aujourd'hui, fécondée et en quelque sorte épurée par les belles recherches de MM. Balardini, Th. Roussel et Costallat.

Il résulterait de ces recherches que l'unique cause de la pellagre résiderait dans une altération particulière du maïs, produite par le développement d'un parasite fongoïde du genre *Sporisorium*, le verdet ou verderame. Ce parasite, qui se manifeste après la récolte et apparaît dans le sillon oblong du grain, sous forme d'un amas de poussière verdâtre, agirait sur l'économie à la manière de l'ergot de seigle dans la production de l'ergotisme gangréneux; l'opinion dont je parle a donc déjà pour elle l'analogie, mais elle se base en outre sur des données d'une incontestable valeur. La pellagre n'existe, en effet, à l'état endémique, que dans les pays où l'on fait un usage habituel du maïs; elle y frappe surtout la partie pauvre des populations, qui se nourrit presque exclusivement de maïs, tandis que les classes plus élevées, vivant dans des conditions meilleures, jouissent d'une immunité à peu près complète. L'origine de la pellagre, dans les pays où on l'observe à l'état endémique, se trouve liée d'une manière intime à l'introduction du maïs, et les progrès du mal se sont accrus en raison directe de l'importance prise par cette céréale dans l'alimentation. Enfin, M. Costallat a démontré par l'étude des mercuriales de Bagnères, que les diverses épidémies, notamment celle qui a sévi dans les Pyrénées en 1857, correspondent précisément à un mouvement ascensionnel dans le commerce du maïs. Ces faits, s'ils ne sont des preuves, méritent à coup sûr d'être pris en sérieuse considération; j'ajoute que, dans l'hypothèse d'une cause interne, la pellagre est une sorte de monstruosité pathologique qu'on ne sait où placer dans l'ordre nosologique, tandis que tout s'explique au contraire, sa marche, ses symptômes, ses retours périodiques, dès que l'on admet l'existence d'une cause extérieure, intermittente, comme les effets qu'elle détermine. Je laisse ici la parole à M. Costallat : « Examinons, dit-il, quels rapports » existent entre l'état du maïs et sa consommation, à diverses » époques de l'année, d'une part, et l'apparition et la dispari- » tion périodiques des symptômes extérieurs de la pellagre, » d'une autre.

» Les paysans qui récoltent le maïs dont ils se nourrissent,
» consomment d'abord le moins bien venu, de peur qu'il ne
» moisisse; par le même motif, les producteurs écoulent
» la qualité inférieure. Durant l'hiver, les pauvres mangent
» plus de maïs qu'à aucune autre époque de l'année, et
» nous venons de voir que c'est le plus avarié; aussi le prin-
» cipe vénéneux s'accumule-t-il dans l'organisme. Le degré de
» saturation, en quelque sorte, est marqué par l'explosion des
» symptômes qui s'opère au printemps. Plus tard, ces sym-
» ptômes cèdent : c'est alors que le régime alimentaire est
» un peu moins mauvais : en effet, la proportion relative du
» verdet diminue tous les jours; le pauvre journalier trouve
» plus facilement du travail, il peut se permettre quelques
» légumes, un peu de graisse, de lait, et quelquefois du
» pain et du vin. » A cette cause de périodicité s'ajoute
encore l'action également intermittente des rayons du soleil;
nous avons vu l'insolation jouer un rôle considérable dans
la production de l'érythème et de ses récidives, et rien ne
prouve que cette influence ne s'étende pas, jusqu'à un certain point, aux troubles nerveux et digestifs.

Telles sont, en résumé, les idées de Balardini et de son
école. Mais cette doctrine a rencontré de nombreux adver-
saires, qui tous se sont efforcés d'exonérer le maïs de la
grave accusation portée contre lui. Les uns, ressuscitant une
opinion déjà ancienne, ont attribué la pellagre à la misère,
à un concours de causes débilitantes, à l'excès du travail, à
l'habitation dans des lieux insalubres; mais comment comprendre qu'un mal aussi général que la misère donne lieu
à une affection aussi limitée, aussi spéciale par sa forme et
par ses caractères? D'autres ont pensé que la cause de la

pellagre, complétement inconnue dans son essence, réside dans l'organisme lui-même, et que les influences extérieures, telles que la misère, la radiation solaire, etc., ne font que provoquer la manifestation ou l'éveil de la diathèse : nous allons examiner rapidement cette dernière opinion, dont M. Landouzy s'est constitué le principal défenseur.

Mais d'abord que penserons-nous des cas de pellagre que l'on a abservés à Paris? Que ferons-nous pareillement de la pellagre des aliénés? Il y a quelques années à peine, on présentait à l'Académie quatre cas de pellagre : il fut reconnu, après examen, que les malades en question étaient tout simplement atteints de teigne tonsurante sur la face dorsale des mains. Ce fait n'a pas besoin de commentaires. Rien n'est plus rare que la pellagre sporadique à Paris, et parmi les douze à quinze cas que les auteurs ont rassemblés, il en est plus d'un dont on pourrait contester la valeur. Prenons, par exemple, les quatre faits qui servent de base au travail de M. Willemin (1). Le premier a pour sujet une femme de trente ans, née en Calvados, n'ayant jamais, dit l'auteur, consommé de maïs. Mais depuis quand était-elle à Paris? Il n'en est fait aucune mention ; la même incertitude règne sur l'étiologie et sur l'époque d'apparition du mal. Nous voyons, dans la troisième observation, un vieillard de soixante-sept ans, né en Belgique, malade depuis plusieurs années, et n'ayant quitté que depuis deux mois seulement son pays, où il faisait grand usage du maïs : est-ce là une pellagre développée sporadiquement à Paris? Le quatrième malade est encore un Belge : il est dans un tel état d'hébétude et de

____

(1) *De la pellagre sporadique à Paris, du diagnostic de cette maladie,* par A. Willemin (extrait des *Archives générales de médecine*).

dépression intellectuelle qu'il est presque impossible d'en obtenir aucun renseignement. Que reste-t-il donc à revendiquer en faveur de la pellagre sporadique à Paris? Un seul fait sur quatre, fait de plus incomplet et insuffisant à plus d'un titre. — Remarquons d'ailleurs que M. Willemin avait pour but, dans son excellente publication, bien moins de se livrer à la discussion des causes et de l'étiologie de la pellagre, que d'en tracer le diagnostic différentiel.

Quant à la pellagre des aliénés, un de nos élèves, M. Fleury, qui a fait des recherches sur le sujet, pense que le trichophyton en est le plus souvent la cause ; il est également possible que de simples érythèmes aient été pris, chez un certain nombre d'aliénés, pour des cas de pellagre. Est-ce à dire pourtant que je veuille révoquer en doute tous les faits publiés par M. Billod ? Assurément non, mais je me demande si l'auteur leur a bien donné toujours leur véritable interprétation ; s'il n'a point regardé, par exemple, comme consécutives à l'aliénation, soit des pellagres avec prédominance des troubles cérébraux, soit des pellagres contractées au début ou dans le cours de la folie. Ces deux états ne pourraient-ils pas se compliquer mutuellement ou réagir l'un sur l'autre, sans qu'il fallut de toute nécessité y voir un lien de cause à effet ?

Jusqu'ici nous ne trouvons donc aucune objection bien sérieuse à la doctrine de Balardini, et nous pouvons dire encore avec M. Costallat :

Le verdet est l'unique cause de la pellagre ; en dehors du maïs, il n'y a pas de pellagre.

La question semblait, en effet, à peu près résolue, lorsque parut l'ouvrage de M. Landouzy. Se fondant sur un grand nombre de cas de pellagres développées manifestement en dehors de l'usage du maïs, cet habile observateur conclut par les propositions suivantes :

Le maïs n'est point la cause intime ou spécifique de la pellagre.

Il agit comme simple cause prédisposante, au même titre que la misère, les privations, l'usage d'une alimentation malsaine ou insuffisante.

La cause intime de cette maladie nous est complétement inconnue.

Certes, en présence de deux opinions aussi contradictoires, émises par des hommes également compétents sur le sujet en litige, une grande réserve nous est imposée, à nous qui vivons dans un milieu où la pellagre peut à bon droit passer pour une rareté pathologique. Aussi bien m'abstiendrai-je de discuter plus longuement cette question, persuadé qu'à l'avenir seul appartient sa solution définitive. Vous connaissez mes tendances vers les idées de Balardini, et la répulsion que j'éprouve à considérer la pellagre comme une maladie de cause interne, quand tout semble nous révéler l'influence d'une cause extérieure ; mais cette cause ne peut-elle se rencontrer que là où existe le maïs ? Envisagée à ce point de vue trop exclusif, la théorie de Balardini ne saurait se soutenir en présence des faits observés par M. Landouzy ; et je pense que la cause spécifique de la pellagre, toujours la même en principe, est multiple par sa forme et par les conditions au milieu desquelles elle se présente, et qu'elle réside dans une altération encore mal définie des céréales, et plus particulièrement du maïs.

Pour éclairer la question des faits nouveaux, de nouveaux documents sont nécessaires; y a-t-il, comme le croit M. le docteur Costallat, entre la pellagre des Pyrénées et celle de la Marne, des différences sensibles? A-t-on analysé les substances alimentaires dont se nourrissent les habitants des pays où sévit la pellagre sporadique? C'est à ce double point de vue que seront dirigées les recherches, si l'on veut enfin dégager l'étiologie de la pellagre des incertitudes qui l'environnent.

Diagnostic de la pellagre. — Le diagnostic de la pellagre repose presque tout entier sur la considération de la lésion cutanée, car les autres accidents, soit digestifs, soit nerveux, n'offrent rien de spécial, si ce n'est peut-être leur périodicité; mais la valeur de l'érythème est considérable, non-seulement dans sa période d'état, mais encore par les traces qu'il laisse à la peau après sa disparition; aussi est-il de première importance d'en bien saisir les caractères, pour le distinguer des affections qui peuvent le simuler.

Nous trouvons d'abord l'acrodynie, maladie fort singulière qui s'est montrée épidémiquement à Paris de 1828 à 1833, et qui présente avec la pellagre de grandes analogies : analogie dans la cause, car elle a été attribuée à une altération particulière de la farine de froment; analogie dans les symptômes, car elle se caractérisait par trois ordres de phénomènes portant, comme ceux de la pellagre, sur les systèmes cutané, digestif et nerveux; enfin analogie dans la marche, car les phénomènes apparaissaient surtout au printemps, et disparaissaient en hiver. Mais il existait en même temps de notables différences : c'est ainsi que l'érythème, au lieu de se placer à la face dorsale des mains et des pieds, se manifestait, dans l'acrodynie, à leurs faces palmaire et plantaire, et parfois même s'étendait à la totalité du corps. Du côté du système nerveux, on observait des engourdissements des membres, des fourmillements, des contractures, des paralysies, mais jamais ces troubles intellectuels si graves et si constants dans la pellagre. Ajoutez enfin que l'acrodynie se compliquait fréquemment d'œdème à la face, de conjonctivites très douloureuses, et qu'elle ne s'est terminée par la mort que dans des cas exceptionnels.

Dans l'ergotisme, ce sont des lésions érysipélateuses et gangréneuses que l'on rencontre à la peau ; l'ergotisme convulsif n'offre aucun rapport avec les troubles cérébro-spinaux propres à la pellagre.

Les affections désignées au moyen âge sous les noms de *mal des ardents*, de *feu Saint-Antoine* et *Saint-Marcel* n'étaient, suivant toutes probabilités, que l'ergotisme lui-même.

L'herpès tonsurant, lorsqu'il se place à la face dorsale des mains, peut être pris, comme nous avons vu, pour l'érythème pellagreux. Je me contente de vous signaler la possibilité d'une telle erreur, car rien n'est plus dissemblable à tous égards que ces deux affections.

La différence n'est pas moindre entre l'exfoliation de la pellagre et l'*erythema solare*, lésion fugace dont la durée ne dépasse jamais une quinzaine de jours.

L'eczéma ne donnera prise au doute que s'il est chronique et invétéré ; mais il y a eu du suintement à l'origine, et souvent une poussée nouvelle de vésicules vous révèle aussitôt la nature de la lésion ; les squames ne ressemblent d'ailleurs en aucune façon à celles de l'érythème pellagreux.

Le pityriasis, le psoriasis, l'icthyose ne se circonscrivent jamais exactement à la face dorsale des mains ; leur aspect tout spécial et l'ensemble de tous leurs caractères suffiraient en outre pour éloigner aussitôt l'idée de la pellagre.

Il est donc presque toujours possible d'établir son jugement sur la seule considération de l'érythème ; or, ce phénomène est rarement isolé, et le diagnostic devient alors d'une grande facilité.

Traitement. — Le traitement de la pellagre, considérée comme affection pathogénétique, sera préservatif et curatif.

Le *traitement prophylactique* aura pour but de soustraire les individus à l'influence pernicieuse qui provoque la maladie. C'est donc à prévenir, s'il est possible, le développement du verdet ou de toute autre altération des céréales, que se réduira, dans cette hypothèse, la prophylaxie de la pellagre.

Or, il existe un moyen très efficace d'assurer la conservation du maïs, c'est de le passer au four, au moment même de la récolte, ainsi que cela se pratique en Bourgogne, où la pellagre est inconnue. Le maïs, préparé par le procédé bourguignon, peut rester plusieurs années sans éprouver la moindre altération.

Traitement curatif. — Quelle que soit l'opinion qu'il ait adoptée sur la nature et l'étiologie de la pellagre, il est du devoir du médecin, dans l'état actuel des choses, de proscrire tout maïs non passé au four dans l'alimentation du malade ; cette première indication une fois remplie, les accidents spéciaux seront combattus chacun par des moyens appropriés.

Contre les accidents cutanés, on prescrira les bains généraux, alcalins et sulfureux, les frictions, les douches, l'hydrothérapie, pour activer les fonctions de la peau et lui donner la force de résister à la cause morbifique ; il recommandera en même temps au malade d'éviter le contact des rayons du soleil, dont le rôle est si manifeste dans la production de l'érythème.

Les troubles digestifs réclameront des moyens thérapeutiques variables, suivant leur forme et leur intensité. Si les symptômes de l'embarras gastrique dominent, un émétocathartique sera utile ; le sous-nitrate de bismuth, les astringents, les opiacés, les eaux minérales de Vichy, de Bussang, etc., trouveront aussi leur application fréquente, soit pour calmer la douleur, soit pour arrêter la diarrhée et régulariser les fonctions digestives.

Aux accidents nerveux à forme aiguë, on opposera les bains prolongés, la médication révulsive sous toutes les formes; les sédatifs pris à l'intérieur, l'hydrothérapie. Si le malade est triste, lypémaniaque, on conseillera l'exercice, les promenades, les distractions, en un mot, tous les moyens capables de détourner son esprit des noires préoccupations qui l'assiégent.

Mais en même temps qu'il s'efforcera d'imposer silence aux manifestations locales, le médecin n'oubliera pas qu'il se trouve en présence d'un état morbide de nature éminemment dépressive, et il cherchera, au moyen des toniques et d'une hygiène sagement dirigée, à tirer l'organisme de l'état de passivité et d'affaissement auquel l'a réduit la maladie.

CHAPITRE II.

Ces éruptions sont fort peu connues, malgré les travaux
d'Hahnemann, et je n'essayerai pas de déchirer le voile qui
s'étend encore sur tant de points de cette ténébreuse question ; je limiterai donc cette étude à l'histoire de certaines
éruptions qui se recommandent plus spécialement à nous
par leur importance et l'intérêt pratique qui s'y rattache :
tels sont surtout les érythèmes et quelques affections vésiculeuses et pustuleuses pathogénétiques.

Ici, comme pour les éruptions médicamenteuses par application directe, nous nous laisserons guider par la considération de la forme élémentaire. Cette méthode n'est assurément pas à l'abri de tout reproche, la lésion cutanée
étant susceptible de varier, pour une même substance, dans
des limites parfois très étendues; mais il existe néanmoins,
pour chaque agent pathogénétique, une forme dominante
qui paraît traduire plus spécialement son action sur la peau,
et autour de laquelle les autres formes peuvent être groupées
au titre seulement de variétés accessoires ou tout au moins
exceptionnelles.

ARTICLE I.

AFFECTIONS ÉRYTHÉMATEUSES.

L'érythème pathogénétique peut être produit par un certain nombre de substances médicamenteuses ou toxiques, et

il offre de notables différences suivant la nature de l'agent qui l'a provoqué. Nous aurons donc à étudier séparément un érythème copahique, belladoné, etc.

§ 1. — De l'érythème par les résineux.

Il est une variété d'éruption assez commune dans le cours de la blennorrhagie, chez les sujets traités par les préparations balsamiques, éruption qui doit une sorte de célébrité à la confusion qu'on en a faite avec l'érythème de nature syphilitique.

Lorsque les résineux rencontrent un sujet prédisposé à leur action cutanée, celle-ci se manifeste d'ordinaire assez rapidement, quelquefois dès les premiers jours de l'administration, plus rarement après le huitième. Si l'éruption s'opère avec lenteur et d'une manière successive, elle se limite à son début à certains points qui semblent constituer pour elle des siéges de prédilection : tels sont les poignets, les malléoles, les genoux, les mains, les pieds ; c'est aussi sur ces régions que nous la trouverons le mieux accusée dans son état, et le plus tenace à son déclin. Dans d'autres cas, l'exanthème se développe d'une manière brusque et rapide, et envahit d'emblée la totalité des téguments; c'est alors surtout qu'on le voit s'accompagner de symptômes fébriles plus ou moins intenses.

La roséole des balsamiques débute habituellement sous forme de taches rosées ou rouges, inégales en surface, arrondies ou déchiquetées à leurs bords, ne faisant aucune saillie, disparaissant sous la pression des doigts; les unes restent petites, isolées, d'autres se groupent au point de donner à la peau une rougeur presque uniforme. Ces taches, d'abord plus ou moins circonscrites aux régions indiquées, n'ont par elles-mêmes qu'une existence très éphémère et s'éteignent presque aussitôt, si l'on suspend la médication ; dans le cas contraire, on les voit ordinairement s'étendre et se généraliser à toute la surface du corps. Les démangeaisons, très modérées au début, deviennent fort vives et parfois intolérables ; en même temps, l'éruption peut subir d'importantes modifications dans son aspect et dans ses caractères : les éléments qui la composent perdent leur apparence de simples macules, pour s'élever au-dessus du niveau de la peau et se transformer en véritables papules appréciables à l'œil et au doigt ; ce phénomène s'observe plus spécialement sur les lieux d'élection, où l'on trouve de larges plaques rouges terminées à leurs bords par une sorte de bourrelet ondulé et saillant. Souvent aussi, la roséole est papuleuse dès les premiers instants de son apparition ; mais alors même, elle n'offre jamais les caractères objectifs de l'urticaire fébrile, à laquelle on l'a bien à tort comparée. Enfin, dans des cas plus rares, l'état fluxionnaire des téguments semble se propager aux couches sous-jacentes, et la région entière devient tuméfiée, douloureuse, gênée dans ses mouvements.

L'action des résineux peut-elle se traduire à la peau par la production de vésicules analogues à celles de l'eczéma ? M. Rayer en rapporte un cas survenu à la suite de l'usage interne du poivre cubèbe ; or, je dois dire que jamais fait semblable ne s'est présenté à mon observation.

La durée de la roséole du copahu est subordonnée à celle de la médication. Toutefois, la peau n'est rendue à son état normal qu'après un temps qui varie dans des limites assez étendues; vingt-quatre à quarante-huit heures suffisent dans certains cas, tandis que dans d'autres, il ne faut pas moins de huit à quinze jours. Les causes principales de ces variations paraissent être, d'une part, la durée du traitement, et d'autre part, la rapidité plus ou moins grande avec laquelle s'est produit l'exanthème; remarquez d'ailleurs que l'une de ces deux conditions suppose presque nécessairement l'autre.

Indépendamment des phénomènes cutanés, l'action des résineux, et plus particulièrement celle du copahu, peut déterminer des effets du même ordre du côté des muqueuses; et je ne parle pas ici de l'irritation directe exercée sur la muqueuse gastro-intestinale, mais d'une véritable action pathogénétique, c'est-à-dire consécutive à l'absorption. C'est ainsi qu'il n'est pas extrêmement rare d'observer, pendant l'administration de ces substances, des phénomènes de congestion avec rougeur du côté des yeux, de la bouche, de la gorge, et vous savez aussi que les reins et la vessie peuvent être irrités jusqu'à la néphrite et la cystite.

Étiologie. — Sans être rare, l'action des balsamiques sur la peau est loin d'être fréquente; et c'est par le terme vague d'idiosyncrasie que nous exprimons le fait de l'extrême susceptibilité de certains sujets, comparée à l'espèce d'immunité dont jouissent les autres. Peut-être aussi faudrait-il faire une part d'influence aux conditions de tolérance ou d'intolérance gastro-intestinale, conditions qui, jusqu'à un certain point, favorisent ou empêchent l'absorption du médicament.

Par quel mécanisme les résineux provoquent-ils à la peau l'érythème spécial que je viens de décrire? Quelques mots vont vous le faire comprendre. Lorsque ces substances ont été admises à pénétrer dans le torrent circulatoire, elles y manifestent leur présence par une excitation générale, parfois accompagnée de fièvre et de céphalalgie; véritables corps étrangers dans l'organisme, elles ne peuvent y séjourner qu'un temps défini et fort limité, et bientôt les diverses sécrétions s'en emparent pour les rejeter au dehors. Or, la peau constitue une des principales voies de leur élimination: de là, l'irritation de cette membrane et les éruptions qui en résultent; de là aussi, chez les sujets qui prennent du copahu, cette odeur indiscrète qui révèle aussitôt la nature du mal.

Diagnostic. — La roséole des balsamiques est généralement facile à reconnaître, en raison des conditions particulières au milieu desquelles elle prend naissance. Elle ne pourra jamais être prise plus d'un instant pour une rougeole ou une scarlatine, si l'on songe que la fièvre constitue un élément essentiel dans ces deux maladies, tandis qu'elle fait défaut ou n'existe que très passagèrement dans l'érythème copahique; enfin, les caractères de l'éruption, sa forme, son siége, sa marche rapidement décroissante, etc., ne sauraient longtemps laisser place au doute.

Je vous ai dit plus haut que la roséole des balsamiques avait été confondue avec l'érythème de nature syphilitique; et cependant que de différences entre ces deux éruptions! L'une, aiguë et franche dans son allure, apparaît brusquement et parcourt ses périodes dans l'espace d'un à deux septénaires au plus; des démangeaisons souvent fort vives l'accompagnent; l'autre, essentiellement chronique, est au contraire remarquable par la lenteur de sa marche, par son indolence complète et par sa durée toujours longue. La roséole du copahu débute autour des poignets, aux malléoles, aux mains, aux pieds; c'est sur la poitrine, le ventre, les flancs, les cuisses que l'on voit se manifester d'ordinaire les premières taches de la roséole syphilitique; enfin, et sans parler des renseignements fournis par la présence ou l'absence des phénomènes variés qui annoncent la syphilis, l'aspect général de l'éruption, le siége, la couleur et la configuration des taches, suffiront toujours à un œil exercé pour lui en dévoiler aussitôt la nature.

La roséole du copahu ressemble parfois à une éruption d'urticaire fébrile, mais l'analogie est véritablement beaucoup plus apparente que réelle entre ces deux affections. Les plaques saillantes de l'érythème pathogénétique n'offrent pas, en général, les caractères objectifs des papules ortiées; elles sont plus uniformément rouges, moins indécises dans leurs contours; le prurit qui les accompagne est souvent très modéré; enfin, elles n'offrent jamais cette mobilité extrème qui constitue le caractère pathognomonique des papules ortiées.

Traitement. — Il se résume tout entier dans cette proposition : suspendre l'emploi du médicament qui a provoqué l'éruption; rarement est-il besoin de recourir à quelques bains émollients, dans le but de calmer le prurit ou de favoriser la résolution des taches.

Ire OBSERVATION. — *Roséole par les balsamiques.*

Ernest Delaye, âgé de vingt ans, dessinateur sur étoffes, entré le 10 mai 1861, dans le service de M. Cusco, à l'hôpital du Midi.

Ce jeune homme est d'une constitution faible, de petite stature; son visage est pâle, amaigri, couvert de pustules d'*acne punctata, indurata*, d'origine scrofuleuse. Sa santé a pourtant toujours été bonne; il ne croit pas avoir eu dans son enfance, ni gourmes, ni ophthalmies, ni ganglites sous-maxillaires, et nous n'en trouvons d'ailleurs aucune trace.

Il y a un mois environ, il prit une uréthrite; un médecin consulté lui administra un opiat de cubèbe et de copahu, trois doses chaque jour. Cinq jours après le début du traitement, c'est-à-dire le 20 avril, des démangeaisons se font sentir, et le corps du malade se couvre de rougeurs, principalement aux membres. L'exanthème se prononce davantage les jours suivants; sur les mains, sur les jambes et les cuisses, sur les parties découvertes, nous dit le malade, apparaissent des boutons vésiculeux ou pustuleux, blanchâtres, qui, joints à des phénomènes de congestion du côté des yeux, font penser au médecin qu'il s'agit d'une rougeole boutonneuse. Mais le malade n'a pas eu de fièvre pendant le cours de cette éruption, et il a éprouvé un sentiment de chaleur brûlante à la peau, avec démangeaisons extrêmement vives. Le 27 avril, on cesse le traitement, et les accidents diminuent aussitôt.

Le 12 mai, jour où le malade se présente à notre examen, nous trouvons encore des traces très manifestes de son éruption; des taches rosées, pâles, sans aucune saillie, existent à la partie antérieure de la poitrine, aux poignets, aux cuisses, aux cous-de-pieds; un léger prurit les accompagne encore; de plus, sur les mains et surtout sur les pieds, c'est-à-dire, là où existaient les boutons, nous constatons une desquamation très prononcée, comparable à celle qui suit l'éruption scarlatineuse.

Le 13 mai, M. Cusco fait reprendre le traitement par le copahu et le cubèbe.

Dans la nuit même du 13, les démangeaisons et la chaleur reviennent avec intensité; le sommeil est empêché; une chaleur ruisselante parcourt toute la surface cutanée, et le lendemain, 14, au moment de la visite, nous observons la plus belle éruption de roséole qu'on puisse imaginer.

Cette roséole est générale, et n'a gnère épargné que la face, où elle se serait montrée d'une manière fugitive. Elle se présente sous forme de taches irrégulières, de toutes dimensions, les unes petites et isolées, les autres groupées et formant par leur réunion des surfaces rouges à contours sinueux et frangés; ces macules laissent, d'espace en espace, des intervalles de peau saine dont la blancheur contraste avec leur coloration vivement animée.

Sur la poitrine et le ventre, les taches sont rosées, petites, sans saillie, et simulent assez bien la roséole maculeuse de nature syphilitique.

Mais elles ont un tout autre aspect sur les poignets, les mains, la partie inférieure des cuisses, sur les cous-de-pieds et les pieds. Sur ces différents points, l'éruption est à son maximum et revêt le caractère de larges plaques rouges, prurigineuses, légèrement saillantes au-dessus du niveau de la peau, et limitées par un bourrelet ondulé appréciable à l'œil et au doigt; les mains sont couvertes d'une rougeur presque uniforme, même à leur face palmaire, rougeur qui s'accompagne d'une tuméfaction assez considérable.

Les plaques saillantes dont je viens de parler se rapprochent un peu des papules ortiées, mais ne présentent pas à leur centre ce point blanchâtre qui est la caractéristique de cette dernière lésion.

Toutes ces taches s'effacent d'ailleurs à la moindre pression du doigt pour reparaître aussitôt ensuite; elles causent au malade des démangeaisons tellement vives qu'il se gratte presque continuellement et se déchire la peau avec ses ongles.

Aucun phénomène du côté des yeux ni de la bouche; pas de réaction fébrile ni de céphalalgie; aucun trouble fonctionnel, en un mot, si ce n'est des nausées, des renvois acides, avec odeur de copahu, et tous les signes de l'intolérance gastrique pour le médicament.

Le 16, l'éruption que je viens de décrire a presque complétement disparu, ainsi que l'hyperesthésie cutanée. Nous ne trouvons plus que ces taches observées à l'entrée du malade, et dont l'origine pathogénétique nous a été ainsi démontrée.

Le malade sort le 17 pour affaires.

Son uréthrite n'a subi aucune amélioration.

Cette observation me paraît donner lieu à quelques remarques qui ne sont pas sans intérêt.

La rapidité avec laquelle apparut l'éruption (quelques heures) tient-elle à ce que le sujet se trouvait encore sous l'influence des résineux, ou celui-ci avait-il tout simplement été rendu plus sensible et comme préparé à l'action cutanée du médicament, par une administration antérieure?

D'autre part la disparition rapide de l'exanthème est-elle en rapport avec la rapidité de l'apparition, puisque nous constatons encore après quinze jours les traces de l'éruption première, tandis que la seconde poussée s'efface à peu près complétement au bout de deux jours; ou bien serait-elle due à ce que le médicament n'a été administré qu'un jour dans un cas, et douze jours dans l'autre? En d'autres termes, une éruption résineuse dure-t-elle d'autant plus que plus lente a été son apparition? Est-elle d'autant plus tenace que plus prolongé a été le traitement qui l'a fait naître?

II* Observation. *Éruption par les balsamiques.*

Vallet (Alfred), âgé de dix-neuf ans, garçon marchand de vins, né à Paris, entré le 13 juillet 1861 à l'hôpital du Midi, salle 2, n° 2, service de M. Cullerier.

Ce malade, d'une constitution moyenne, d'un tempérament lymphatico-sanguin, jouit d'une santé ordinaire assez bonne. Il est entré à l'hôpital pour se faire traiter d'une uréthrite datant de dix-huit jours à trois semaines; on lui donne la potion de Chopart quelques jours après son admission dans les salles, deux cuillerées par jour; après huit à neuf jours d'administration, le mardi, 29 juillet, il est pris d'une éruption résineuse généralisée.

Cette éruption a débuté aux poignets et aux mains, nous dit-il; puis, la partie antérieure de la poitrine s'est couverte de taches.

La face est rouge, injectée d'une manière assez uniforme; cependant on distingue, sur ce fond rouge, des saillies papuleuses d'une teinte plus animée.

Sur le cou et la partie antérieure de la poitrine sont répandues avec profusion des taches rouges, inégales en surface, irrégulières, les unes petites et arrondies, les autres très larges, déchiquetées, confondues entre elles. Ces taches sont d'une teinte très rouge et sur certains points comme ecchymotiques; toutes disparaissent facilement par la pression du doigt. Quelques-unes sont de niveau avec la peau environnante, mais un grand nombre font une saillie très manifeste et s'élèvent sous forme de papules larges, assez analogues aux papules ortiées; la peau est, dans leurs intervalles, rosée et congestionnée.

Sur les mains, à leur face dorsale, les taches, par leur réunion, forment une surface très rouge, presque uniforme et comme scarlatineuse; la face palmaire est rouge, mais ne présente pas de saillies papuleuses, en raison de l'épaisseur de son épiderme, qui est en légère exfoliation.

L'éruption est également très prononcée aux avant-bras et aux bras, où elle offre les mêmes caractères.

Sur l'abdomen, ce sont des taches saillantes, largement disséminées; on les retrouve également dans toute la région dorsale, mais beaucoup plus confluentes.

Aux cuisses, les papules se serrent, mais restent petites et parfaitement isolées dans leur confluence; sur les cous-de-pieds et les pieds, l'éruption augmente subitement en intensité, et devient une surface d'un rouge intense, sur laquelle se dessinent de larges élevures d'une coloration plus rouge encore.

Cet exanthème est apparu hier matin, 29 : c'est dans la nuit suivante qu'il a acquis son entier développement; le malade eut un peu de céphalalgie; les démangeaisons existent, sans être pourtant très vives. — Il y a eu des sueurs abondantes.

Le 1er août, la face est beaucoup moins rouge; le traitement a été immédiatement suspendu.

Sur les bras, les cuisses, le dos, un grand nombre de taches se voient encore, mais elles se sont réunies et comme étalées; leur coloration a généralement diminué d'intensité.

La rougeur érythémateuse des mains et des pieds est beaucoup moins vive, mais c'est là qu'elle a surtout persisté.

La peau est chaude; les démangeaisons continuent à être modérées.

Nulle part on ne trouve la moindre trace de vésicules ou de pustules, mais un certain nombre de papules rappellent parfaitement, par leur sommet blanchâtre, les papules de l'urticaire.

Les jours suivants, l'éruption pâlit et s'efface avec rapidité, en offrant toutefois des alternatives assez singulières; c'est ainsi que le 3, à peine trouvons-nous de légères traces de l'exanthème qui, le 4, semble se raviver, pour ensuite s'éteindre graduellement, et d'une manière définitive.

IIIe OBSERVATION. Éruption résineuse.

Jourdain (Ernest), vingt et un ans, serrurier, entré le 17 juin 1861 à l'hôpital du Midi, service de M. Cullerier.

Le 20, on lui donne la potion de Chopart, deux cuillerées par jour; le 28 commence à paraître l'éruption; elle augmente le 29, arrive le 30 et le 31 à son maximum d'intensité. — Le traitement est suspendu le 30.

L'érythème a débuté par le dos des mains et des pieds, pour de là se répandre sur les autres parties du corps; il s'est accompagné de violentes démangeaisons dès son début.

Voici, le 1er juillet, ce que nous constatons:

Ce sont des taches rouges ou violacées, offrant d'ailleurs des teintes variables suivant la région où on les observe, plus ou moins confluentes, et de forme irrégulière.

Dans certains points, et particulièrement aux membres, elles sont saillantes et manifestement papuleuses; en général, petites et isolées, elles se détachent d'une façon très nette de la peau restée parfaitement saine dans leurs intervalles; elles sont surtout apparentes aux poignets, aux mains, aux pieds, aux coudes et aux genonx.

Au niveau des articulations métacarpo-phalangiennes, les rougeurs papuleuses se groupent et se confondent en larges plaques qui s'étendent sur les doigts; la face palmaire des mains est également rouge; la même disposition se retrouve aux pieds.

Les taches ne présentent pas de saillie à la poitrine et dans la région dorsale; elles y sont plus diffuses et moins arrêtées dans leur contour.

Je dois dire que l'éruption, telle que je viens de la décrire, est déjà sur son déclin, qu'elle a été beaucoup plus prononcée le 30 et le 31 juin.

Sur les jambes, à leur partie interne, existent des taches qui ne disparaissent pas à la pression du doigt; le malade nous affirme qu'elles ont paru en même temps que les autres; mais elles sont de nature évidemment purpurique, et ne sauraient, en aucune façon, être rapportées à l'influence des balsamiques.

Nous avons perdu de vue ce malade avant la complète disparition de son exanthème.

§ 2. — De l'érythème belladoné
(Scarlatine belladonée.)

Les préparations belladonées, administrées à l'intérieur, donnent lieu parfois, surtout chez les enfants, à des éruptions cutanées dont le type se rapporte à l'érythème. Rien n'est assurément mieux établi que l'existence de cette lésion pathogénétique, mais comme les conditions favorables à son développement sont assez rares, nous manquons de données positives pour en tracer l'histoire. Je laisserai donc volontairement dans l'ombre tous les points que l'observation n'a point encore justifiés à mes yeux.

Il suffit souvent, pour produire les effets cutanés de la belladone, de doses minimes et presque homœopathiques. L'éruption, quelquefois générale, est le plus ordinairement partielle, et se localise à la face; elle consiste en une rougeur diffuse, d'une teinte parfois très animée, et dont l'aspect rappelle assez exactement l'exanthème scarlatineux. Cet érythème, qui paraît exempt de toute sensation morbide, est surtout remarquable par la rapidité de son évolution: c'est dans les premières heures qui suivent l'ingestion du médicament qu'on le voit apparaître, et quelques heures lui suffisent pour parcourir toutes ses phases jusqu'à son entière disparition; il faut donc, en quelque sorte, le saisir au passage. Il n'est d'ailleurs suivi d'aucune exfoliation, comme si la peau eût été trop légèrement touchée, et d'une manière trop fugitive pour en garder les traces.

Dans certains cas, et comme pour compléter l'analogie qui rapproche cette éruption de celle de la scarlatine, des symptômes d'irritation se manifestent du côté de la gorge, qui devient rouge, tuméfiée, douloureuse. Il pourrait être difficile alors d'éviter l'erreur, si la circonstance spéciale qui a présidé au développement des phénomènes demeurait inconnue; toutefois, l'absence de fièvre et la dilatation des pupilles mettraient sur la voie d'un diagnostic qui ne saurait d'ailleurs rester douteux, en raison de la prompte disparition des accidents, dans un cas, et de leur persistance avec aggravation dans l'autre.

. Prise à dose toxique, la belladone manifeste son action sur la membrane cutanée avec plus d'évidence encore; la *jusquiame*, la *stramoine* (*pomme épineuse*) jouissent de la même propriété, et dans la plupart des cas d'empoisonnement déterminés par ces plantes vireuses, nous trouvons l'angine et l'éruption scarlatiniforme de la peau au nombre des phénomènes qui ont le plus frappé les observateurs (1).

§ 3. — Des éruptions par les arsenicaux.

M. Devergie a, le premier, signalé un phénomène qui se produit au déclin des affections cutanées squameuses traitées par les préparations arsenicales, et notamment dans le psoriasis : la surface malade prend dans toute son étendue une teinte brune qui ne disparaît qu'après plusieurs mois; cette coloration serait l'indice certain d'une guérison prochaine. En outre et sous l'influence de la même médication, il se manifesterait sur les taches arsenicales une éruption secondaire consistant en quelques boutons rouges, isolés, papuleux, se multipliant lentement, mais d'une manière continue, si l'on insiste sur les arsenicaux.

J'ajoute que, sur ce point, mon expérience personnelle est en parfait accord avec la pratique de M. Devergie.

Dans quelques cas beaucoup plus rares, on peut observer, à la suite de l'administration interne de l'arsenic, des éruptions pustuleuses ecthymatiques, furonculaires et ulcéreuses : l'observation suivante en offre un remarquable exemple.

(1) Tout récemment, nous lisions dans l'*Union médicale* du 16 janvier 1862, la relation d'un fait d'empoisonnement par le datura, observé sur une petite fille de vingt-huit mois, par M. le docteur Liégey (de Rambervilliers) : l'éruption scarlatiniforme et l'angine étaient des plus prononcées. (GUÉRARD.)

OBSERVATION. — *Eruption pustuleuse et ecthymatique produite par l'administration interne de l'arsenic.*

Voconsant (Anna), âgée de dix-sept ans, est entrée le 2 décembre 1861, salle Sainte-Foy, n° 10, service de M. Bazin, pour un eczéma généralisé, de nature dartreuse, datant de deux ans.

Cette malade fut soumise, dès le lendemain de son entrée, au traitement par l'arsenic : une cuillerée chaque matin d'une solution contenant 0^{gr},05 d'arséniate de soude pour 300 grammes de véhicule. Vers le quinzième jour environ, elle s'aperçut qu'il lui poussait de très petits boutons sur la partie droite de l'hypogastre et sur le flanc du même côté ; elle compare ces boutons du début à quelques éléments de formation récente dont le caractère pustuleux est des plus manifestes. Voici d'ailleurs ce que nous constatons aujourd'hui, 27 janvier :

Sur la limite qui sépare l'hypogastre du flanc droit, immédiatement au-dessus de l'épine iliaque antéro-supérieure, existe une éruption discrète constituée surtout par des éléments pustuleux à divers degrés de développement. La lésion qui tout d'abord fixe l'attention est une ulcération profonde, arrondie, à bords taillés à pic et légèrement sinueux, à fond rougeâtre et humide ; cette ulcération mesure plus d'un centimètre de diamètre ; elle donne aux doigts qui la saisissent une sensation de résistance très marquée, due à l'existence d'un engorgement dur, inflammatoire, qui s'étend au-dessous et autour d'elle dans un espace assez considérable. Du reste, l'affection a été, il y a quelques heures à peine, complétement modifiée dans son aspect sous l'influence d'un bain pris par la malade, et l'ulcération était, hier encore, comblée par une croûte dure, noirâtre, épaisse, qui se moulait exactement sur elle.

Non loin de l'ulcération précédente se voient deux larges pustules d'apparence ecthymatique, légèrement exulcérées à leur partie centrale : ces pustules ne sont bien évidemment que la même lésion à une période moins avancée ; leur saillie est à peine appréciable, mais elles sont, pour ainsi dire, enveloppées par un engorgement dur, profond, douloureux, dont la base repose dans le tissu cellulaire sous-cutané. Leur surface, actuellement rouge et humide, était recouverte par une exsudation croûteuse dont on peut deviner les limites à la présence d'un liséré épidermique, blanchâtre, de forme circulaire.

Notons encore trois éléments pustuleux isolés, dont un situé sur le flanc droit, un autre sur la cuisse, à sa partie supérieure, et un troisième sur l'hypogastre; ce dernier se rapproche beaucoup, par son aspect et son volume, des lésions dont il nous reste à parler.

En effet, autour et dans l'intervalle des altérations précitées, on aperçoit un assez grand nombre de petites pustules naissantes, dont quelques-unes ne sont encore que de simples papules; la malade en fait remonter l'origine à un ou deux jours; mais, nous dit-elle, leur accroissement est rapide, et elles ne tarderaient pas, en général, à subir la transformation ecthymatique. Chaque élément éruptif n'aurait, d'ailleurs, qu'une durée assez éphémère, et quelques jours lui suffiraient pour parcourir ses diverses périodes, depuis l'état papuleux par lequel il semble commencer, jusqu'à la cicatrisation des ulcères qui en constituent le dernier terme. Aussi la malade a-t-elle pu voir, depuis le début du traitement, se développer et disparaître tour à tour plusieurs éruptions successives : elle nous signale particulièrement l'existence antérieure d'une large ulcération, aujourd'hui complétement guérie, et qui n'a laissé à sa suite aucune trace cicatricielle.

Le 31 janvier, je revis la malade (le traitement avait été suspendu le 25); son éruption marchait franchement vers la guérison ; l'ulcère que j'ai décrit plus haut était en partie oblitéré, les pustules avaient suivi une marche rétrograde, et ne manifestaient plus aucune tendance vers l'ulcération. Dans quelques jours sans doute, il ne restera plus rien de cette affection que l'on eût pu croire, en raison de son aspect, infiniment plus grave qu'elle ne l'était en réalité (1).

ARTICLE II.

AFFECTIONS VÉSICULEUSES.

Hydrargyrie. — Lèpre mercurielle. — Eczéma mercuriel.

On a donné le nom d'*hydrargyrie* aux éruptions produites par le mercure, qu'elles résultent de son application directe

(1) M. Imbert-Gourbeyre, professeur de matière médicale à l'École de médecine de Clermont, a donné une histoire complète des éruptions arsenicales dans un mémoire inséré dans le *Moniteur des hôpitaux*, 1857, n° 153. Après

ou de son administration interne; comme nous avons étudié les premières dans le groupe des affections provoquées directes, il ne sera question ici que des éruptions pathogénétiques.

Hydrargyrie. — L'hydrargyrie est très rare en France; M. Rayer, dans le cours d'une longue pratique, ne l'a rencontrée que trois fois; je n'en ai vu moi-même que deux à trois cas; mais elle est beaucoup plus fréquente en Angleterre, où elle a particulièrement fixé l'attention des observateurs.

Alley en admet trois variétés, que nous conservons :

des considérations historiques dans lesquelles nous ne chercherons pas à le suivre, l'auteur trace un tableau général de ces éruptions et admet :

a. Des *éruptions pétéchiales*, ou *ecchymoses*, affectant de préférence le tronc et les parties génitales.

b. Des *éruptions papuleuses*, dont le lieu d'élection se trouve au cou, au visage : ces papules ressemblent, dit-il, à des syphilides, mais elles ont une teinte moins cuivrée; elles sont en général peu confluentes et discrètes; elles disparaissent au bout de six à huit jours avec une desquamation furfuracée.

c. Des *éruptions ortiées*, une des formes les plus fréquentes d'exanthème arsenical; les boutons sont blancs, légers, roses, prurigineux.

d. Des *éruptions vésiculeuses*, que l'on a comparées à celles de la gale, de la miliaire blanche et rouge, de l'eczéma.

e. Des *éruptions érysipélateuses*, souvent avec production de vésicules, et se développant aussi bien par l'emploi interne de l'arsenic que par son emploi externe.

f. Des *éruptions pustuleuses*, que l'on a comparées à celles de la variole; elles se terminent par croûtes ou par ulcérations, et laissent des cicatrices.

g. Des *ulcérations*, lesquelles ont été rencontrées à la tête, aux membres, au scrotum, sur la langue, les lèvres et au gosier; elles paraissent avoir pour point de départ des pustules qui se déchirent.

h. De la *gangrène*, fréquente surtout aux parties génitales.

Pour M. Imbert-Gourbeyre, les éruptions arsenicales sont incontestablement un fait de pharmacodynamie, et résultent *toujours* d'une action générale, d'un effet d'absorption. Je laisse à l'auteur que je cite toute la responsabilité de sa doctrine, dont il ne m'appartient pas ici de discuter la valeur.

1° l'*hydrargyria mitis*, 2° l'*hydrargyria febrilis*, 3° l'*hydrar-gyria maligna.*

Dans sa forme *bénigne*, l'hydrargyrie est une légère efflorescence survenue à la peau sans symptômes précurseurs, et surtout localisée à certaines régions, telles que la face interne des cuisses, le scrotum, les aines, la partie inférieure de l'abdomen. Sur cet érythème se dessinent, quand on regarde obliquement, une multitude de très petites vésicules remplies de sérosité transparente ; il occasionne des démangeaisons assez vives, et même un sentiment de chaleur et de cuisson ; mais la lésion reste locale, et ne s'accompagne jamais, à ce degré, de réaction fébrile ; elle s'éteint et disparaît, sans le secours d'aucune médication, dès que l'on cesse l'emploi du mercure.

L'*hydrargyria febrilis* peut débuter d'emblée, ou succéder à la forme précédente, ce qui est le cas le plus fréquent. L'éruption s'étend et se généralise ; la rougeur est plus intense, comme scarlatineuse ; les vésicules prennent du volume, s'entourent d'une auréole enflammée et se remplissent d'un liquide louche et purulent ; le prurit, le sentiment de chaleur cuisante ont considérablement augmenté et deviennent presque intolérables. A une période plus avancée, les vésicules se rompent, et donnent lieu à la formation de croûtes humides et jaunâtres, comme celles de l'eczéma.

Aux phénomènes que je viens d'énumérer se joignent, dans l'*hydrargyria febrilis*, des symptômes qui témoignent de l'action profonde exercée par le mercure sur l'économie tout entière : le pouls bat de 100 à 130 pulsations ; la langue est très sale, la soif vive ; il y a de l'inappétence, des nausées et parfois des vomissements ; on trouve enfin la gorge rouge, tuméfiée, et des altérations analogues du côté de la muqueuse buccale.

L'*hydrargyria maligna* n'est que l'exagération de tous les phénomènes que nous avons constatés dans la forme précédente. La peau, d'un rouge foncé, se recouvre de vésicules confluentes, ou même de véritables bulles, d'où s'échappe une humeur acre et abondante. L'angine acquiert un haut degré d'intensité, et devient parfois gangréneuse ; le malade faible, abattu, privé de sommeil, est en proie aux douleurs les plus vives, et s'il n'a pas une résistance suffisante, la mort peut survenir dans le marasme, par le seul fait de l'administration du mercure.

Dans l'*hydrargyria maligna*, la desquamation a lieu du quatrième au huitième jour, et s'opère par larges plaques, comme dans la scarlatine.

Les circonstances au milieu desquelles apparaît l'éruption, sa forme vésiculeuse, sa marche aiguë, sa courte durée, etc., ne permettront pas de la confondre soit avec l'*eczema rubrum*, soit avec des lésions de nature syphilitique.

Le *traitement* consiste à supprimer aussitôt l'emploi du mercure ; pour calmer le prurit, on ordonnera des bains de fécule, à l'acétate de plomb, des onctions avec le liniment oléo-calcaire ; et ces moyens suffiront souvent pour éteindre en peu de jours l'inflammation de la peau.

Si l'éruption s'accompagne d'une fièvre vive, et qu'il n'y ait pas de contre-indication dans l'état du malade, on pourra pratiquer une saignée générale.

On s'efforcera de calmer la douleur par l'administration interne des préparations opiacées, et à l'extérieur par l'emploi de lotions fraîches ou froides, et de bains émollients souvent répétés.

Dois-je ajouter enfin que les diverses complications, et particulièrement l'angine, réclameront chacune des moyens en rapport avec sa nature et son intensité?

ARTICLE III.

AFFECTIONS PUSTULEUSES.

Des éruptions pathogénétiques provoquées par l'iode et les iodures alcalins.

L'action de l'iode et des iodures alcalins, employés à l'intérieur, se traduit sur le tégument externe par des éruptions variées que l'on peut réduire à trois formes principales :

1° Une forme érythémateuse;

2° Une forme papuleuse;

3° Une forme pustuleuse.

M. Fischer (de Vienne), dans un travail récent que j'aurai plus tard occasion de citer (1), admet en outre une forme eczémateuse; je ne ferai que la mentionner, ne l'ayant jamais observée.

Les effets cutanés de l'iode et des iodures sont en général assez lents à se produire, et l'on voit d'abord se dérouler la série des phénomènes qui révèlent la présence dans l'économie de ce puissant modificateur : tels sont, par ordre de fréquence, la céphalalgie frontale avec éblouissements et tintouins dans les oreilles, l'écoulement muqueux par les narines, l'œdème sous-conjonctival avec boursouflement des paupières, l'angine, la salivation, la diurèse, et sur un dernier plan les symptômes d'irritation du côté des bron-

____

(1) *De l'exanthème produit par l'iode*, par le docteur H.-E. Fischer (de Vienne) (*Union médicale*, 31 janvier 1860).

ches, de l'intestin et de la muqueuse uréthrale (1). Ces phénomènes peuvent se développer, ensemble ou successivement, sous l'influence de doses très modérées d'iode, et souvent leur apparition a lieu avec une incroyable rapidité ; mais leur durée est habituellement courte, alors même que l'on insiste de plus en plus sur la médication. Rien n'est, en effet, plus commun que de voir des malades chez lesquels un gramme d'iodure de potassium avait soulevé au début une véritable explosion de phénomènes morbides, tolérer ensuite 10, 20 grammes et plus par jour sans en ressentir aucun inconvénient. Les accidents n'offrent d'ailleurs dans leur marche et dans leur succession, aucune régularité; il n'est pas très rare d'observer, dans le cours d'un même traitement à doses croissantes, la réapparition isolée ou simultanée d'un ou de plusieurs symptômes du début, et ces sortes de récidives peuvent se répéter un certain nombre de fois, à intervalles irréguliers.

Après vous avoir rappelé en quelques mots ces notions sur l'action physiologique de l'iode, notions dont la connaissance nous était indispensable, je passe à la description des différentes formes éruptives que cet agent détermine à la peau.

1° *Forme érythémateuse.* — Nous avons vu l'iode provoquer sur les diverses muqueuses une irritation congestive qui peut monter parfois au ton d'une inflammation véritable:

(1) Il n'est pas très rare d'observer, à la suite de l'absorption de fortes doses d'iodure de potassium, une véritable uréthrite avec écoulement mucopurulent ou même tout à fait purulent: ce fait, sur lequel M. Puche a appelé mon attention n'a, que je sache, été signalé d'une manière explicite par personne ; on avait seulement remarqué que l'iode, administré dans le cours d'une blennorrhagie, augmentait les douleurs et l'écoulement.   (GUÉRARD.)

des symptômes du même ordre vont se manifester du côté de la membrane cutanée. La forme érythémateuse, dit M. Fischer, constitue le degré le plus inférieur de l'exanthème produit par l'iode. La peau devient chaude, fébrile, et ne tarde pas à se couvrir d'une rougeur plus ou moins intense, dont la disposition est sujette à varier : tantôt, et le plus souvent, ce sont des taches isolées de forme irrégulière, qui se disséminent sur la partie antérieure du thorax et sur les membres ; ou bien, dans des cas exceptionnels, l'éruption se généralise et communique aux téguments une teinte rouge uniforme.

La forme érythémateuse se développe rapidement et acquiert presque aussitôt son maximum d'intensité. On l'a vue survenir à la suite d'injections iodées dans une cavité naturelle ou accidentelle, dans un kyste du foie par exemple. Elle ne s'accompagne d'aucune sensation morbide bien accusée. Lésion superficielle et passagère par sa nature, cet érythème s'éteint et disparaît dès que sa cause a cessé d'exister.

Forme papuleuse. — La forme papuleuse peut débuter d'emblée ou succéder à la précédente, si l'on continue l'emploi du médicament; souvent aussi, elle coïncide avec la forme pustuleuse dont elle semble parfois n'être qu'un mode de terminaison.

Cette éruption a été très bien décrite par M. Fischer : « Sur toute la surface du corps, mais principalement sur » les extrémités et sur le bas-ventre, apparaissent des pa- » pules très peu élevées au-dessus de la surface de la peau, » régulièrement arrondies, d'un rouge intense, mesurant » d'une demie à deux lignes de diamètre, et tout à fait sem-

» blables à une violente éruption d'urticaire, dont elles ne
» se distinguent que par leur rougeur considérable. Les pa-
» pules les plus larges sont entourées d'une aréole étendue,
» également colorée et rouge. Ces papules, entourées d'une
» aréole, se rencontrent quelquefois isolées sur la surface
» du corps, ce qui, toutefois, est le cas le plus rare, ou bien
» elles forment de grands groupes dans lesquels les aréoles
» se confondent les unes avec les autres et ne laissent voir
» la peau normale qu'en quelques endroits. »

Suivant l'auteur dont je viens de citer les paroles, la forme
papuleuse serait de toutes la plus fréquente; mais, si j'en
crois mon expérience personnelle, elle le serait beaucoup
moins que la forme pustuleuse, dont il me reste à vous
décrire les caractères.

3° *Forme pustuleuse*. — Je regarde cette forme comme
le véritable type des éruptions pathogénétiques provoquées
par l'iode. Elle est représentée essentiellement et primitivement par la pustule d'acné ou *bouton iodique*; mais cette
pustule, depuis le moment où elle naît jusqu'à son entière
disparition, peut subir de telles modifications et parfois si
singulières, qu'elle devient presque complétement méconnaissable: nous aurons donc à la suivre aux diverses phases
de son évolution.

La forme pustuleuse se développe surtout, ainsi que
l'observe M. Fischer, chez les individus lymphatiques ou
scrofuleux: remarquez que c'est précisément à ce genre de
malades que s'adresse d'ordinaire la médication iodique, et
que l'agent trouve chez eux un terrain admirablement préparé pour la production de l'acné. Toutefois, il existe en
outre des prédispositions individuelles dont il est bien diffi-

cile de se rendre compte : c'est ainsi que certains sujets peuvent être, en quelque sorte, gorgés d'iodure de potassium sans que rien ou presque rien n'apparaisse à la peau, tandis que d'autres se laissent impressionner par les plus faibles doses : ici encore, nous retrouvons cette inconnue étiologique qui domine toute l'histoire des éruptions artificielles.

C'est à la tête et sur la moitié supérieure du tronc que nous avons surtout rencontré les boutons iodiques ; les membres supérieurs en sont plus fréquemment atteints que les inférieurs. M. Melchior Robert a donc, suivant nous, commis une erreur grave en avançant que les pustules iodiques se placent en général au-dessous de la région ombilicale, ce qui l'a conduit à les différencier de l'acné ordinaire par la considération du siége.

L'éruption est habituellement discrète, et dissémine ses éléments sur la face, les épaules, la poitrine, les fesses et les membres. Ces pustules restent parfois petites, comme arrêtées dans leur évolution, et n'était leur apparition rapide coïncidant avec l'administration de l'iode, il serait certainement impossible d'en préciser la nature. Dans d'autres cas, les éléments pustuleux se multiplient en grand nombre, par poussées successives, et chacun d'eux ne tarde pas à prendre, dans son développement ultérieur, un aspect de plus en plus caractéristique.

A l'origine, le bouton iodique diffère peu de l'acné scrofuleuse, dont il représente assez bien les variétés *punctata* et *indurata*; mais cet état n'est que transitoire et de courte durée. En effet, deux choses peuvent arriver : ou bien la pustule décroît et s'efface dans l'espace de quelques jours; ou bien au contraire, son évolution continuant, elle passe par une série de transformations dont le dernier terme sera, soit une large induration papulo-tuberculeuse, soit un furoncle ou même un véritable abcès dermique.

A leur période d'état, les pustules iodiques se présentent sous la forme d'éminences acuminées ou arrondies, assez volumineuses, rouges à la base et entourées d'une vive aréole. La plupart d'entre elles tendent rapidement vers la suppuration qui tantôt se limite à leur sommet, et tantôt les envahit dans leur totalité : dans ce dernier cas, elles offrent parfois une certaine analogie avec les pustules varioliques, dont les rapproche encore une apparence d'ombilication. Pressées entre les doigts, elles laissent échapper par leur partie culminante un liquide qui offre tous les caractères du pus. Ces pustules acquièrent, chez certains sujets, un volume considérable; abandonnées à elles-mêmes, elles se recouvrent d'une croûte jaunâtre qui persiste ou se renouvelle jusqu'à leur disparition.

La pustule iodique suit quelquefois une marche toute différente : au lieu de s'élever en pointe à son début, on la voit s'élargir et se transformer peu à peu en une sorte d'induration papulo-tuberculeuse d'un rouge intense, sensible à la pression, profondément implantée dans le tissu de la peau. Cette variété, qui peut se manifester d'emblée, me paraît correspondre à la forme nodoso-pustuleuse admise par M. Fischer : « ces nodosités persistent; mais le plus » souvent il se développe, à leur partie la plus élevée, une » vésicule remplie d'un liquide clair ou une vésicule puru- » lente, qui tantôt s'ouvre et laisse écouler son pus, et tantôt » se dessèche et forme une croûte qui tombe bientôt, de » sorte qu'il ne reste plus que la nodosité formée par l'ex-

» sudation. Cette nodosité se distingue à sa coloration pro-
» duite par un pigment d'un rouge brun et à la lenteur de
» sa disparition, qui a lieu en forme de desquamation. »

Enfin, les pustules iodiques que je viens de vous montrer
à l'état d'isolement, peuvent, en se groupant, donner lieu
à des lésions complexes de l'aspect le plus bizarre et le plus
caractéristique. (Voir l'observation consignée à la fin de cet
article.)

4° Comme variétés accessoires ou très rares de l'exanthème par l'iode et les iodures, je mentionnerai la forme
eczémateuse dont M. Fischer a pu rassembler seize cas (1),
les furoncles et les abcès dermiques, qui me paraissent se
lier étroitement à la forme pustuleuse acnéique, dont ils ne
seraient que l'exagération ou la conséquence plus ou moins
immédiate.

Marche, durée, terminaisons des éruptions iodiques. —
Les éruptions iodiques se manifestent rapidement, par poussées successives. Leur durée est presque toujours subordonnée à celle de la médication, tandis que les autres
accidents d'iodisme se font au contraire remarquer par
une extrême mobilité. Lorsque la cause provocatrice a été
écartée, ces éruptions disparaissent en général dans un temps
assez court ; mais il existe sous ce rapport de grandes différences entre les formes superficielles, telles que l'érythème,
dont la durée est très éphémère, et les formes papuleuse et
nodoso-pustuleuse qui ne s'effacent qu'avec lenteur et en
laissant à leur suite de petites maculatures cicatricielles.

Diagnostic. — Les formes érythémateuse et papuleuse

(1) On trouve en outre la relation d'un fait du même genre dans l'*Union
médicale* du 2 février 1860, p. 285, fait publié par le docteur Aug. Mercier.

n'offrant qu'un intérêt très secondaire, j'arrive aussitôt au point véritablement capital de la question, à savoir, la distinction à établir entre l'acné iodique et l'acné de nature scrofuleuse.

Les difficultés sont ici de plusieurs ordres ; en effet, les deux affections dont je parle ont, dans leur aspect et dans leur forme, une incontestable analogie ; elles coexistent fréquemment ensemble, leur siége est à peu près le même, et vous savez enfin que l'on doit peu compter sur les renseignements tirés de la constitution, puisque la pustule iodique se manifeste surtout chez les individus prédisposés à toutes les variétés de l'acné scrofuleuse.

Vous soupçonnerez que l'éruption est pathogénétique, si elle survient tout à coup et d'une manière aiguë chez un malade soumis depuis peu au traitement par l'iode ; si elle a été précédée ou si elle s'accompagne de céphalalgie frontale, de coryza, et surtout d'œdème palpébral ; s'il existe des pustules aux membres supérieurs ou inférieurs, c'est-à-dire presque là où ne se place jamais l'acné scrofuleuse. Le doute ne sera plus permis si, suspendant la médication, vous voyez aussitôt disparaître la lésion cutanée.

J'ai supposé l'identité complète, au point de vue de la forme, entre les deux affections que je compare ; or, le bouton iodique a des traits spéciaux qui n'appartiennent pas à l'acné scrofuleuse. Son volume est habituellement plus considérable, son évolution moins régulière et plus hâtive, sa tendance à la suppuration beaucoup plus marquée. Ajoutez enfin qu'il est parfois très douloureux, et qu'il coïncide presque toujours avec ces indurations papulo-tuberculeuses dont je vous ai plus haut décrit les caractères.

Cependant, il faut le dire, l'iode se borne, dans certains cas, à provoquer le développement d'une éruption scrofuleuse; mais alors même il la modifie de telle façon qu'il est presque toujours possible d'y reconnaître son empreinte. Il possède donc une propriété véritablement spéciale sur la membrane cutanée, et cette propriété, ne l'oubliez pas, peut encore se manifester en l'absence de tout vice constitutionnel.

Pronostic. — Il n'offre jamais aucune gravité. La forme nodoso-pustuleuse est sans contredit de toutes la plus fâcheuse, en raison de sa durée parfois assez longue et des traces cicatricielles qu'elle peut laisser à la peau.

Traitement. — Il suffirait de suspendre l'usage de l'iode. Mais il est rarement possible de satisfaire à cette indication, la médication iodique s'adressant en général à des états morbides infiniment plus graves que les accidents légers qu'elle détermine à la peau.

L'observation suivante offre un exemple bien remarquable des effets de l'iode sur la peau. Outre qu'elle représente un fait dont personne n'a, que je sache, rapporté l'analogue, on y trouve démontrée, jusqu'à l'évidence, l'action véritablement élective de l'iodure de potassium sur les glandes sébacées. C'est à ce double titre que j'ai cru devoir la consigner ici : elle servira de complément et à la fois de confirmation à la description qui précède.

T... (Émile), âgé de vingt-neuf ans, pharmacien, entré le 13 novembre 1861, à l'hôpital du Midi, chambre 6, service de M. Cullerier.

Ce malade est d'une constitution éminemment scrofuleuse; il porte sur divers points du corps, et notamment à la région cervicale, des traces caractéristiques de suppurations ganglionnaires. Il est entré à l'hôpital pour se faire traiter de symptômes tertiaires de syphilis (ecthyma et tumeurs gommeuses).

Le 14 novembre, M. Cullerier le soumet au traitement ioduré, à la dosé de 1 gramme par jour. Dès le lendemain commencent à apparaître à la face des boutons en forme de pustules. On continue le traitement, et l'éruption devient rapidement confluente. Voici ce que nous constatons le 19, après l'ingestion de 4 grammes seulement d'iodure de potassium :

La face est couverte d'une éruption considérable, et tellement bizarre et insolite dans son aspect, qu'on est tout d'abord fort embarrassé de lui appliquer un nom qui lui convienne; cependant un peu d'attention fait bientôt reconnaître qu'elle est essentiellement constituée par des éléments pustuleux, isolés ou groupés, et que ces pustules ont, du moins pour la plupart, leur siége dans les follicules sébacés. L'élément primitif est donc une pustule d'acné, mais il acquiert, sur certains points, un tel degré de développement qu'il devient presque complétement méconnaissable.

Les pustules isolées sont répandues en assez grand nombre sur les différentes régions de la face; leur caractère acnéique est des plus manifestes. Elles sont en général volumineuses, à sommet acuminé ou arrondi, suivant leur période et le degré de distension de leur enveloppe; quelques-unes sont aplaties à la manière des pustules varioliques. Elles sont gonflées par un liquide blanchâtre, comme laiteux, qui s'échappe par leur sommet à la plus légère pression. L'auréole qui les entoure est très pâle, et se distingue à peine de la teinte normale de la peau; le malade accuse, lorsqu'on les touche, une douleur assez vive.

Les lésions précédentes sont tout à fait accessoires, et disparaissent en quelque sorte, au milieu de celles qui me restent à décrire. Ces dernières occupent plus particulièrement le front et les joues; elles se présentent sous la forme de véritables tumeurs, et sont revêtues à leur surface d'un exsudat croûteux de coloration jaune verdâtre. Par leur aspect extérieur, elles rappellent vaguement l'impétigo, mais là s'arrête l'analogie; et s'il me fallait leur trouver un point de comparaison, je le chercherais volontiers dans cette affection si bizarre décrite par M. Bazin sous le nom d'acné éléphantiasique.

Quoi qu'il en soit, les tumeurs dont je parle offrent les caractères suivants : à première vue, comme je l'ai dit, on pourrait se croire en présence d'un impétigo, en raison de la croûte humide, jaune verdâtre qui les recouvre; mais un examen plus attentif ne tarde pas à démontrer que cette croûte, d'une grande minceur, repose sur une partie rouge, tuméfiée, douloureuse, dont elle-même n'est qu'un produit d'exsudation. Ce gonflement donne au doigt qui le presse une sensation de mollesse pâteuse ou même tout à fait fluctuante, et l'on fait sourdre, par la pression, un liquide épais, blanchâtre et comme laiteux ; ce liquide n'est pas versé au dehors par un orifice unique, mais il semble pleuvoir de tous les points de la tumeur sous forme de gouttes qui bientôt se rassemblent pour former une couche humide et d'aspect blanc jaunâtre.

La tumeur la plus considérable est située au front, immédiatement au-dessus de l'arcade sourcilière gauche, dont elle mesure toute l'étendue transversale ; sa saillie au-dessus du niveau de la peau est de près d'un centimètre, elle est constituée par une sorte de soulèvement en masse de toute l'épaisseur de la peau qui est rouge, mamelonnée, et comme infiltrée d'une substance à demi coagulée : ces caractères sont d'ailleurs masqués en grande partie par l'exsudation croûteuse qui se forme incessamment sur les surfaces malades.

Des lésions analogues sont disséminées sur les autres parties du visage, sur les joues, le menton, et jusque dans les régions parotidiennes et auriculaires. Le cuir chevelu est également semé de productions croûteuses, dont plusieurs ont un volume assez considérable.

Quelques boutons acnéiques ou papulo-pustuleux existent en outre sur le dos et les membres ; mais sur ces derniers points, l'éruption est très discrète et tout à fait insignifiante, lorsqu'on la compare à celle dont la face est le siége.

Tels sont les accidents cutanés que l'on pouvait observer le 18 novembre, c'est-à-dire, le quatrième jour du traitement, après l'ingestion de 3 à 4 grammes d'iodure de potassium ; mais déjà à cette époque, le malade avait éprouvé, aussi complétement que possible et sous toutes ses formes, l'action pathogénétique du médicament, qui chez lui s'est comporté à la manière d'un véritable poison. La céphalalgie frontale avait été des plus intenses, avec éblouissements et tintouins dans les oreilles ; le coryza, l'œdème des paupières avaient été des mieux accusés. En même temps s'était manifesté un malaise général, se traduisant par de la courbature, une inappétence à peu près absolue, de la cardialgie, et une telle dépression des forces que le malade se vit obligé de garder le lit. L'éruption elle-même ajoutait encore à cet état de souffrance, par les douleurs vives et continues dont elle était accompagnée.

Disons enfin, pour compléter le tableau, que des phénomènes d'irritation d'une violence extrême éclataient, dès le troisième jour du traitement, du côté des organes génito-urinaires : il y eut pissement de sang, dysurie et même rétention d'urine pendant trente-deux heures, au milieu d'angoisses inexprimables.

Malgré la série d'accidents plus ou moins graves que je viens d'énumérer, accidents dont la cause ne pouvait être mise en doute, la médication iodurée fut continuée à la même dose de 1 gramme jusqu'au 24 décembre, sans changement bien notable dans l'état du malade. M. Cullerier crut alors devoir porter à 2 grammes la dose de l'iodure, mais il se voyait obligé de le suspendre quatre jours après, le 26, sans avoir obtenu la tolérance. Les tumeurs avaient encore augmenté de volume, et s'étaient recouvertes d'une exsudation verdâtre d'un aspect tout particulier. Des cataplasmes de fécule furent appliqués sur les parties malades, pour faire tomber les croûtes et calmer la douleur. Le jeudi 28, apparut un érysipèle avec gonflement considérable de toute la face : il y eut de la fièvre, de l'agitation, de l'insomnie. Les cataplasmes furent aussitôt supprimés : le liquide sécrété par les tumeurs était devenu beaucoup plus abondant, et avait pris tous les caractères du pus. L'érysipèle commença à s'éteindre le 2 décembre ; l'état général devint meilleur, et tous les symptômes d'iodisme se dissipèrent peu à peu, avec le retour de l'appétit et des forces. Seuls, les phénomènes cutanés persistaient encore dans toute leur intensité.

En effet, contrairement à ce qui arrive pour la plupart des affections de cause externe, l'éruption s'est montrée remarquable par la lenteur et la chronicité de sa marche, après la suppression de l'agent provocateur. A peine vers le 10 décembre, pouvait-on constater une très faible diminution dans le volume des tumeurs, qui fournissaient toujours une sécrétion très abondante ; quelques-unes ont paru même se convertir en véritables abcès à foyer unique ou multiple, et sur certains points, nous avons cru apercevoir des ulcérations sous les croûtes. Néanmoins, vers le 15 décembre, l'amélioration était très évidente, et les lésions avaient pris la forme de larges surfaces aplaties, comme papuleuses, recouvertes d'un exsudat noirâtre et d'aspect huileux. M. Cullerier fit alors reprendre l'iodure de potassium : mais aussitôt les tumeurs, après avoir un instant rétrogradé, recevaient une impulsion nouvelle, et tous les phénomènes iodiques reparaissaient ; le malade, voyant se renouveler toutes ses souffrances, et désespérant de jamais supporter l'iodure, déclara n'en plus vouloir prendre, et même y renoncer pour toujours.

Quelque temps après, et d'après le conseil de M. Cullerier, il quittait l'hôpital pour se rendre à la campagne : les lésions cutanées de la face avaient fort peu changé, et présentaient encore très accusés la plupart des caractères que nous avons essayé de retracer dans la description précédente.

On se demandera sans doute ce que devinrent, au milieu de cette sorte de tempête symptomatique soulevée par l'iodure, les accidents constitutionnels qu'il était chargé de guérir (ecthyma aux jambes, tumeurs gommeuses) ; or, sans vouloir décider la part qui revient au médicament dans le résultat obtenu, je dois dire que l'état du malade, à sa sortie, était assez satisfaisant : les lésions ecthymatiques avaient presque complétement disparu ; les tumeurs sous-cutanées avaient subi une très notable diminution de volume. Mais je n'insiste pas sur ces faits, auxquels je n'ai malheureusement pas accordé toute l'attention qu'ils méritaient.

Du reste, les accidents syphilitiques que nous avons observés chez ce malade remontaient à une époque fort éloignée, et déjà, pour les guérir, on avait à plusieurs reprises, essayé l'emploi de l'iodure de potassium. Il y a quatre mois, M. Bazin ordonnait le sirop de biiodure de mercure associé à l'iodure de potassium, et presque aussitôt une éruption apparaissait à la face. Il y a trois ans, l'administration du même agent, à la dose de 1 gramme, était suivie des mêmes effets, avec cette différence que les boutons, au lieu de se localiser plus spécialement à la tête, s'étaient répandus avec une égale profusion sur toute la région dorsale.

En un mot, et je tenais à bien constater ce fait capital, l'iodure de potassium, administré aux plus faibles doses, a toujours trouvé notre malade également sensible à son action pathogénétique.

J'ai dit, en commençant, que cette observation pouvait servir à démontrer l'action toute spéciale et véritablement élective de l'iodure de potassium sur les glandes sébacées : quelques mots encore, pour justifier complétement cette importante proposition.

Nous avons, chez notre malade, constaté deux ordres de lésions bien distinctes, au point de vue de la forme : 1° des pustules isolées psydraciées, de nature manifestement acnéique; 2° des tumeurs plus ou moins volumineuses, répandues en grand nombre sur tous les points de la face; or, pustules et tumeurs ne sont, à mes yeux, qu'une même affection ou deux affections très voisines, dont le siége anatomique doit être placé dans le système sébacé. L'action de l'iodure s'est-elle confinée dans un follicule unique, elle y a produit la pustule d'acné avec tous ses caractères; s'est-elle au contraire étendue, et dans un petit espace, à un grand nombre de ces follicules, toute la peau a été soulevée en masse en forme de tumeurs rouges, diffuses, mamelonnées: le travail morbide, né dans les culs-de-sac glandulaires, a rayonné sur les éléments cutanés voisins, et le derme s'est trouvé compromis dans toute son épaisseur. Ainsi s'expliquent la brusque invasion de ces tumeurs, leur accroissement rapide, leur volume considérable, les douleurs, l'abondante sécrétion dont elles étaient le siége, *en l'absence de toute ulcération;* c'est dans les glandes sébacées malades qu'était la source du produit sécrété, et c'est par les orifices agrandis de ces glandes qu'il s'échappait au dehors : de là, cet aspect blanchâtre et comme laiteux que nous lui avons trouvé au début; de là, ces croûtes minces, verdâtres ou brunâtres, adhérentes comme de la glu, sorte de magma formé de pus et d'huile sébacée concrète.

Mais, dira-t-on peut-être, ces lésions sont-elles bien le fait de l'iodure administré, et n'y aurait-il pas lieu de soupçonner l'intervention d'une autre cause, chez un malade de constitution éminemment scrofuleuse? Certes, je suis loin de refuser toute influence à la constitution, et s'il est un fait pour moi bien démontré, c'est la facilité avec laquelle se produisent les phénomènes cutanés de l'iode chez les sujets scrofuleux. J'accorderai même, si on l'exige, que le médicament n'a fait, dans le cas qui nous occupe, que provoquer une manifestation constitutionnelle; mais comment le ferait-il, s'il n'était doué d'une propriété spéciale et élective sur la membrane cutanée? Seul, il ne peut rien, et en cela, il ne diffère pas des autres agents pathogénétiques; mais son action se révèle, dès qu'il vient à rencontrer, dans l'organisme qui l'a reçu, certaines conditions d'aptitude ou de réceptivité.

Du reste, l'action de l'iodure de potassium s'est manifestée, chez notre malade d'une manière trop évidente et avec trop d'énergie pour que le moindre doute puisse être élevé à cet égard : qu'il me suffise de vous rappeler la brusque apparition de l'éruption, dans les premières heures du traitement, l'aggravation qu'elle a deux fois subie, dès que l'on a tenté de reprendre le médicament ou d'en augmenter la dose, les phénomènes si caractérisés d'iodisme qui l'ont accompagnée, et enfin les précieux renseignements tirés du commémoratif. Je pense, quant à moi, que le rôle principal, sinon exclusif, doit être réservé à l'iodure de potassium dans le développement des éruptions iodiques, et je considère la scrofule comme une condition très favorable, mais nullement nécessaire à son action pathogénétique.

Là se termine l'étude que j'ai voulu faire avec vous des éruptions pathogénétiques. Certes, il m'eût été facile de multiplier les groupes et les genres, et pour ne parler que de quelques agents bien connus, j'aurais pu vous décrire les effets cutanés d'absorption produits par l'opium et ses dérivés (*érythème et papules*), par le fer (*acné*), par le sulfate de quinine (*roséole quinique*), par les antimoniaux (*pustules*), par le soufre, l'huile de morue, etc., etc.; mais il m'eût fallu trop souvent laisser de côté mon expérience personnelle, pour m'engager dans une voie d'hypothèses et de conjectures sans preuves, et je préfère demeurer incomplet, à la nécessité de puiser, même pour la combattre, à la source trop infidèle de l'homœopathie.

DEUXIÈME PARTIE

DES AFFECTIONS CUTANÉES DE CAUSE INTERNE.

Les affections cutanées de cause interne se trouvent renfermées dans huit chapitres que nous allons successivement examiner.

CHAPITRE PREMIER.

DES ÉRUPTIONS PESTILENTIELLES.

Le mot *peste* est généralement employé par les auteurs pour désigner le typhus oriental, mais il a été aussi pris dans un sens générique. Quelques auteurs s'en sont servis pour dénommer toute une classe de maladies, et plus particulièrement ces terribles épidémies qui sévissent brusquement sur les peuples et répandent la mort et l'effroi au sein des populations : tels le choléra, la suette miliaire, la fièvre jaune ou typhus d'Amérique, les typhus oriental et occidental.

Mais pourquoi, dira-t-on, faire une classe particulière des pestes, et ne pas les comprendre, ainsi que l'ont fait beaucoup d'auteurs, parmi les fièvres? La raison en est simple, c'est que souvent, dans les pestes, la fièvre fait complétement défaut. Ces maladies ont en effet une forme foudroyante qui n'existe pas, en général, dans les fièvres proprement dites: Leur marche est tout autre et leur pronostic subordonné à l'influence épidémique. Au début et au summum de l'épidémie pestilentielle, toutes les thérapeutiques sont également impuissantes ; vers la fin, au contraire, les traitements les plus divers comptent des succès.

Comme cela arrive pour la plupart des maladies, la peau traduit souvent, dans les pestes, l'influence morbifique de l'espèce par des éruptions qui lui sont propres : l'ictère de la fièvre jaune, les gangrènes du typhus oriental, l'éruption pétéchiale dans le mal des armées, ou typhus occidental, l'éruption vésiculeuse de la suette, etc., en sont de frappants exemples.

Il me serait facile de vous démontrer que toutes ces éruptions, dans leur allure, dans leurs caractères objectifs et subjectifs, dans les conditions au milieu desquelles elles apparaissent, présentent des traits caractéristiques ; mais s'il fallait étudier à fond toutes les affections cutanées symptomatiques, nous embrasserions la pathologie tout entière : tel n'est pas notre dessein, car nous avons pour but, dans ces leçons, de vous initier plus spécialement à la connaissance des affections de peau qu'on trouve habituellement dans la clientèle ou que l'on observe dans cet hôpital.

CHAPITRE II.

DES ÉRUPTIONS FÉBRILES.

Nous comptons, au nombre des éruptions fébriles, les *taches bleues*, les *taches lenticulaires* de la fièvre typhoïde (exanthème pourpré d'Hildenbrand), les *sudamina* et les *pétéchies* proprement dites.

Les *taches bleues* se remarquent plus particulièrement dans le cours des fièvres synoques : elles sont ovalaires, déprimées, grisâtres ou bleuâtres, et comme formées par l'empreinte d'un corps dur sur la peau (1).

Les *taches lenticulaires* sont de petites saillies rougeâtres, ayant à peu près la forme et le volume du fruit de *l'Ervum lens*; elles s'effacent sous la pression du doigt pour reparaître aussitôt qu'on a cessé de les comprimer. Ces petites saillies (*taches rosées*) sont complétement indolentes; elles apparaissent du huitième au quinzième jour des fièvres.typhoïdes. On les rencontre plus fréquemment sur les parois abdominales, sur le devant de la poitrine et le cou; dans quelques cas, elles couvrent toute la surface du corps (fièvre pétéchiale de Gênes).

Les *sudamina* sont de petites saillies formées par le soulèvement de l'épiderme et contenant une gouttelette de sérosité transparente. Elles ne sont précédées ni accompagnées de rougeur érythémateuse, et pourraient être prises pour des gouttes de sueur simplement déposées à la surface du tégument, si elles ne donnaient une légère sensation de rudesse au toucher.

Pour en constater la présence, il est souvent nécessaire de regarder de profil les régions sur lesquelles elles existent.

On les trouve généralement sur le ventre et les parties

(1) Les taches bleues ne sont pas exclusives à la fièvre synoque, ainsi qu'on le croit assez généralement : je les ai rencontrées chez bon nombre de malades atteints d'uréthrite et de syphilis constitutionnelle, sans avoir pu saisir la moindre relation entre ces taches et les états morbides qu'elles venaient compliquer. M. Belhomme, un de mes amis et collègues, après avoir fait quelques recherches à ce sujet, est arrivé au même résultat.

(GUÉRARD.)

latérales du cou, sur la poitrine, dans la deuxième période des fièvres typhoïdes ; mais on peut aussi les rencontrer dans beaucoup d'autres maladies, la pneumonie, la scarlatine, le rhumatisme, par exemple.

Les *pétéchies* sont communes aux fièvres et aux pestes, plus rares cependant dans les fièvres simples que dans les fièvres pestilentielles (voir plus loin le chapitre consacré aux hémorrhagies cutanées).

CHAPITRE III.

DES ÉRUPTIONS EXANTHÉMATIQUES.

Beaucoup d'auteurs, entre autres Borsieri et Frank, ont confondu les exanthèmes et les pseudo-exanthèmes. Suivant nous, on ne doit donner le nom d'exanthèmes qu'aux trois maladies qui suivent : la rougeole, la scarlatine, la variole, cette dernière comprenant, comme variétés de forme, la varioloïde et la varicelle.

Ces trois maladies ont en effet des caractères essentiels qui leur marquent une place tout à fait à part dans les cadres nosologiques : la contagion, l'évolution régulière, la durée fixe, la fièvre d'invasion ; c'est par là qu'elles se distinguent des pseudo-exanthèmes, qui n'en sont qu'une sorte de simulacre : tels le pemphigus aigu, l'urticaire aiguë, la roséole, l'herpès, le zona et le pityriasis rubra aigu.

Les fièvres éruptives et leurs manifestations cutanées se trouvant parfaitement décrites dans la plupart des livres de pathologie interne, nous n'avons point à en parler ici.

CHAPITRE IV.

DES ÉRUPTIONS PSEUDO-EXANTHÉMATIQUES.

J'ai défini le pseudo-exanthème : « une maladie aiguë,
» pyrétique ou apyrétique, non contagieuse, caractérisée
» par une éruption qui se termine toujours par résolution
» et spontanément, dans l'espace de trois à cinq semaines. »

En 1859, je vous ai montré les pseudo-exanthèmes dans
les rapports qu'ils affectent avec deux maladies constitutionnelles, l'arthritis et la dartre ; c'est comme maladies idiopathiques que je veux les considérer aujourd'hui.

Je les partage en trois groupes, d'après la lésion élémentaire de l'affection cutanée : 1° pseudo-exanthèmes érythémateux; 2° pseudo-exanthèmes vésiculeux ; 3° pseudo-exanthèmes bulleux.

ARTICLE I.

DES PSEUDO-EXANTHÈMES ÉRYTHÉMATEUX.

Nous en admettons trois : la roséole, l'urticaire, et le pityriasis rubra aigu. L'érythème noueux et l'eczema rubrum
généralisé se rattachent constamment, le premier à l'arthritis,
et le deuxième à la dartre.

§ 1. — De la roséole.

(Fièvre roséoleuse, rosaliæ, roetheln, érythème rubéoliforme, etc.)

La roséole est, sans contredit, l'un des types les mieux accusés du groupe des pseudo-exanthèmes idiopathiques. Sa
fréquence relative est considérable, surtout dans le jeune
âge, alors que la peau fine, délicate et comme gonflée de

liquides, semble ressentir plus vivement l'influence des causes les plus légères.

La roséole idiopathique ne diffère pas sensiblement, au point de vue de sa forme et de son aspect, de la roséole estivale, dont je vous ai tracé l'histoire au chapitre des éruptions provoquées par les circumfusa ; cependant les taches qu'elle détermine sont en général plus nettes, mieux dessinées, d'une coloration plus intense. Elle se montre à peu près indifféremment sur toutes les régions, et n'a point, comme la roséole d'été, une sorte de prédilection pour les parties découvertes. La fièvre qui la précède et l'accompagne est plus constante, plus vive, plus soutenue, et escortée de phénomènes sympathiques plus nombreux. Enfin, et j'insiste sur ce caractère différentiel, sa marche est plus lente, et sa durée se prolonge parfois un et même deux septénaires, tandis que la roséole provoquée pâlit et s'efface dès le premier ou le deuxième jour de son apparition.

Le diagnostic de la roséole idiopathique se base sur les mêmes considérations que celui de la roséole estivale : je n'ai rien à ajouter à ce que je vous disais alors.

Son pronostic et son traitement sont les mêmes.

§ 2. — De l'urticaire.

(Essere des Arabes. — Scarlatine prurigineuse, fièvre ortiée.)

Définition. — L'urticaire ou fièvre ortiée est une maladie aiguë, pyrétique ou apyrétique, caractérisée par des plaques proéminentes, apparues brusquement, disparaissant de même, et s'accompagnant de démangeaisons très vives.

Nosographie. — Les prodromes de l'urticaire sont ceux des autres pseudo-exanthèmes ; ils précèdent l'éruption de deux à trois jours ; le malade éprouve des frissons, de la céphalalgie, un sentiment de courbature générale avec oppression épigastrique ; le pouls est accéléré, la peau chaude, etc.

Puis survient un prurit qui va croissant en intensité, et l'éruption se manifeste, tantôt partielle, le plus souvent générale. Sur la peau s'élèvent des éminences papuleuses dures, étalées, n'offrant rien de fixe dans leurs dimensions et dans leur forme. Ces papules sont rosées ou rouges, parfois blanchâtres à leur centre, comme si l'on eût, en ce point, exercé une légère pression. Elles sont discrètes ou confluentes, et dans ce dernier cas, on les voit souvent se réunir, pour donner lieu à des plaques d'une étendue considérable.

L'urticaire aiguë s'accompagne, pendant tout son cours, de démangeaisons très vives et parfois intolérables. Les régions envahies sont rouges, tuméfiées et comme boursouflées ; la douleur est parfois assez intense pour gêner les mouvements et déterminer un état d'anxiété pénible.

La durée de chaque papule considérée isolément, varie de quelques minutes à quelques heures au plus ; mais la maladie se continue, par poussées successives, pendant cinq à huit jours. La marche offre, dans tous les cas, un certain caractère d'intermittence qui semble se rattacher à l'essence même de la lésion cutanée. La disparition de l'exanthème a lieu sans desquamation ou est accompagnée d'une légère furfuration.

Étiologie. — La fièvre ortiée est surtout fréquente chez les enfants, les femmes et les sujets nerveux ; on l'observe surtout au printemps et pendant les chaleurs de l'été.

Elle est parfois provoquée par l'ingestion de substances alimentaires ou médicamenteuses : c'est alors un pseudo-exanthème pathogénétique.

La fièvre ortiée nous a paru quelquefois régner d'une manière épidémique.

Pathogénie. — L'urticaire aiguë fébrile a donc parfois une existence propre et indépendante de tout autre état morbide : c'est à ce titre que nous la séparons des variétés symptomatiques.

Est-il besoin d'ajouter qu'elle diffère à tous égards et aussi complétement que possible, de l'urticaire chronique ou cnidosis, qui se rattache toujours et d'une manière intime à l'existence d'une maladie constitutionnelle ?

Diagnostic. — L'urticaire aiguë pourrait être prise à la rigueur pour un érythème noueux; mais celui-ci est ordinairement localisé aux jambes ou à une région très circonscrite, tandis que l'urticaire répand ses papules sur de vastes surfaces. Il n'existe d'ailleurs qu'une analogie bien éloignée entre les indurations ovalaires, globuleuses et profondes de l'érythème, et les plaques blanches ou rosées, aplaties, prurigineuses, de la fièvre ortiée.

La roséole papuleuse de nature syphilitique offre une teinte cuivrée et une limitation plus exacte de ses éléments, qui en outre sont fixes et persistants. L'absence de prurit suffirait d'ailleurs pour qu'aussitôt le jugement fût établi sans hésitation.

Si le diagnostic de l'urticaire, comme affection de peau, est toujours facile, il n'en est plus ainsi, quand on aborde la question de nature. Et d'abord, le pseudo-exanthème urticaire, maladie idiopathique, peut-il récidiver? Assurément oui, comme les autres pseudo-exanthèmes; mais dans ce cas, à quels signes le distinguer de l'urticaire constitutionnelle? A sa marche plus régulière, à la durée plus longue des intermissions, et surtout à l'absence des autres symptômes propres à la maladie constitutionnelle.

On a peine à comprendre que des hommes de mérite aient été conduits, par des théories fausses, à nier jusqu'à l'existence d'une urticaire constitutionnelle. Chaque jour en effet, ne voyons-nous pas, sur un même sujet, l'urticaire coexister avec l'eczéma, ou bien alterner avec la dartre sèche ou humide, avec des migraines, des névralgies, etc. ? Ne voyons-nous pas des parents affectés d'urticaire, donner le jour à des enfants qui, plus tard, seront atteints de dartres sèches ou humides? Sont-ce là de simples faits de coïncidence ! Enfin, s'il vous fallait une dernière preuve, et plus évidente encore, de la nature constitutionnelle de l'urticaire, cette preuve vous serait donnée par la thérapeutique rationnelle qui triomphe de l'urticaire tout aussi bien que des autres manifestations de la dartre et de l'arthritis.

Pronostic. — Sans aucune gravité.

Traitement. — L'urticaire s'accompagne assez fréquemment d'embarras gastrique, et dans ce cas, on se trouve bien de l'administration d'un émétique ou d'un éméto-cathartique. S'il existe de la constipation, elle sera combattue par quelques légers laxatifs. Contre le prurit, on emploiera avec avantage les lotions au sublimé, les grands bains à peine tièdes ou légèrement acidulés. Enfin, lorsque le sujet est vigoureux, l'agitation vive, la réaction intense, il peut être indiqué de recourir à quelques émissions sanguines.

Les moyens qui précèdent, joints au repos et aux soins

hygiéniques, suffisent toujours contre une affection dont la tendance naturelle est la guérison spontanée dans l'espace de quelques jours.

§ 3. — Du pityriasis rubra aigu.

Le pityriasis aigu pseudo-exanthématique se caractérise par des taches rouges, disséminées, souvent réunies en larges plaques, et se recouvrant de folioles épidermiques.

Quelques symptômes fébriles, un état de malaise général, parfois des démangeaisons assez vives à la peau, tels sont les phénomènes avant-coureurs de l'affection cutanée.

L'éruption est constituée par des taches congestives rosées ou rouges, arrondies ou irrégulières, ne faisant aucune saillie, et disséminées sans ordre apparent sur diverses parties du corps. La largeur de ces taches varie de celle d'une pièce de vingt centimes à celle d'une pièce de deux francs; elles ont pour caractère principal de provoquer, presque dès leur début, l'exfoliation de l'épiderme qui revêt leur surface, phénomène qui se reproduit, mais en se modifiant peu à peu, jusqu'à leur entière disparition : ce sont d'abord des lamelles assez larges, blanchâtres, d'aspect foliacé ; plus tard, l'exfoliation devient de plus en plus ténue, et en même temps, la rougeur des taches s'affaiblit et s'éteint.

La fièvre, qui existait à l'origine, se dissipe en général dès que l'éruption commence à se manifester ; celle-ci s'accompagne de démangeaisons parfois d'une grande vivacité.

Marche. Durée. — Le pityriasis rubra pseudo-exanthématique parcourt rapidement ses périodes, et se termine toujours par résolution dans l'espace de deux à quatre septénaires.

Etiologie. — Ses causes sont inconnues ou mal déterminées ; on l'observe presque exclusivement dans la première moitié de la vie. Nous l'avons fréquemment rencontré chez les sujets scrofuleux ; les individus lymphatiques y sont également prédisposés.

Diagnostic. — Il se fonde sur les caractères objectifs et la marche de la lésion cutanée. On le distinguera de l'urticaire par l'absence de saillie des taches et la furfuration qui les recouvre. Les macules de la roséole sont moins bien limitées et ne présentent habituellement aucune espèce d'exfoliation ; rien d'ailleurs, ne ressemble moins au pityriasis que la roséole squameuse de nature syphilitique.

Pronostic. — Sans aucune gravité.

Traitement. — On favorisera la résolution des taches par quelques bains simples ou amidonnés ; le malade observera une diète légère, et prendra des boissons rafraîchissantes. Le prurit n'est jamais assez intense pour devenir la source d'une indication spéciale. Enfin, il sera parfois utile d'administrer un léger laxatif, s'il existe quelques symptômes d'embarras gastro-intestinal.

ARTICLE II.

DES PSEUDO-EXANTHÈMES VÉSICULEUX.

§ 1. — De l'herpès.

Définition. — L'herpès est une maladie aiguë, pyrétique ou apyrétique, caractérisée par une éruption de vésicules globuleuses, groupées sur une base tégumentaire légèrement enflammée, parcourant régulièrement leurs périodes dans l'espace de huit à dix jours.

Nosographie. — Quelques prodromes annoncent ordinairement l'apparition de l'herpès : le malade est pris, pendant douze à vingt-quatre heures, d'un mouvement fébrile assez marqué, avec frissons, malaise, céphalalgie ; puis le pseudo-exanthème se manifeste.

Au début, on aperçoit une ou plusieurs taches rouges, prurigineuses, un peu soulevées et tuméfiées, de forme irrégulière, taches sur lesquelles ne tardent pas à se montrer des vésicules d'abord si ténues qu'on a peine à les apercevoir. Le volume de ces vésicules s'accroît rapidement jusqu'à égaler celui d'un grain de chènevis ou d'un pois ; elles sont groupées en plus ou moins grand nombre sur la plaque enflammée qui leur sert de base, et parfois leur confluence est telle qu'on les voit se confondre et donner lieu à de véritables bulles.

Chaque vésicule est gonflée par un liquide transparent qui lui donne un aspect brillant et comme perlé ; peu à peu, ce liquide devient trouble et opaque, en même temps qu'il semble diminuer de quantité ; la vésicule commence à se flétrir, elle se ride et s'affaisse de plus en plus, et finit par se transformer, du troisième au cinquième jour, en une petite croûte irrégulière qui déborde dans tous les sens la partie dénudée. Toutes ces petites croûtes donnent lieu, en se réunissant, à une large concrétion jaunâtre ou brunâtre qui mesure toute l'étendue de la plaque sur laquelle reposait le groupe vésiculeux. Après un septénaire environ, l'éruption herpétique a parcouru toutes ses périodes, et l'on ne trouve plus, à son dernier terme, qu'une légère teinte rouge qui elle-même disparaît dans l'espace de quelques jours.

La *marche* de l'herpès est essentiellement aiguë ; sa *durée* se prolonge rarement au delà de sept à quinze jours, alors même que les vésicules se sont produites par poussées successives.

Siége. — L'herpès est presque toujours localisé à une seule région, sous la forme de deux ou plusieurs groupes vésiculeux qui tendent à se réunir; les parties qu'il préfère sont les lèvres (*herpes labialis*), les joues, les bras, les organes génitaux de l'homme et de la femme (olophlyctide progéniale), etc. Cependant l'éruption peut se généraliser parfois, et atteindre simultanément la face, le col, le tronc et les membres.

Étiologie. — L'herpès se développe sous des influences très diverses : tantôt il survient comme phénomène critique dans le cours ou le décours des états morbides dans lesquels la fièvre entre comme élément principal; tantôt il est le résultat plus ou moins direct d'une irritation locale longtemps continuée, et comme tel, il appartient au groupe des affections provoquées; ailleurs enfin, il se trouve sous la dépendance d'un état constitutionnel dont il constitue l'une des premières manifestations à la peau : tel est *l'herpès iris* de Bateman, que nous avons décrit sous le nom d'*hydroa vésiculeux*.

Quant à l'herpès spontané ou idiopathique, le seul qui nous intéresse en ce moment, il se montre particulièrement chez les enfants et les femmes, chez les sujets à tempérament lymphatique; mais il est presque toujours impossible de saisir la cause de son développement.

Diagnostic. — L'herpès ne sera pas confondu avec l'ezéma, en raison des caractères propres de ses vésicules, de leur durée, de leur transformation en croûtes individuelles, et de leur disposition en forme de groupes ou plaques parfaitement distinctes.

On ne prendra pas, pour une bulle pemphigoïde, l'ampoule formée par la fusion d'un certain nombre de vésicules herpétiques, car cette ampoule est irrégulière, festonnée, et l'on trouve d'ailleurs autour d'elle ou sur d'autres plaques tous les caractères qui appartiennent à l'herpès.

Lorsque l'herpès se place aux parties génitales, il peut en imposer parfois pour des érosions chancreuses; mais les chancres ne se groupent pas, comme les vésicules herpétiques, sur une surface rouge enflammée; ils débutent par une pustule; ils donnent lieu à des ulcérations plus profondes, plus régulières, à marche plus extensive, et le pus sécrété par ces ulcérations reproduit une pustule chancreuse.

Pronostic. — L'herpès est une affection des plus légères : son indolence est à peu près complète, et sa guérison spontanée s'opère dans l'espace de quelques jours.

Traitement. — Les surfaces atteintes seront saupoudrées avec l'amidon, ou enduites de glycérine. Quelques bains simples ou mucilagineux favoriseront la chute des croûtes.

§ 2. — Du zona ou zoster.

Définition. — Le zona est une affection cutanée herpétiforme à marche aiguë, caractérisée par des groupes vésiculeux qui se disposent habituellement en manière de demi-ceinture sur un des côtés du corps.

Nosographie. — Comme tous les pseudo-exanthèmes, le zona est annoncé deux ou trois jours à l'avance par un certain nombre de phénomènes prodromiques, tels que frissons, céphalalgie, malaise, anxiété, mouvement fébrile plus ou moins intense; puis le malade éprouve, dans la partie menacée, un sentiment de cuisson vive ou de chaleur brûlante, avec picotements et démangeaisons : ces douleurs par leur acuité et leur siége, ont quelque chose de spécial qu'on ne retrouve dans aucune autre éruption.

La demi-ceinture que forme le zona est rarement complète dès le moment de son apparition; le plus souvent , les groupes vésiculeux naissent d'une manière successive sur le trajet d'une ligne flexueuse étendue du rachis à la partie antérieure de l'abdomen, soit qu'ils envahissent tout d'abord es extrémités de cette ligne, soit qu'ils débutent par l'un quelconque des points intermédiaires.

Quoi qu'il en soit, le zona une fois constitué entoure la partie latérale du tronc à la manière d'une chaîne vésiculeuse dont les anneaux extrêmes iraient se fixer en avant et en arrière, sur des points opposés de la ligne médiane du corps. Les anneaux de cette chaîne sont plus ou moins écartés les uns des autres et comme placés hors de rang, ce qui lui donne un aspect brisé et interrompu ; souvent aussi, un certain nombre de groupes s'écartent brusquement et à angle droit de la direction principale pour marcher parallèlement au grand axe du corps.

L'éruption débute par des plaques érythémateuses d'un rouge vif, irrégulièrement arrondies, sur lesquelles s'élèvent rapidement de petites vésicules blanches, limpides, à reflet brillant et nacré. Ces vésicules sont remplies d'une sérosité transparente; toujours isolées et parfaitement distinctes à l'origine, elles se rapprochent peu à peu, et, sur certains points finissent par se confondre. Parfois aussi, la confluence est le résultat d'une nouvelle poussée de vésicules dans l'intervalle des premières ou aux limites de la plaque, qui peut ainsi gagner en étendue et se réunir aux plaques voisines. Après un temps qui varie de deux à trois jours, les vésicules perdent leur aspect translucide et leur transparence; quelques-unes se rompent spontanément vers le quatrième jour; d'autres se flétrissent et s'affaissent sans déchirure de leur enveloppe; puis se forment, sur tous les points qu'elles occupaient, de petites croûtes jaunâtres ou brunâtres qui se dessèchent peu à peu et tombent du dixième au quinzième jour, en laissant de petites taches rouges ou violacées.

Dans des cas plus rares, le derme mis à nu par la rupture des vésicules suppure pendant plusieurs jours, et l'on remarque de petites eschares irrégulières, parfois assez profondes, et dont la chute est suivie de cicatrices indélébiles.

Je vous ai montré la douleur existant déjà pendant la période prodromique du zona; elle l'accompagne pendant tout son cours et survit même, en quelque sorte, à la lésion cutanée. Ce phénomène doit être compté comme élément principal dans la maladie qui nous occupe, et j'appelle sur lui toute votre attention. On peut reconnaître deux variétés bien distinctes dans la douleur produite par le zona : l'une, plus superficielle, plus éphémère dans sa durée, semble se lier à l'évolution même des vésicules; c'est un sentiment de chaleur, de cuisson ou de prurit; l'autre plus profonde, plus aiguë, offre le caractère lancinant des névralgies, et c'est elle qui souvent persiste pendant des semaines et des mois après la disparition du pseudo-exanthème. Ajoutons, cependant, que les névralgies consécutives et rebelles appartiennent plus spécialement au zona symptomatique de l'herpétisme.

Variétés. — Le zona n'est pas toujours tel que je viens de le décrire, et les variétés nombreuses qu'il peut offrir portent surtout sur son siége, sur sa forme ou sur sa direction : on l'a observé sur les membres, le cou, le front, les joues et même sur le cuir chevelu ; on l'a vu envelopper le tronc dans une ceinture complète, ou former, sur un même côté, deux demi-zones superposées et parallèles. La bande vésiculeuse est parfois irrégulière, interrompue par l'absence de plusieurs plaques ; ou bien sa direction oblique s'exagère à ce point qu'elle se place sensiblement dans le grand axe du corps. Or, dans la plupart de ces cas, le zona s'est présenté à moi avec tous les caractères d'une affection symptomatique.

Étiologie. — Le zona idiopathique attaque de préférence les jeunes gens ; les garçons y sont plus exposés que les filles. Il se montre parfois avec une apparence épidémique.

On a cité des cas où la maladie était héréditaire, mais ces cas doivent être rapportés au zona symptomatique.

Diagnostic. — Le zona se caractérise, entre toutes les autres affections cutanées, par sa marche aiguë, par le siége et la disposition toute spéciale de ses groupes vésiculeux, et enfin par les eschares qui se développent parfois sur les vésicules.

Pronostic. — Sans gravité. La douleur constitue sans contredit le phénomène le plus sérieux, mais elle cède en général assez vite dans le zona idiopathique.

Traitement. — On conseillera l'usage des bains tièdes, les applications de cataplasmes de fécule de pommes de terre, ou l'emploi de la poudre d'amidon, avec laquelle seront saupoudrées les parties malades. Des boissons adoucissantes et délayantes seront prises à l'intérieur. Il est rarement indiqué de pratiquer des émissions sanguines.

Les ulcérations, s'il en existe, seront pansées avec le cérat simple ou saturné.

Si le sujet est faible, débilité, on se trouvera bien de l'emploi des toniques, amers ou ferrugineux.

Pour calmer les douleurs, on aura recours aux divers moyens reconnus utiles contre les névralgies : opiacés à l'intérieur, antispasmodiques sous toutes les formes, vésicatoires saupoudrés de 0^{gr},02 à 0^{gr},05 d'un sel de morphine.

ARTICLE III.

DES PSEUDO-EXANTHÈMES BULLEUX.

Du pemphigus aigu.

(Fièvre bulleuse, pompholix, pemphix, morbus vesiculosus, etc.)

Définition. — Le pemphigus idiopathique est une maladie aiguë, pyrétique, caractérisée par une éruption de bulles plus ou moins volumineuses, se montrant simultanément ou successivement sur diverses régions du corps, rarement sur tous les points de l'enveloppe cutanée.

Nosographie. — Les phénomènes précurseurs du pemphigus aigu sont assez constants, mais ils n'ont pas de signification bien précise, et nous les avons rencontrés, à des degrés variables, au début de tous les pseudo-exanthèmes : on observe presque toujours une excitation vasculaire qui souvent monte au ton de la fièvre; le malade éprouve des frissons, de la céphalalgie, du malaise, des douleurs vagues dans les membres ; l'appétit est nul, la langue blanche, le sommeil empêché. Ces symptômes précèdent l'éruption de vingt-quatre à quarante-huit heures, et se dissipent habituellement d'eux-mêmes, dès que les bulles commencent à paraître.

Les bulles ne s'établissent pas d'emblée : sur les points qu'elles vont recouvrir s'opère un travail local qui précède, et en quelque sorte, prépare leur formation. Ce travail nous est tout d'abord révélé, dans la majorité des cas, par des troubles divers dans la sensibilité de la peau, qui devient le siége d'une ardeur incommode ou d'un prurit parfois très intense. En même temps se manifestent des taches rouges, arrondies ou ovalaires, légèrement saillantes, éparses ou groupées, pouvant mesurer plusieurs centimètres de diamètre ; ces taches, d'une durée très éphémère, ne sont qu'un état transitoire qu'il faut, pour ainsi dire, saisir au passage : bientôt du derme enflammé s'exhale un liquide qui, peu à peu, décolle et soulève régulièrement l'épiderme : la bulle est dès lors constituée.

Chaque bulle repose, à la manière d'un verre de montre, sur la plaque érythémateuse qui lui a donné naissance ; elle forme une saillie convexe, hémisphérique, dont les dimensions varient depuis celles d'une noisette jusqu'à celles d'un œuf de poule. A son début, et pendant sa période d'augment, elle offre au doigt qui la presse une rénitence remarquable ; sa surface est lisse, brillante, le liquide qu'elle renferme limpide et transparent ; au bout de deux à trois jours, elle commence à se flétrir, et déjà elle a pris une certaine opacité et un aspect lactescent. Sa durée totale est de cinq à six jours, après lesquels on la voit s'affaisser peu à peu ou d'une manière brusque par la déchirure de son enveloppe.

Les bulles, après leur rupture, ne sont plus représentées que par des surfaces rouges, qui perdent rapidement leur caractère humide pour se recouvrir de croûtes minces, foliacées, peu adhérentes ; ces croûtes laissent, en se détachant, une tache rouge et obscure dont la disparition est lente.

Dans certains cas, la bulle semble avorter à sa naissance, et tout se borne au décollement de l'épiderme à la surface de la plaque érythémateuse. J'ai vu, dans un cas, toutes les bulles donner lieu à des eschares gangréneuses. Cette terminaison s'observe plus souvent dans le zona que dans le pemphigus.

Le pemphigus aigu est rarement localisé à une région unique ; il dissémine ses éléments d'une manière simultanée ou successive sur un grand nombre de points. Lorsque toutes les bulles se développent à la fois et en une seule poussée, la durée de l'éruption est de sept à dix jours ; elle peut, dans le cas contraire, se prolonger pendant trois, quatre et même cinq septénaires.

Etiologie. — Très rare dans l'enfance, la fièvre bulleuse s'observe surtout dans la jeunesse et l'âge adulte ; elle attaque à peu près indifféremment les deux sexes. Les chaleurs de l'été, par l'excitation qu'elles produisent à la peau, ont une influence incontestable sur son développement.

Diagnostic. — Une éruption bulleuse survenue rapidement, après quelques symptômes fébriles, et disparaissant après un à trois septénaires, ne peut être confondue avec aucune autre affection cutanée.

Il s'agit d'un pseudo-exanthème bulleux, mais quelle est sa nature ? L'âge du malade, l'état fébrile, l'évolution de

l'affection cutanée, sa marche et sa durée, ne vous permettront pas de confondre le pemphigus idiopathique avec le
pemphigus *neatorum*, ou bien encore avec le pemphigus
des adultes successif et chronique. Restent les pseudo-
exanthèmes bulleux arthritique et dartreux, sur le diagnostic
desquels j'ai appelé toute votre attention dans mes leçons
sur les arthritides et les herpétides.

Pronostic. — Le pemphigus aigu n'offre jamais aucune
gravité ; sa guérison survient dans un espace de temps qui
varie de trois à quatre septénaires.

Traitement. — Le traitement est des plus simples : quelques jours de repos au lit, des boissons adoucissantes, des
bains tièdes, un léger purgatif, s'il y a lieu, tels sont les
moyens qu'il convient d'employer. On pourra prévenir la
rupture spontanée des bulles en les piquant avec une épingle,
mais sans enlever la partie soulevée de l'épiderme, car
il n'existe pas de meilleur topique pour le corps papillaire mis à nu, et l'on évite ainsi des douleurs inutiles
au malade. Les bulles, une fois ouvertes, seront pansées avec
un linge enduit de cérat ou recouvertes de poudres émollientes ou légèrement astringentes.

CHAPITRE V.

AFFECTIONS PHLEGMASIQUES.

De l'érysipèle.

L'érysipèle est une phlegmasie aiguë ayant pour caractère
anatomique l'inflammation de la peau, et pour symptômes

spéciaux, rougeur extensive disparaissant à la pression, chaleur, douleur et tumeur, suivies d'exfoliation épidermique.

L'érysipèle n'est point un exanthème, comme on l'a bien à tort prétendu, mais il doit être compté au nombre des phlegmasies les plus franches et les plus légitimes : quelques mots vont me suffire pour justifier cette proposition.

Les causes ordinaires de l'érysipèle sont celles qui président au développement de toutes les phlegmasies ; il n'offre jamais le caractère contagieux des exanthèmes.

Les exanthèmes créent à l'organisme, au sein duquel ils se produisent, une sorte d'immunité spéciale qui souvent le préserve à tout jamais de leur atteinte; l'érysipèle, au contraire, récidive très fréquemment et parfois à quelques jours d'intervalle.

Nous ne trouvons rien, dans l'érysipèle, qui puisse être comparé à la période d'invasion, si remarquablement fixe, qui précède les éruptions exanthématiques : ses prodromes sont irréguliers dans la forme, variables en durée, et lui sont communs d'ailleurs avec toutes les maladies aiguës fébriles.

Le travail morbide qui constitue l'érysipèle est de nature éminemment inflammatoire, et ses terminaisons sont toutes celles de l'inflammation : résolution, suppuration, abcès circonscrits du derme, points gangréneux et eschares. Dans les exanthèmes, l'élément inflammatoire, lorsqu'il existe, est toujours plus ou moins complétement dominé et comme masqué, par l'élément spécifique qui forme le fond de la maladie.

Dans l'érysipèle, comme dans toutes les phlegmasies franches, les phénomènes communs sont proportionnés au travail local, dont ils mesurent presque rigoureusement l'intensité et l'étendue. Il n'en est point ainsi dans les exanthèmes : quel rapport y a-t-il le plus souvent entre les éruptions morbilleuse et scarlatineuse, et les symptômes généraux qui les accompagnent ? Dans la variole, est-ce par la seule considération du nombre et du volume des pustules que vous apprécierez la gravité du mal ? Ces données sont utiles sans doute, nécessaires même, et les négliger serait une faute ; mais on s'exposerait à d'étranges méprises en se basant exclusivement sur elles.

Enfin, dans l'érysipèle, le sang tiré de la veine offre tous les caractères du sang inflammatoire : caillot bien formé, recouvert d'une couenne résistante indiquant l'augmentation dans les proportions de la fibrine (1). Les pyrexies ont au contraire pour effet de déterminer la diminution dans le sang de la matière spontanément coagulable.

Là se borne ce que j'avais à vous dire de l'érysipèle. Les considérations qui précèdent me paraissent de nature à établir la différence radicale qui le sépare des pyrexies exanthématiques. Quant à son étude, vous la trouverez aussi complète que possible dans la plupart des livres de pathologie médicale ou chirurgicale.

On m'a reproché de ne pas comprendre l'érysipèle dans les pseudo-exanthèmes symptomatiques de l'arthritis ; mais le même reproche pourrait m'être adressé pour beaucoup d'autres phlegmasies, la pneumonie par exemple.

______

(1) Ce caractère a été nié. — Il n'y a pas, dit-on, augmentation de la fibrine du sang dans l'érysipèle de la face (voy. la thèse de M. Mauvezin) ; mais n'a-t-on pas pris, pour des érysipèles, de la face de simples érythèmes ou des *eczema rubrum ?*

Or, quelle que soit la fréquence des phlegmasies pendant le cours de l'arthritis, je ne puis y voir que des complications de cette maladie, car ces phlegmasies se montrent tantôt à une époque, tantôt à une autre de sa durée, et par conséquent, n'entrent pour rien dans l'évolution de la maladie constitutionnelle.

CHAPITRE VI.

AFFECTIONS HÉMORRHAGIQUES.

Du purpura (*péliose*).

Le purpura est une affection de la peau caractérisée par des taches rouges, de grandeur variable, ne disparaissant pas sous la pression, et, parfois aussi, par de véritables ecchymoses et des hémorrhagies plus ou moins graves.

Lorsque l'affection se limite aux surfaces tégumentaires extérieures, sous forme de taches bien circonscrites et de petite dimension, elle constitue une simple hémorrhagie de là peau : c'est le *purpura simplex* de Willan. Lorsqu'elle s'étend, au contraire, et se généralise à tous les systèmes organiques, elle devient une véritable diathèse, et prend alors le nom de *purpura hœmorrhagica*. Cependant, comme ces deux variétés offrent entre elles les plus grands rapports, nous pensons qu'il convient de les réunir, ou plutôt de les placer en regard, dans une description commune.

M. Rayer a divisé le purpura en pyrétique et en apyrétique; je n'admets pas cette distinction, par la raison qu'elle se base sur un caractère qui n'appartient pas en propre au purpura : la fièvre, quand elle existe doit être considérée comme un accident, un phénomène transitoire, ou le résultat d'une complication.

Willan et Bateman ont décrit séparément : 1° un *purpura simplex;* — 2° un *purpura hœmorrhagica;* — 3° un *purpura urticata;* — 4° un *purpura senilis;* — 5° un *purpura contagiosa.*

Dans le *purpura urticata,* il n'est pas difficile de reconnaître la forme d'urticaire désignée par moi sous le nom de cnidosis arthritique ; le *purpura senilis* n'emprunte ses caractères spéciaux qu'à l'âge des sujets sur lesquels on l'observe ; le *purpura contagiosa* n'est enfin qu'une complication des fièvres graves, et à ce titre, il appartient à leur histoire. En conséquence, je rejette les trois dernières variétés admises par Willan, pour ne retenir que les deux premières, auxquelles je pourrais ajouter une forme non encore mentionnée par les auteurs, le purpura variqueux.

1° *Purpura simplex.* — *Nosographie.* — Le *purpura simplex* (*péliose vulgaire* d'Alibert) débute le plus souvent d'une manière brusque, au milieu de toutes les apparences de la santé ; quelquefois pourtant, il est précédé de signes précurseurs : un léger mouvement fébrile, un sentiment général de malaise, de la courbature, des douleurs dans les membres, etc., etc.

Sur la peau apparaissent de petites taches rouges ou rosées, qui se répandent indistinctement sur toute la surface du corps, ou se limitent à certaines régions, particulièrement à la poitrine et aux membres. La couleur de ces taches, à leur début, varie du rose tendre au pourpre le plus foncé ; ordinairement petites et régulièrement arrondies, semblables à des piqûres de puce ou à des pétéchies, elles s'étendent, dans d'autres cas, sur d'assez larges surfaces, en prenant une forme ecchymotique. Leur nombre, leur disposition n'offrent rien de fixe : tantôt isolées, discrètes, tantôt nombreuses et confluentes, elles se disséminent habituellement sans aucun ordre apparent, et semblent jetées comme au hasard sur les surfaces qu'elles recouvrent ; plus rarement, elles se disposent en groupes, qui peuvent affecter une sorte de régularité.

Chaque tache purpurique, étudiée en elle-même, présente des caractères particuliers qu'il est important de connaître.

Sa surface est lisse, égale, de niveau avec les téguments voisins, et l'épiderme qui passe au-dessus d'elle a conservé sa transparence et toutes ses propriétés normales. Il peut arriver cependant que la suffusion sanguine, franchissant les limites du derme, décolle et soulève, en quelque sorte mécaniquement, la lame épidermique, et l'on voit alors se développer, sur les taches, des vésicules ou des bulles remplies de sang pur ou de sérosité noirâtre ou sanguinolente : ce phénomène, assez rare d'ailleurs, doit être regardé comme une complication.

Un des traits les plus caractéristiques de la tache pourprée, c'est qu'elle ne disparaît pas sous l'influence de la compression, si énergique qu'on la suppose ; de plus, elle ne réveille habituellement dans le tissu cutané aucune espèce de sensation morbide : ces deux caractères suffisent à la distinguer de toutes les taches congestives et exanthématiques dont la peau est si fréquemment le siége.

Chaque tache purpurique a une évolution propre et individuelle : une fois développée, elle est aussitôt soumise aux lois qui régissent tous les épanchements sanguins, et disparaît peu à peu par la résorption graduelle du sang qui la constitue. Au fur et à mesure que ce phénomène s'accomplit, on la voit se modifier, suivant son âge, dans sa coloration, dans sa forme, dans son étendue, au point de devenir à peu près méconnaissable : rouge ou rosée, et parfois d'une couleur très animée, lors de son apparition, elle bleuit ensuite, puis jaunit, et finit enfin par s'effacer complétement, par dégradation insensible de ces teintes. C'est en général à la circonférence, où le liquide extravasé semble étendu en nappe plus mince, que ces phénomènes se montrent tout d'abord, et la tache se rétrécit ainsi de jour en jour ; mais l'ordre inverse est parfois observé : le centre de la tache se dégage en premier lieu, et l'on trouve un petit anneau coloré formé de zones concentriques, dont chacune a sa nuance particulière plus ou moins accusée.

La durée des taches est courte ; quelques jours leur suffisent pour opérer leurs diverses transformations, et elles ne laissent après elles aucune trace de leur passage. Mais il est rare que tout soit dit après une première éruption, et le plus souvent, l'affection se continue par poussées successives, variables en nombre et en intensité ; souvent aussi, chaque poussée s'annonce par la présence, dans les urines, d'une notable quantité d'albumine, et il m'est arrivé plus d'une fois de reconnaître, à ce seul signe, l'imminence d'une éruption nouvelle.

Lorsque deux ou plusieurs poussées ont lieu à de courts intervalles, le purpura successif donne à la peau une apparence fort singulière et caractéristique : les taches de différents âges s'entremêlent, se combinent de diverses façons, et de ce mélange résulte un aspect bariolé dans lequel on retrouve toutes les nuances intermédiaires entre la tache qui vient de naître, et celle dont la résorption est à sa dernière période.

L'éruption ne se borne pas toujours à la surface cutanée, et peut envahir également les muqueuses extérieures, la langue, la face interne des joues et des lèvres, la voûte palatine, le voile du palais, les conjonctives, etc.; sur ces différents points, les taches purpuriques présentent, en général, une teinte plus foncée, plus diffuse, plus ecchymotique que lorsqu'elles siégent à la peau, ce qui tient évidemment à la texture différente des muqueuses, et à la minceur relative de leur épithélium.

Les *symptômes généraux* sont loin d'être constants, dans le *purpura simplex*; lorsqu'ils existent, ils sont ordinairement légers et surtout en rapport avec la constitution du sujet et la nature de la cause qui a déterminé l'éruption ; ils n'acquièrent de la gravité que dans des circonstances tout exceptionnelles. — Si le malade est jeune, fort, pléthorique, vous pourrez rencontrer quelques-uns des phénomènes qui accompagnent les hémorrhagies actives, un pouls fort et plein, parfois accéléré et fébrile, de la céphalalgie, des bouffées de chaleur, l'injection de la face, l'état brillant des yeux, un malaise général avec courbature et brisement des membres, et souvent aussi des douleurs rhumatoïdes dans les articulations. — Dans les conditions opposées, de beaucoup plus fréquentes, si le malade est faible, pâle, anémique, s'il est avancé en âge, les symptômes généraux auront plutôt un caractère particulier de dépression, et vous aurez à craindre que le purpura, dans une économie passive et sans réaction, ne revête sa forme la plus grave, la forme hémorrhagique.

La *durée* du *purpura simplex* est indéterminée ; il peut se prolonger, par éruptions successives, pendant des semaines, des mois et même des années, sans que la santé générale en paraisse gravement influencée. Nous en avions tout récemment un exemple, dans le service, sur un malade atteint depuis huit années, d'un *purpura simplex* de la nature la plus bénigne.

Le purpura ne compromet jamais la vie, lorsqu'il se maintient à son état de simplicité ; cependant, sa persistance chez un individu affaibli par l'âge, la misère, les privations, est toujours d'un mauvais augure en ce qu'elle annonce une altération profonde du liquide sanguin.

2° *Purpura hæmorrhagica.* — *Péliose hémorrhagique.* (*Morbus maculosus* Werlhofii). — Les prodromes sont ici beaucoup plus fréquents que dans la forme précédente : les malades sont tristes, inquiets, agités, en proie à un malaise général qui s'exprime surtout par la dépression des forces ; ils ont de l'anorexie, de l'anxiété à l'épigastre, quelquefois des nausées et des vomissements ; un mouvement fébrile peut se manifester, mais le pouls est mou, peu résistant, en même temps qu'accéléré ; enfin, dans certains cas, l'affection s'annonce par quelques taches de *purpura simplex*.

Le pourpre hémorrhagique détermine à la peau une éruption de taches qui ne diffèrent en réalité des taches du *purpura simplex* que par leur forme et leurs dimensions ; leur siége anatomique est le même, un même liquide épanché, le sang, les constitue dans les deux cas : nous allons donc retrouver ici, mais exagérés et en quelque sorte grossis, la plupart des caractères que je vous décrivais tout à l'heure.

En effet, les taches dont je parle en ce moment sont complétement indolentes, sans aucune saillie, d'une couleur rouge,
violacée ou noirâtre, d'une apparence ecchymotique ; la
pression ne les fait pas disparaître ; enfin, elles subissent également, en vieillissant, des modifications importantes dans
leur aspect, leur forme, leur coloration. Mais ces taches,
habituellement beaucoup plus larges, plus étendues et plus
irrégulières que celles du *purpura simplex*, sont en même
temps beaucoup moins nombreuses : ce seul fait imprime
déjà aux deux éruptions une physionomie très différente.
De plus, dans le purpura grave, le travail de résorption
s'exerçant sur une quantité plus considérable de sang épanché, la macule ne persiste pas moins de dix à quinze jours,
et l'on peut voir, sur une même tache, exister simultanément
toutes les nuances mélangées confusément ou disposées en
zones concentriques ; qu'une poussée nouvelle survienne
alors, comme souvent il arrive, et la peau va prendre un
aspect bariolé plus remarquable encore que dans le pourpre
simple et successif.

C'est surtout dans le *purpura hœmorrhagica* que les taches
cutanées se compliquent de ces éruptions secondaires de vésicules et de bulles dont je vous ai plus haut expliqué la formation. Le sang s'épanche en outre dans le tissu cellulaire
sous-cutané, et notamment sous le cuir chevelu, où il donne
lieu à des soulèvements en forme de thrombus ou de bosses
sanguines ; il est parfois exhalé par la peau elle-même,
dans les régions où cette membrane est fine et protégée
par un mince épiderme ; il suinte des plaies en suppuration, de la solution de continuité la plus légère : tout, en
un mot, atteste et révèle une diathèse hémorrhagique dont

nous allons retrouver presque partout les funestes effets.

L'éruption cutanée n'est, en effet, dans bien des cas, que le prélude d'hémorrhagies plus ou moins graves qui se déclarent, à la fois ou successivement, sur un grand nombre de points. Des plaques ecchymotiques, parfois recouvertes de phlyctènes noirâtres, apparaissent à la conjonctive, à la langue, au palais, à la face interne des joues et des lèvres; les gencives sont ramollies, fongeuses, désorganisées, et laissent transsuder le sang. Toutes les autres muqueuses paraissent être, à différents degrés, le siége de phénomènes semblables : tantôt, et surtout dans l'enfance, un écoulement sanguin se fait jour par les cavités nasales, goutte à goutte où sous forme de jet continu : la fréquence des épistaxis s'explique par la friabilité et le peu de cohésion de la membrane de Schneider; tantôt c'est la muqueuse gastro-intestinale qui se trouve plus spécialement en cause, et les malades sont pris de mélæna; ailleurs le sang fait irruption dans les canaux aériens, d'où il est rejeté par expectoration au milieu de l'anxiété la plus vive; ailleurs enfin, ce sont des hématuries plus ou moins abondantes, et chez la femme, des métrorrhagies qui peuvent, en quelques instants, mettre la vie dans le plus grand péril.

Dans des cas plus graves encore, l'effort hémorrhagique se porte sur les viscères, au sein même des parenchymes ou dans les cavités séreuses qui les enveloppent; et l'on voit alors se développer des symptômes dont la forme et l'intensité varient suivant l'importance et les fonctions de l'organe qui est le siége de l'épanchement.

Le tableau que je viens d'esquisser devant vous est presque toujours incomplet dans la nature, car la vie ne saurait être

compatible avec des désordres aussi multipliés et aussi étendus. Il peut arriver cependant que, dans le cours d'un purpura
chronique, l'on voie se dérouler, successivement et de loin
en loin, presque tous les phénomènes que cette affection est
capable de produire ; mais dans les cas ordinaires, il y a
toujours prédominance du processus morbide sur un nombre limité de points ou d'organes.

Les phénomènes généraux sont graves dans le *purpura
hæmorrhagica* : l'organisme, déjà affaibli au moment de l'invasion du mal, se trouve sans force pour résister aux pertes
de sang qu'il éprouve, et ne les répare qu'avec une extrême
difficulté. La face est pâle, les muqueuses décolorées, anémiques ; l'inappétence est complète ; le pouls, souvent accéléré, est faible, mou, dépressible ; le malade est pris de
palpitations, de syncopes, au moindre mouvement, sa respiration est pénible, embarrassée. Lorsqu'une hémorrhagie
tend à s'effectuer vers un organe, celui-ci devient le siége
d'une sensation particulière de douleur gravative. Enfin,
dans certains cas, le purpura s'accompagne de symptômes
typhoïdes, tels que sécheresse de la langue, fuliginosités des
gencives, stupeur, prostration, délire, et dans cette variété
grave, l'affection se prolonge rarement au delà d'un à deux
septénaires.

Le *purpura hæmorrhagica* se termine fréquemment par
la mort ; cependant les cas de guérison ne sont pas rares,
mais il laisse toujours les malades dans un état de faiblesse
et de langueur qui persiste parfois pendant fort longtemps.

La mort survient de plusieurs manières ; tantôt le malade
est brusquement emporté par une hémorrhagie foudroyante
hématémèse, métrorrhagie, hémoptysie, apoplexie céré-

brale, méningée ou pulmonaire), tantôt il succombe; dans l'espace de quelques jours, épuisé par des pertes de sang que rien n'arrête. Dans d'autres cas, la vie se prolonge pendant des mois ou des années, lorsque les hémorrhagies se ré- pètent à longs intervalles, et souvent alors, une complication vient tout à coup précipiter la terminaison funeste.

Anatomie pathologique. — Vous me permettrez de passer rapidement sur les altérations anatomiques que laisse après lui le purpura. La plupart de ces altérations peuvent être rigoureusement déduites de l'exposition que je vous ai faite des désordres fonctionnels; elles en sont la cause orga- nique immédiate et, en quelque sorte, la confirmation *post mortem*. Partout où aborde le fluide sanguin, il peut s'ex- travaser sous l'influence des causes qui produisent la mala- die, et les os eux-mêmes, que leur structure compacte et solide eût semblé mettre à l'abri d'une semblable lésion, ont été trouvés le siége de foyers hémorrhagiques. Cepen- dant tous les tissus et tous les organes ne présentent pas sous ce rapport une égale disposition, et vous devez placer en première ligne ceux qui se font remarquer par leur richesse vasculaire, et peut-être aussi par leur activité fonc- tionnelle : telles sont la peau, les muqueuses gastro-intes- tinale et pulmonaire, si souvent atteintes dans le purpura ; et parmi les parenchymes, tels sont encore les poumons, puis les reins, le foie, les organes encéphaliques.

Revenons en quelques mots sur les altérations présentées par chacun de ces tissus en particulier. Celles de la peau et des muqueuses extérieures vous sont déjà en partie con- nues. Si vous incisez ces membranes au niveau des macules, vous les trouvez infiltrées d'un sang liquide ou coagulé;

vous observez aussi que parmi ces taches, les unes sont très superficielles, d'autres plus profondes, et que d'autres ont pour siége les aréoles dermiques et le tissu cellulaire sous-cutané : les premières appartiennent surtout au purpura simplex, et les dernières à la forme hémorrhagique. Vous savez enfin que ces lésions peuvent s'étendre aux divers départements des systèmes muqueux gastro-intestinal, aérien et génito-urinaire.

Souvent aussi, vous rencontrez des altérations caractéristiques dans les poumons, devenus ecchymotiques à leur surface et criblés à leur intérieur de noyaux apoplectiques ; dans le foie, les reins, le cerveau, qui présentent des épanchements analogues ; sur les diverses séreuses, le mésentère, les plèvres, le péricarde, l'arachnoïde, etc., soit que le sang ait fait irruption dans leur cavité, ou qu'il ait été exhalé dans le tissu cellulaire qui les double. Nous avons tout récemment constaté ce dernier fait sur un homme mort de purpura dans notre service, et dont le péricarde contenait un épanchement considérable d'un liquide séro-sanguinolent.

Le purpura consiste donc, anatomiquement, dans l'extravasation du sang en dehors de ses vaisseaux, et nous pouvons ajouter qu'il n'est guère de points dans l'économie où ce liquide n'ait été trouvé en dehors de ses voies naturelles. Mais quelle est la cause de cette extravasation ? On l'a recherchée dans le sang lui-même, qui est en effet plus fluide, plus séreux, moins coagulable ; s'agit-il d'une diminution de l'élément fibrineux, ou de son altération ? Cette question n'a point encore reçu de solution définitive.

Étiologie. — Les causes sont prédisposantes et déterminantes.

Le purpura est assez rare dans l'enfance; il ne respecte aucun tempérament, aucune constitution; cependant les individus lymphatiques et scrofuleux y sont particulièrement prédisposés.

Comme causes déterminantes, je vous signalerai les émotions morales. Le *purpura simplex* est le résultat fréquent des passions expansives, de la colère, de la joie; c'est alors surtout qu'on le voit coïncider avec l'état pléthorique. Les affections tristes, dépressives, produisent, au contraire, le *purpura hœmorrhagica*; ainsi agissent encore toutes les circonstances qui ont pour effet de débiliter l'économie, la mauvaise alimentation, l'habitation dans un lieu humide et mal aéré, la misère, les privations, les excès de tout genre. Enfin, le purpura peut prendre une forme épidémique par le fait de l'encombrement et des conditions hygiéniques au milieu desquelles se développe le scorbut.

Sémiotique. — Le diagnostic du purpura n'offre habituellement aucune difficulté : des taches rouges, indolentes, apparues spontanément, ne s'effaçant pas sous la pression du doigt, ne sauraient guère appartenir qu'à cette affection. Toutefois, lorsque ces taches sont petites et en petit nombre, elles simulent assez bien des piqûres de puces; or, si la piqûre est récente, vous la trouvez constituée par un point central ecchymotique entouré d'une zone congestive que la pression fait disparaître, et le doute alors n'est pas possible un seul instant; mais si la piqûre est ancienne, si la zone circonférentielle a disparu, il est souvent très difficile de se prononcer, et plus d'un médecin s'est laissé prendre à cette cause d'erreur. Que de fois, aussi, n'a-t-on pas diagnostiqué des fièvres typhoïdes qui n'avaient d'autre raison d'être que la présence de quelques piqûres de puces sur la région abdominale ! !

Dans l'exanthème pourpré d'Hildenbrand, les taches ont une légère saillie qui n'existe pas pour celles du purpura. Les taches bleues sont au contraire un peu déprimées dans la peau.

Les *nævi flammei* simulent parfois à s'y méprendre une éruption pourprée ; mais il vous suffit d'apprendre que les taches datent de la naissance ou de la première enfance, et à défaut de ce renseignement, leur persistance sans modification ne tarderait pas à faire disparaître toute hésitation.

Les ecchymoses qui se produisent dans le *purpura hæmorrhagica* pourraient être attribuées à une cause traumatique : les commémoratifs, la présence de phénomènes hémorrhagiques sur les muqueuses ou dans les viscères, ne permettront jamais une semblable confusion.

Enfin, rien ne ressemble souvent à une éruption de purpura sur son déclin comme les taches que laisse après lui l'ecthyma syphilitique : ces taches seront reconnues à leur coloration spéciale, et à l'existence, au centre de la plupart d'entre elles, d'un point cicatriciel d'un blanc mat, entouré d'une auréole cuivrée ; elles ont d'ailleurs été précédées de pustules à l'origine.

Traitement du purpura. — La première indication qui se présente, dans le traitement du purpura, quelle que soit sa forme, c'est de rechercher la cause, pour l'éloigner, s'il est possible, ou du moins pour la combattre dans ses effets par des moyens en rapport avec sa nature. Les circonstances au milieu desquelles se sera développée l'affection auront donc une grande influence sur la conduite du médecin ; il tiendra compte des conditions hygiéniques du sujet, de son âge, de son tempérament, de sa constitution, de son état antérieur de santé ou de maladie, car chacune de ces données devient un élément précieux qui le guidera dans le choix de sa thérapeutique.

Si le malade est jeune, robuste, vigoureux, si des symptômes de congestion se sont manifestés vers la tête, les évacuants, les antiphlogistiques conviendront quelquefois; mais on devra toujours n'employer la saignée qu'avec défiance et modération, et se rappeler que, sous une apparence pléthorique, se cache souvent alors un organisme affaibli et sans réaction.

C'est, en effet, chez les individus délibités et plus ou moins anémiques que se montre surtout le purpura. On prescrira les aliments réparateurs, une habitation sèche, bien aérée, exposée au soleil; si le malade est triste, en proie à des préoccupations pénibles, un exercice modéré, les distractions, les voyages, lui seront d'une grande utilité. Aux soins hygiéniques on associera, dans les cas rebelles ou plus graves, l'emploi de certains médicaments : tels les acides minéraux et végétaux, les préparations ferrugineuses et de quinquina, les tisanes amères, les boissons glacées ; on se trouvera bien, dans les mêmes cas, de l'usage des bains sulfureux, des bains de mer, des affusions d'eau froide à la surface du corps. M. Devergie préconise, dans le purpura chronique, l'emploi du citron sucé pur, dont il aurait obtenu de remarquables effets. Je dois enfin une mention spéciale à deux médicaments qui nous ont paru d'une efficacité très réelle dans l'affection pourprée : au perchlorure de fer, administré à la dose de 0^{gr},50 à 1,50, et au matico, substance trop peu connue et qui se recommande par des propriétés astringentes et antihémorrhagiques d'une grande activité.

Si des hémorrhagies venaient à se produire vers les cavités muqueuses ou dans les organes intérieurs, elles deviendraient, suivant leur siége et leur importance, la source d'indications particulières : ici se place toute une série nouvelle de moyens thérapeutiques dont je n'ai point à discuter la valeur ou l'opportunité.

CHAPITRE VII.

AFFECTIONS CUTANÉES SYMPTOMATIQUES DES MALADIES CONSTITUTIONNELLES.

Ce chapitre renferme un très grand nombre d'affections cutanées qui viennent se ranger, par ordre de nature, sous les cinq chefs suivants :

1° Affections symptomatiques de la scrofule, ou *scrofulides ;*

2° Affections symptomatiques de l'herpétisme, ou *herpétides ;*

3° Affections symptomatiques de l'arthritis, ou *arthritides ;*

4° Affections symptomatiques de la syphilis, ou *syphilides ;*

5° Affections symptomatiques de la lèpre, ou *léproïdes.*

Ce simple aperçu vous donne aussitôt la mesure de ce qui nous reste encore à parcourir dans ce vaste champ d'étude. La scrofule, la syphilis, la dartre et l'arthritis vous sont aujourd'hui connues dans leurs manifestations cutanées; je vous ai montré le lien qui existe entre ces quatre maladies, les différences qui les séparent, les suivant pas à pas, les comparant sans cesse, dans leur marche, dans leurs symptômes, dans les affections spéciales ou communes qu'elles déterminent, aux divers âges de leur évolution.

Seule, la lèpre est demeurée tout à fait dans l'ombre; et pourtant elle était bien·digne d'entrer dans ce parallèle, car nulle autre maladie n'est plus tristement féconde en manifestations cutanées.

C'est donc par cette grande figure, *la lèpre*, que nous allons compléter le tableau des maladies constitutionnelles.

DES LÉPROÏDES.

J'entends par *léproïdes* les manifestations cutanées de la maladie constitutionnelle connue sous le nom de lèpre; de cette maladie si curieuse, et par son origine antique, et par la tradition qui s'y rattache, et par le hideux tableau qu'elle présente; si curieuse enfin, et à la fois si redoutable par son incurabilité, qui longtemps l'a fait placer au rang des choses surnaturelles. L'histoire sacrée nous montre Jésus-Christ guérissant des lépreux : pour triompher d'un mal si extraordinaire, il ne fallait rien moins que l'intervention divine; à ce point de vue, la situation n'a pas changé, et pour avoir perdu son auréole de mystère, la lèpre n'en est pas moins restée jusqu'à nos jours une maladie à peu près incurable.

Le mot *léproïdes* (1) correspond, dans mon esprit, aux

____

(1) M. Argilagos Raphaël, dans sa thèse inaugurale soutenue le 31 août 1860 à la Faculté de médecine de Paris, blâme le mot léproïdes adopté par

mots arthritides, herpétides, scrofulides, syphilides, et comme eux, représente un ordre particulier d'affections cutanées devant toutes être rattachées à une même unité morbide. — Me reprochera-t-on d'avoir créé un terme nouveau? Je l'ai fait, n'en trouvant aucun dans la science qui pût rendre ma pensée; celui de *dermatoses lépreuses* était compris par Alibert dans un sens bien différent: ce n'était pour lui qu'une façon de désigner la lèpre, et de la greffer, tout entière et sans réserve, à son arbre des dermatoses.

Le mot lèpre a été appliqué à des états morbides si différents que je vous dois une explication à cet égard. Soyez donc dès à présent avertis que je réserve exclusivement ce nom à l'éléphantiasis des Grecs, et que j'en sépare d'une manière complète et absolue, et la lèpre des Grecs, qui n'est qu'une forme de psoriasis, et l'éléphantiasis des Arabes, qui est une simple difformité.

J'appliquerai à la lèpre la méthode qui jusqu'ici m'a guidé dans l'étude des maladies constitutionnelles, et je m'occuperai successivement :

1° De l'unité morbide ;

2° Des affections cutanées qui en dérivent.

M. Bazin pour désigner les manifestations cutanées de la lèpre, et propose de lui substituer celui de tsarathides, du terme hébreux *tsarath* (lèpre de Moïse). Tout en rendant justice à l'antiquité du nom traditionnel, mais quelque peu barbare, que l'auteur de cette thèse cherche à faire prévaloir, M. Bazin pense que le mot lèpre doit être conservé; la confusion qu'il implique tend à disparaître de jour en jour depuis que, par les progrès de la sémiotique cutanée, les affections squameuses, mieux connues et mieux décrites, ont reçu des dénominations spéciales en rapport avec leur nature. (GUÉRARD.)

ARTICLE I.

DE LA LÈPRE CONSIDÉRÉE COMME UNITÉ PATHOLOGIQUE.

Jetons d'abord un coup d'œil rapide sur l'historique de la maladie.

Historique. — La lèpre est la maladie la plus anciennement connue ; elle a marqué sa trace, dès les temps les plus reculés, dans l'histoire de l'humanité. Née sur les bords du Nil, si l'on en croit la tradition, elle a presque parcouru le monde, suivant les grands mouvements des peuples, et rien n'est plus curieux que le spectacle de ses vicissitudes dans les différents pays qu'elle a tour à tour visités.

Moïse est le premier qui en fasse mention ; ce grand législateur croit à la contagion, et s'efforce de déterminer les caractères à l'aide desquels on peut reconnaître le mal à son début. La description qu'il nous a laissée est, à ce point de vue, un véritable modèle ; il insiste spécialement sur les taches, sur leur coloration, leur forme, leur mode de propagation : « elles sont d'une grande blancheur, enfoncées » dans la peau ; elles se répandent et s'étalent peu à peu sur » cette membrane. » Il signale les ulcères, l'altération des poils : « lorsque, sur la peau, il y aura une couleur blanche, » et que l'aspect des cheveux aura changé, et que la chair » vive aura paru, la lèpre sera jugée très ancienne et enra » cinée dans la peau. »

Hippocrate ne paraît pas avoir connu la lèpre, car on ne trouve dans ses ouvrages que des indications vagues et sans portée : tel est ce passage des *Prorréthiques* où il est question du mal de Phénicie ; les mots λεπραι, αλφοι, se rapportent à toute autre chose qu'à l'éléphantiasis. Remarquez cependant que le fléau faisait invasion en Grèce au temps où vivait Hippocrate.

On pense assez généralement que Celse a désigné la lèpre sous le nom de *vitiligo*; l'auteur latin décrit en effet une maladie, dite *alphos* par les Grecs, et caractérisée par des taches blanches et des poils décolorés; mais cette maladie, quoique tenace, est sans aucune gravité. Celse aurait-il ainsi parlé de la lèpre de Moïse, ou de celle qui plus tard devait inspirer Arétée?

Il faut arriver à l'ère chrétienne pour trouver sur le sujet un travail vraiment important; c'est à cette époque que la maladie fait son apparition en Italie, à la suite de l'armée du grand Pompée; Arétée vivait alors, et il nous a laissé, dans son langage imagé et poétique, une admirable description de l'éléphantiasis.

A partir du IIe siècle, la lèpre se vulgarise en Europe; les auteurs n'en parlent déjà plus comme d'une maladie nouvelle. Galien, sans en donner une histoire complète, en fait souvent mention. Ætius et Paul d'Égine nous ont transmis des documents précieux, le premier surtout, qui a largement puisé dans les écrits du célèbre Archigène, contemporain d'Arétée.

Peu à peu, et après avoir exercé de grands ravages, la maladie diminue et semble prête à s'éteindre en occident; puis, tout à coup, au moyen âge, nous l'y voyons reparaître avec une fureur inouïe. C'était le temps des croisades, et on les accusa d'avoir importé le fléau des contrées orientales, opinion évidemment fausse, puisqu'il existait épidémiquement et avec une grande intensité dès les premiers siècles de l'ère chrétienne ; mais on ne peut nier que ces grandes et lointaines expéditions aient dû singulièrement le propager, en multiplant les relations entre l'orient et l'occident, et en apportant au mal des éléments sans cesse renouvelés.

Cependant, au xv⁰ siècle, la lèpre disparaît presque complétement en Europe, pour faire place à un autre fléau, la syphilis. Les auteurs contemporains, frappés de cette étrange coïncidence, crurent en trouver l'explication dans une dégénération de la lèpre en syphilis : c'est cette erreur que Nicolas Leoniceno, qui vivait alors, a combattue énergiquement dans son traité, *De morbo gallico.* Vous jugez bien quel peut être mon avis dans ce débat : j'ai dit ailleurs que les unités morbides ne s'altèrent et ne se transforment jamais, ni sur un même individu, ni dans les générations successives, et je n'en voudrais pas d'autre preuve que la lèpre elle-même, que nous retrouvons, après tant de siècles écoulés, telle que nous l'ont décrite Moïse et Arétée.

Le xv⁰ siècle nous offre encore un fait bien remarquable : en même temps que l'éléphantiasis s'éteignait en occident, il s'introduisait dans le nouveau monde, où nous le retrouvons aujourd'hui à l'état endémique, dans certaines localités.

Quoi qu'il en soit, la fameuse épidémie du moyen âge fut l'occasion d'un grand nombre de travaux importants, parmi lesquels nous devons citer ceux de Gordon, d'Arn. de Villeneuve, de Guy de Chauliac, de Forêt, d'Ambroise Paré, de Fernel, etc. Puis, au xv⁰ siècle, toute l'attention se porte sur la syphilis, et une lacune immense se présente dans l'histoire de la lèpre.

Au xviiiᵉ siècle, on ne rencontre plus en Europe que des exemples isolés d'éléphantiasis. Schilling, qui exerça longtemps à la Guyane, nous a laissé sur cette maladie des considérations du plus grand intérêt; cet auteur, longuement cité par M. Gibert, regarde la lèpre comme une maladie toujours identique dans son principe, variable seulement suivant la forme; il en admet la contagion. Ouseel, contemporain de Schilling, se trouve, à ce double point de vue, en contradiction avec lui : il sépare la lèpre moderne de celle décrite par Moïse, du *vitiligo* des Latins, etc., et ne croit pas à son caractère contagieux. Nous mentionnerons en outre les écrits de Ch. Heberden, de Brault et Valentin, de Bajon et Bergeron, d'Ainsly, auxquels nous devons de précieuses indications.

De nos jours, la lèpre a complétement abandonné la France, et c'est à bon droit qu'on peut la considérer comme une maladie exotique; nous ne l'avons observée que sur des individus venus des contrées où elle est encore endémique. Parmi les travaux contemporains qui ont paru sur la matière, je vous signalerai surtout le beau livre de MM. Daniellsen et Boeck, sur la spedalsked ou lèpre de Norvége; vous pourrez également consulter avec fruit l'article publié par M. Gibert, dans son *Traité des maladies de la peau*, article dans lequel on trouve un exposé fidèle et une critique sévère et éclairée des plus importants travaux qui aient été faits sur la lèpre.

Définition. — Je définis la lèpre : une maladie constitutionnelle, non contagieuse, essentiellement héréditaire, se traduisant, d'une part, sur tous les systèmes organiques par des affections spéciales, toutes caractérisées par un produit morbide qui lui est propre, la matière tsarathique, et d'autre part, se traduisant sur la peau par des variations dans la couleur, et par des altérations dans la sensibilité de cette membrane.

Par cette définition se trouvent exclus, et la radésyge de Norvége, qui est une forme de syphilide, et la lèpre des Grecs, simple variété de psoriasis, et l'éléphantiasis des Arabes, que j'ai placé parmi les difformités ; mais elle comprend, au contraire, la lèpre des Hébreux, la leuce des Grecs, la lèpre des Croisades, l'éléphantiasis d'Arétée, et la lèpre moderne, dans une seule et même entité pathologique.

Nosographie. — Fidèle au plan que je me suis tracé dans l'étude des maladies constitutionnelles, je divise le tableau symptomatique de la lèpre en deux paragraphes, dans lesquels seront traités séparément :

1° Les affections propres,

2° Les phénomènes communs ou généraux.

§ 1. — Des affections propres de la lèpre.

Les affections propres de la lèpre ne se présentent pas au hasard : chacune a sa place marquée dans l'âge de la maladie ; nous voyons celle-ci commencer, croître, rester quelque temps stationnaire, puis tendre vers la terminaison ; la scène change et se renouvelle un certain nombre de fois, soit par l'apparition de nouveaux symptômes, soit par l'aggravation de ceux qui existaient déjà, mais toujours une même loi semble présider à la succession des phénomènes et en régler la marche. On peut donc reconnaître des périodes ou des âges dans l'évolution du principe morbide ; nous en admettons quatre, qui correspondent assez bien à la division classique : début, augment, état, déclin ; la question des prodromes sera rejetée au chapitre des phénomènes communs ou généraux.

Première période. — La lèpre est insidieuse à son début; elle prend possession de l'organisme sans que rien, dans son allure, puisse faire soupçonner au malade le terrible danger qui le menace; mais le médecin instruit ne s'y trompera pas. Sur la surface tégumentaire se répandent des taches de couleur variable, tantôt rouges (*mal rouge de Cayenne*), tantôt fauves, jaunâtres ou cuivrées, ou bien d'une blancheur éclatante. Ces taches n'ont par elles-mêmes aucun caractère qui permette d'en reconnaître aussitôt la nature, et l'on pourrait, suivant leur aspect et leur teinte, les prendre pour des éphélides, pour des maculatures syphilitiques, ou pour de la pelade achromateuse, si un phénomène d'une importance capitale ne venait se surajouter à elles et leur donner une grande valeur sémiotique : je veux parler de l'anesthésie cutanée ; cette précieuse notion une fois acquise, l'erreur n'est plus possible, et la réunion de ces deux signes, macules et anesthésie, suffit à assurer le diagnostic; mais en dehors d'eux, il n'y a point de lèpre, ou du moins, rien ne nous autorise à en admettre l'existence.

L'anesthésie cutanée constitue à mes yeux une affection propre de la lèpre, et n'ayant avec les taches aucun rapport constant et nécessaire. On l'observe parfois seule et sans autre altération de la peau, ou bien si elle coïncide, dans un même lieu, avec les macules, elle est le plus souvent sans proportion avec elles, très prononcée alors que celles-ci le sont à peine, ou faisant presque défaut sur des taches d'une coloration intense. L'anesthésie peut également s'étendre aux parties sous-jacentes, c'est-à-dire, là où ne

sauraient exister des macules ; ce sont donc deux phénomènes parfaitement distincts, et qui conservent, en s'asso-
ciant, toute leur indépendance.

Il n'est pas rare de trouver, au début, de l'hyperesthésie
à la surface des taches ou sur tout autre point du corps, et parfois dans des étendues considérables : la moindre pression est
alors douloureuse, les malades ressentent une chaleur, des
picotements insupportables ; tout mouvement leur arrache
des cris ; mais cette sorte d'éréthisme du tissu cutané dure
peu en général, et graduellement l'insensibilité lui succède.
Je donne en ce moment des soins à un malade, né en
France et d'origine française, qui a contracté la lèpre après
un séjour de dix années à Rio-Janeiro. Pendant quatre à
cinq mois environ, ce malade a éprouvé des picotements
très vifs et très douloureux sur le dos des mains, sur les
avant-bras et sur la face, comme si des milliers d'épingles
étaient enfoncées dans la peau. Aujourd'hui, cette exagération de la sensibilité a complétement disparu, et sur quelques points seulement, notamment sur les avant-bras, nous
constatons de l'anesthésie.

Aux deux affections que je viens de signaler peuvent s'en
joindre d'autres, à la première période de certaines variétés
de lèpre ; tel est surtout le pemphigus lépreux, bien décrit
dans ces derniers temps par MM. Daniellsen et Boeck. Une
bulle solitaire apparaît à la paume des mains ou à la plante
des pieds ; d'autres bulles, toujours en petit nombre, se
développent en même temps ou par poussées successives
sur diverses parties du corps, et spécialement autour des
articulations. Quel que soit leur siége d'ailleurs, ces bulles
se rompent, laissant à nu une surface exulcérée sur laquelle

toute sensibilité est éteinte, et cette anesthésie localisée persiste et survit à l'affection elle-même, en s'emparant de la cicatrice qui la remplace.

Enfin, je dois mentionner encore, comme appartenant à la première période, les phénomènes suivants : les organes sexuels subissent un arrêt de développement, chez l'enfant; ils s'atrophient, chez l'adulte ; les poils s'altèrent, changent de couleur et tombent ; les sourcils ne sont pas épargnés, et leur chute précoce constitue un signe qui a été noté avec soin par tous les auteurs.

Deuxième période. — La peau, déjà altérée dans sa couleur et dans sa sensibilité, ne tarde pas, en général, à l'être dans sa forme et dans sa consistance. Tantôt, elle devient pâle, sèche, dure, comme privée de vie : c'est le mode atrophique ; ou bien, des saillies tuberculeuses s'élèvent de toutes parts, lentement et sans bruit; aucune sensation n'a prévenu le malade de leur apparition. Ces tubercules ne résultent pas toujours de l'épaississement et de la transformation des taches, car ils se produisent indifféremment partout, sur les parties restées saines comme sur les points maculés ou devenus insensibles.

Nous distinguons des tubercules dermoïdes et des tubercules sous-cutanés.

Les tubercules *dermoïdes* ont leur siége anatomique dans la trame même de la peau ; ils sont grisâtres ou rougeâtres, de couleur fauve ou bronzée, et rappellent par leur aspect les tubercules du lupus. Le tubercule dermoïde, d'abord très petit, prend peu à peu du volume ; sa consistance augmente et peut devenir comme fibro-cartilagineuse.

Les tubercules *sous-cutanés* sont plus volumineux, de

forme mal arrêtée, souvent ovalaire, de consistance graisseuse ; on dirait une matière butyreuse infiltrée au-dessous de la peau.

C'est à la deuxième période qu'apparaissent les éruptions miliaires et furfuracées, que nous décrirons plus tard dans l'histoire des léproïdes.

Cependant l'anesthésie fait des progrès ; les tubercules se disséminent sur toutes les régions du corps, et donnent lieu à d'étonnantes difformités. Bientôt les muqueuses elles-mêmes sont envahies ; des granulations se déposent sous la conjonctive, qui devient rouge et fongueuse ; la saillie de l'œil semble augmentée (*rotunditas oculorum*) ; la matière tsarathique s'infiltre dans la cornée, en disjoint les lames, s'épanche dans la chambre antérieure, atteint l'iris, la choroïde, et le résultat plus ou moins prochain de tous ces désordres est l'abolition progressive de la vision. Examiné à l'ophthalmoscope, l'œil a présenté des altérations très diverses : sur le jeune malade dont nous rapportons l'observation, la choroïde était rouge, dépouillée de son pigmentum. Le sens de l'odorat n'est pas épargné davantage ; il est même à remarquer que les altérations dont il est le siége commencent de très bonne heure : le nez se déforme ; il s'affaisse à sa racine, se gonfle et se tuméfie dans sa partie libre ; ses ailes sont fortement déjetées en dehors, les narines largement ouvertes et comme immobilisées ; des croûtes se forment incessamment sur la pituitaire, attaquée elle-même, et rétrécissent ou obstruent le passage de l'air (*coarctatio narium*) ; bientôt la cloison s'ulcère, se perfore, et cette perforation, qui arrive ordinairement à la troisième période, peut exister déjà à la première.

Des tubercules, suivis ensuite d'ulcérations rebelles, se propagent en même temps dans la cavité bucco-pharyngienne, hérissent la voûte palatine, la langue, les joues, gagnent le pharynx, descendent sur les ligaments aryténo-épiglottiques, et de là, dans le larynx, dont ils altèrent et détruisent les parties les plus essentielles, les cordes vocales.

Insisterai-je sur les désordres fonctionnels qui sont la conséquence de ces graves lésions? La respiration est gênée, bruyante; la langue est pesante, embarrassée, la mastication difficile; l'haleine est d'une fétidité extrême; la voix est rauque, enrouée, parfois mugissante, ou analogue au cri d'un petit chien; elle finit par s'éteindre. L'altération de la voix était bien connue de Moïse, et ce grand législateur, pour reconnaître les lépreux, leur ordonnait de parler devant lui.

Enfin, les poils se détachent et tombent de tous côtés; et l'alopécie qui en résulte, jointe à la raréfaction ou à la perte des sourcils, vient donner un dernier cachet au tableau si effrayant que nous offre déjà la maladie à sa seconde période.

Troisième période. — Les deux dernières périodes sont caractérisées par l'établissement des ulcères, et des désordres variés du côté du système locomoteur.

Les ulcères peuvent se montrer prématurément à la deuxième période, mais on les observe surtout à la troisième; c'est alors qu'ils se multiplient et se creusent, dégradant et détruisant peu à peu le corps du malheureux lépreux.

Leur mode de formation n'est pas toujours le même: ils succèdent, soit à la fonte des tubercules, soit aux éruptions miliaires et furfuracées, soit aux bulles pemphigoïdes, soit enfin à des abcès gangréneux.

Comme nous reviendrons d'ailleurs, dans l'histoire des léproïdes, sur les caractères et les symptômes de ces ulcères, nous ne faisons que les signaler ici : ils sont de forme irrégulière, à bords décollés, sinueux, anfractueux, à fond rouge, granuleux, mamelonné ou recouvert de croûtes noirâtres.

Le tissu osseux ne tarde pas à être gravement compromis; sur différents points s'établissent des ulcères fistuleux qui aboutissent profondément à des os malades; et c'est alors que l'on voit se détacher et tomber par fragments ou en totalité des os du carpe, du tarse, des phalanges, des doigts et des orteils, des pieds et des mains; des membres entiers peuvent être séparés du tronc à leur racine ou par lambeaux hideux. Dans tous ces cas, c'est la mortification du tissu osseux qui paraît entraîner son élimination. Est-ce tout, cependant, et devons-nous refuser toute part à la carie, à l'ostéite, dans la production de ces phénomènes? La matière tsarathique ne peut-elle pas s'infiltrer primitivement dans les os, et devenir ainsi la cause immédiate de leur altération? Y a-t-il lieu d'admettre enfin un *spina ventosa* de nature lépreuse? MM. Boeck et Daniellsen, contrairement à l'opinion de Schilling, n'admettent pas la lésion primitive des os, et malheureusement les faits nous manquent à nous-même pour nous prononcer sur cette importante question.

Les muscles sont fréquemment atteints, dans la lèpre, de cette affection singulière que l'on a désignée sous le nom d'atrophie progressive; leurs fibres s'amoindrissent, se transforment, leurs saillies s'effacent peu à peu et finissent par disparaître complétement. C'est à la main surtout que l'on constate ce phénomène; les éminences thénar et hypothénar s'affaissent, les espaces intermétacarpiens se creusent, et la peau s'enfonce dans leurs intervalles et s'applique aux os presque sans intermédiaire. Je donne en ce moment des soins à trois lépreux : l'un d'eux présente une atrophie remarquable des interosseux, et spécialement de l'interosseux dorsal du premier espace; or, ne l'oubliez pas, le phénomène dont je parle en ce moment est du plus fâcheux augure; son importance n'avait point échappé à Gordon, qui écrivait au moyen âge.

Quatrième période. — La lèpre, après avoir ainsi ravagé, pour ainsi dire, en détail, tout l'organisme humain, s'attaque enfin aux sources mêmes de la vie : nous voici arrivé à la période de cachexie. Alors apparaissent les affections viscérales, qui portent surtout et en premier lieu sur les organes thoraciques; une véritable phthisie lépreuse se déclare; à l'enrouement et à la raucité de la voix succède l'aphonie la plus complète; les cartilages du larynx, ulcérés, détruits, s'éliminent par portions; les ventricules se remplissent de matière tsarathique; les replis aryténo-épiglottiques s'engorgent et s'œdématient; bientôt l'air ne trouve plus qu'un difficile et trop étroit passage, et la mort peut survenir brusquement dans un accès de suffocation, soit par le fait d'un œdème glottique, soit qu'un débris cartilagineux, détaché des parois du larynx par les progrès du travail ulcératif, ait obstrué par sa présence les voies aériennes.

Les fonctions digestives, déjà depuis longtemps languissantes, subissent aussi des troubles profonds : les malades sont tourmentés par une soif ardente; ils ont du dégoût pour les aliments; et une diarrhée incoercible, souvent accompagnée de mélæna, survient comme phénomène ultime.

Les centres nerveux sont plus gravement affectés dans la forme anesthétique que dans la forme tuberculeuse : des paralysies localisées se déclarent sur diverses régions, aux membres, à la face, au pharynx, au voile du palais, etc. ; nous avons observé ce dernier cas sur un malade anesthétique couché au pavillon Gabrielle, dans le service de M. Hillairet. C'est à tort, selon moi, que ces paralysies ont été attribuées à la lésion du système cérébro-spinal : la lèpre frappe les organes de sensibilité et de mouvement directement et sans intermédiaire ; n'avons-nous pas vu la pituitaire perdre la sensation des odeurs, la langue et la voûte palatine celle du goût, l'œil celle de la lumière, et toujours par le fait d'altérations localisées, les dépôts tuberculeux et les ulcères ? Le sens qui échappe le plus longtemps est celui de l'audition, protégé qu'il est dans son enveloppe ostéo-calcaire.

Il est bien remarquable qu'au milieu de tous les désordres si nombreux que nous venons d'énumérer, les malades conservent cependant toute leur intelligence ; et rien n'est plus triste que le spectacle de ces malheureux qui peuvent suivre et analyser sur eux-mêmes les progrès d'un mal dont trop souvent ils ont appris à connaître l'inexorable rigueur.

§ 2. — Des symptômes communs ou de l'état général du malade.

La lèpre a-t-elle des prodromes ? A cette question, MM. Gibert et Cazenave répondent par la négative ; MM. Daniellsen et Boeck admettent, au contraire, l'existence fréquente de symptômes précurseurs : le malade serait en proie à une sorte de langueur morale et physique, qui influerait sur son caractère et sur ses facultés affectives; il serait tourmenté par des frissons, par des douleurs vagues et intermittentes dans les membres, par un sentiment d'oppression égigastrique; la dyspepsie serait habituelle, et il y aurait parfois des nausées et des vomissements. Tous ces phénomènes, qui pourraient précéder de plusieurs années l'invasion, n'ont rien, comme on voit, de caractéristique.

Quoi qu'il en soit, et après un temps variable, la maladie éclate, les taches apparaissent : la série des affections commence.

De même que pour les autres maladies constitutionnelles, nous examinerons les phénomènes généraux à deux époques bien distinctes. Dans l'une, les affections se succèdent et se multiplient d'une manière en apparence isolée, et sans grand retentissement sur l'organisme; dans l'autre, le lien qui rattache les affections se montre dans toute son évidence, elles s'enchaînent, se solidarisent : la maladie domine l'économie tout entière.

Première époque. — J'examinerai successivement : *a* l'habitude extérieure du corps; — *b* les fonctions animales; — *c* les fonctions vitales; — *d* les fonctions naturelles.

a. — L'habitude extérieure est modifiée dans le volume du corps, sa température, sa couleur, sa forme.

Le *volume* est augmenté dans la forme tuberculeuse : des saillies hérissent de toutes parts la surface tégumentaire; des noyaux d'induration se forment dans l'épaisseur du derme et dans le tissu sous-cutané, en même temps que dans leurs intervalles, s'infiltre une matière gélatiniforme qui produit une sorte de boursouflement comme emphysémateux, avec teinte grise et flétrissure de la peau : cet aspect est caractéristique. Certains organes peuvent ainsi acquérir des dimensions monstrueuses. La lèpre anesthétique tend, au contraire, à amoindrir le volume des parties; la peau est comme atrophiée, et suivant l'expression de Moïse, déprimée dans sa propre substance.

La *température* n'offre rien de bien particulier à noter; elle est le plus souvent diminuée; parfois, il y a des frissons vagues, des accès de fièvre erratique.

L'altération de la *couleur* est un symptôme constant dans toutes les variétés de lèpre : elle dépend surtout de la présence des macules. Tantôt c'est une coloration rouge, cramoisie, vineuse, comparable au coup de soleil ou à la rougeur scarlatineuse; tantôt c'est un aspect bariolé, une sorte de vitiligo exotique, caractérisé par des taches brunes et blanches alternativement; tantôt enfin, et le plus souvent, c'est une couleur fauve, bronzée, grise ou de feuille morte, remarquable surtout sur les parties découvertes, la face et les mains.

La *forme* subit des modifications très remarquables dans la lèpre tuberculeuse : la matière tsarathique se rassemble, de distance en distance, en masses informes et disgracieuses; c'est la face qui en souffre le plus; les traits sont parfois rendus méconnaissables. Dans la lèpre anesthétique, le visage est émacié, amaigri, les traits tirés, les joues flasques, etc. Je n'insiste pas sur ces déformations, dont l'étude sera mieux placée dans la description des formes de l'éléphantiasis.

b. — *Fonctions animales.* — Nous ne reviendrons pas sur les altérations de la sensibilité générale et spéciale: nous avons vu qu'elles appartiennent à la lèpre, au titre d'affections propres, et que cette terrible maladie n'épargne aucun sens.

Elle s'attaque également aux organes de la locomotion : il y a de la courbature, une tendance invincible au repos ; tout mouvement, toute activité devient pour le malade une véritable fatigue ; il ressent des douleurs contusives dans ses membres affaiblis ; sa marche est chancelante et mal assurée : « il jette avec effort, et, en quelque sorte, d'une seule fois, la plante des pieds contre terre. » (Boeck.)

Je vous ai dit plus haut que la voix ne tardait pas à devenir rauque, enrouée, puis tout à fait éteinte, par la destruction des parties constituantes du larynx.

Vous savez, enfin, que l'in'elligence conserve le plus souvent son intégrité au milieu du désordre de toutes les fonctions ; quelquefois cependant elle se trouble plus ou moins à une période avancée.

c. — *Fonctions vitales.* — La respiration est constamment gênée, et cette gêne va croissant jusqu'à la fin ; la dyspnée peut être portée jusqu'à la suffocation et le malade mourir subitement asphyxié ; vous connaissez les causes de cet accident.

Les fonctions digestives, d'abord languissantes, finissent par s'altérer profondément.

Le pouls est ralenti plutôt qu'accéléré, et c'est une chose vraiment singulière que l'absence de fièvre et de réaction vitale, quand tout est en péril ; il semble que la lèpre paralyse les forces vives et réagissantes de l'économie.

d. — *Fonctions naturelles.* — On a beaucoup parlé du *libido inexplebilis* des lépreux, des désirs impétueux qui les portent au coït ; il peut exister, en effet, dans certains cas, une surexitation morbide des organes génitaux, mais cela est rare, et le plus ordinairement, le sens génésique reste silencieux, les organes s'atrophient peu à peu, par les progrès du mal, et de là résultent en définitive l'impuissance et la stérilité.

La menstruation devient irrégulière ; elle peut cesser complétement, et même ne jamais paraître, si le mal commence avant la puberté.

Deuxième époque. (Cachexie lépreuse). — Un moment arrive où la lèpre, après avoir parcouru, pour ainsi dire, presque tous les organes, et laissé sur eux d'affreuses marques de son passage, s'attaque enfin, comme nous l'avons dit, aux sources mêmes de la vie : toutes les affections se solidarisent dans l'unité morbide, pour porter le dernier coup à cette existence déjà si menacée ; des tubercules de toutes formes, des ulcères sordides couvrent le corps du malade ; sa face revêt les aspects les plus bizarres et les plus étranges ; il répand autour de lui une fétidité insupportable ; la suppuration, qui a lieu presque partout, la lientérie l'épuisent ; ajoutez à tout cela les paralysies, la perte des sens, etc., et vous aurez une idée de l'état de dégradation qu'entraîne l'éléphantiasis à sa période ultime.

Cependant, et malgré la généralisation du mal, le pouls s'est à peine modifié ; il est régulier, le plus souvent un peu ralenti ; en un mot, et je reviens à dessein sur ce fait remarquable, la fièvre hectique n'existe pas dans la cachexie lépreuse ; jamais non plus on n'y observe ces suffusions séreuses si ordinaires dans les autres cachexies.

La mort survient de diverses façons : tantôt le malade meurt asphyxié, soit brusquement par le fait d'un lésion laryngée, ou lentement par accumulation des liquides bronchiques (anhématosie par écume bronchique) ; tantôt enfin, c'est une syncope ou une apoplexie qui vient fermer la scène. Je dois ajouter que le premier genre de mort est de beaucoup le plus fréquent.

DES FORMES DE L'ÉLÉPHANTIASIS. — Le tableau symptomatique que je viens de vous présenter de la lèpre considérée à son point de vue le plus général, ne saurait vous suffire ; quoique toujours identique dans son principe, cette maladie peut varier beaucoup dans la forme, et de là résultent des différences, dans son aspect et dans sa marche, qu'il importe de faire ressortir à vos yeux.

Je reconnais trois formes à l'éléphantiasis :

1° La forme tuberculeuse ou commune,

2° La forme anesthétique ou maligne,

3° La forme larvée.

1° *Forme commune, tuberculeuse*. — Elle est annoncée par un sentiment de fatigue physique qui va parfois jusqu'à la prostration des forces ; le malade se traîne avec effort, ses membres sont devenus un fardeau pour lui. C'est la fatigue morale qui prédomine dans la forme anesthétique.

Puis apparaissent les taches, dont la teinte ordinairement fauve, bronzée, grisâtre ou jaunâtre, peut se nuancer d'ailleurs de diverses façons. Ces taches sont irrégulières, légèrement saillantes ; elles s'effacent et se reproduisent un certain nombre de fois avant de s'établir définitivement, et dès lors la pression ne les fait plus disparaître ; sur les régions où elles siégent, les poils s'altèrent, et comme la face est généralement la première envahie, la chute des sourcils survient de très bonne heure, et constitue un signe d'une grande importance.

Lorsque les macules sont arrivées à l'état stationnaire, les tubercules se montrent; le derme devient épais et comme solidifié par l'infiltration d'une matière jaunâtre et visqueuse, dans laquelle tous ses éléments sont confondus; il a perdu sa souplesse et son élasticité normales. Les fonctions des glandes cutanées ne tardent pas elles-mêmes à subir des atteintes profondes; les glandes sudoripares, comme étouffées et atrophiées par la matière tsarathique, cessent de sécréter la sueur là où existent les tubercules; les follicules sébacés ont au contraire augmenté d'activité, et déversent sur la peau une couche huileuse et comme vernissée.

Les tubercules gagnent les muqueuses, l'haleine est fétide, la voix modifiée ou éteinte; des ulcères rongent et perforent la cloison des fosses nasales.

Je vous ai fait voir comment l'œil est altéré dans l'éléphantiasis par l'extension graduelle, du dehors au dedans, du produit morbide déposé sous la conjonctive. Le mal peut aussi procéder de l'intérieur à l'extérieur : longtemps on ne constate que des troubles visuels, que des douleurs ophthalmiques sourdes et profondes; et l'on découvre un jour sur l'iris un point jaune qui va sans cesse grandissant, en même temps qu'une exsudation épaisse déforme et tend à obstruer de plus en plus le champ pupillaire : dès ce moment la vision est déjà, sinon perdue, au moins sérieusement compromise.

Vous pouvez maintenant, par tout ce qui précède, vous faire une idée de l'aspect bizarre et caractéristique que l'éléphantiasis tuberculeux imprime à la physionomie humaine : les téguments du front forment une couche épaisse et proéminente, sur laquelle se détachent confusément des nodosités profondes, des tubercules d'une teinte brune ou

violacée ; des rides, de larges sillons se creusent ; les régions
surcilières, dégarnies de poils, se tuméfient énormément et
se projettent au-devant des globes oculaires plus ou moins
altérés eux-mêmes ; le nez est écrasé, élargi, réduit parfois
à un moignon informe ; les lèvres sont épaisses, chargées de
tubercules ; les pommettes saillantes, mamelonnées, rougeâtres ; les oreilles deviennent monstrueuses ; si le malade
ouvre la bouche, sa muqueuse apparaît semée de granulations ou de macules comme ecchymotiques. Joignez à tout
cela la chute des cils, de la chevelure, l'aspect huileux de la
peau, les ulcérations rebelles, les croûtes noirâtres, la fétidité de l'haleine, l'expression de souffrance et d'hébétude
répandue sur la face, et vous comprendrez à quel point la
maladie, à son plus haut degré, peut transformer le visage
de l'homme. C'est pour retracer sans doute ces hideuses
métamorphoses que les anciens avaient employé les dénominations de *satyriasis*, de *léontiasis*, etc., tirées de la comparaison avec les satyres fabuleux, les lions, ou autres
animaux féroces.

La forme tuberculeuse a une marche presque toujours
chronique ; quelquefois cependant, dans des cas très rares,
elle prend un caractère aigu, et alors se réalisent en quelques semaines tous les désordres que nous venons d'indiquer. MM. Boeck et Daniellsen ont observé cette marche
aiguë trois fois sur cent cinquante.

M. Boeck a admis une variété assez singulière de la lèpre
tuberculeuse, je veux parler de la forme acarienne : ayant
examiné au microscope certains tubercules recouverts de
croûtes épaisses, brunâtres, il les aurait trouvés, ainsi que
ces dernières, presque exclusivement constitués par des

acares ou des débris d'acares ayant avec le sarcopte de la gale la plus grande analogie. Je pense que dans ces cas, M. Boeck a eu affaire à la gale de Norvége, ou à un mélange de gale et de spedalsked ; mais je ne puis admettre que le parasite en question appartienne jamais à la lèpre à titre de produit morbide (1).

2° *Forme maligne, anesthétique.* — Les prodromes attribués à cette forme sont à peu près les mêmes que dans la précédente, si ce n'est que l'abattement moral est encore plus prononcé.

C'est au début de la forme anesthétique que l'on observe cette affection pemphigoïde déjà mentionnée plus haut, et dont la description spéciale appartient à l'histoire des léproïdes. Vous savez déjà que ces bulles donnent lieu, après leur rupture, à des surfaces ulcérées insensibles, remplacées elles-mêmes par des cicatrices également insensibles.

En même temps que les bulles, ou peu après, se montrent des taches irrégulières, souvent d'une grande blancheur, parfois colorées de diverses façons, taches qui représentent les macules de la forme tuberculeuse. Puis survient une hyperesthésie qui peut acquérir un haut degré d'intensité, et s'étendre à toute la surface du corps. Cette hyperesthésie n'offre rien de spécial dans la forme anesthétique, puisque nous l'avons également rencontrée dans la forme tuberculeuse ; elle n'est, dans tous les cas, que le phénomène avant-

---

(1) M. Boeck, que j'ai moi-même interrogé sur ce passage de son livre, serait tenté de rapporter ces faits à une erreur de traduction ; mais cela ne me paraît pas possible : l'erreur est bien certainement le fait des auteurs ; c'est une erreur de diagnostic et non une erreur du traducteur.

(Note de M. Bazin.)

coureur de l'insensibilité qui, tôt ou tard, doit s'emparer de la peau.

La peau présente, dans son ensemble, un état tout particulier : elle est d'un blanc sale, sèche, dure, comme parcheminée, mince, atrophiée ; toutes les actions organiques deviennent de plus en plus obscures dans son tissu, que la vie semble avoir abandonné. Le visage est amaigri, cadavéreux ; le muscle orbiculaire des paupières a perdu sa plénitude et son activité ; la conjonctive s'injecte, les cils tombent, l'œil devient sec, la cornée s'obscurcit, et la vision est ainsi détruite peu à peu ; en un mot, l'œil, qu'une idée philosophique tend à considérer comme une simple dépendance de la peau, semble participer, comme tel, à l'atrophie et au vice de nutrition de cette membrane.

La bouche est déviée, insymétrique ; la lèvre supérieure, amincie, s'applique à l'arcade alvéolaire, qu'elle dessine ; l'inférieure, renversée et pendante, laisse à découvert les dents correspondantes et une partie de la gencive, d'où résulte un véritable ptyalisme avec écoulement continuel de salive au niveau des commissures. Les altérations du nez sont ici moins fréquentes et moins prononcées que dans la forme tuberculeuse.

Le goût est singulièrement émoussé. Le sens de l'ouïe est celui qui persiste le plus longtemps à l'état d'intégrité.

Remarquez que l'anesthésie a marché de pair, dans ses progrès, avec les altérations précédentes, et quand l'atrophie est arrivée à son plus haut point, les tissus sont déjà complétement insensibles.

Dans la dernière période, l'anesthésie est telle et à la fois si profonde que le malade peut se faire, sans en souffrir, les plus affreuses mutilations. On a vu des malheureux se couper des phalanges et des doigts, se déchirer de toutes façons, sans ressentir la moindre douleur. Dans cette période, se montre encore un phénomène des plus remarquables : c'est une incurvation singulière des doigts et des orteils, qui prennent la forme d'une ligne brisée en deux sens opposés et alternatifs; c'est une sorte de rétraction lente dont le résultat définitif est de produire une flexion forcée qui résiste à tous les efforts. Cette incurvation n'est elle-même que le symptôme apparent d'une phlegmasie qui s'opère sourdement dans la profondeur des tissus : après un temps variable un point fluctuant se forme, il s'ouvre, et ainsi s'établit un ulcère par lequel vont s'éliminer des portions osseuses ou des os entiers. Ces phénomènes ne s'accomplissent pas sans provoquer une violente réaction locale et générale : des douleurs vives, des frissons, une fièvre intense les accompagnent. Ils se répètent un certain nombre de fois, et le malade voit ainsi se détacher successivement de son corps ses phalanges et ses doigts : les mains et les pieds peuvent eux-mêmes être amputés d'emblée à leurs articulations supérieures.

3° *Forme larvée.* — (*Lèpre blanche, Morphea alba.*) — J'ai eu l'occasion d'observer dans mon service, il y a quelques années, un cas fort curieux d'éléphantiasis, cas qui ne rentre pas dans les formes précédentes. Le malade venait des États-Unis, où il était resté un an environ, dans le Kentucky. Sur les diverses régions de son corps étaient répandues des taches variables de forme et de dimensions, les unes blanches, les autres de couleur fauve. Les taches vitiliges, de beaucoup les plus nombreuses, présentaient des caractères tout .particuliers ; quelques-unes, situées au cou, au menton, à la face, avaient encore la consistance normale de la peau, mais le plus grand nombre s'étaient transformées peu à peu, et par les progrès du mal, en un tissu dur, d'un blanc mat, comme cicatriciel, et tout à fait comparable à celui de la kéloïde ; de plus, et j'insiste sur ce caractère qui est capital, la sensibilité à la surface de ces macules était diminuée ou tout à fait abolie. Le malade portait en outre sur les jambes des ulcères irréguliers, à bords indurés, taillés à pic, à fond rouge mamelonné et insensible. Les cheveux tombaient sur tout le cuir chevelu, et une sorte de tonsure ovalaire existait au sommet de la tête.

La relation de ce fait remarquable a été consignée tout au long dans la dernière édition du livre de M. Gibert, à l'article *Vitiligo*. L'erreur de mon savant collègue s'explique facilement, si l'on songe que, dans l'observation prise par son interne, on ne trouve mentionnée nulle part une particularité des plus importantes offerte par le malade, je veux parler de l'insensibilité des macules. J'ajouterai cependant que, même en l'absence de ce signe, il m'eût répugné de placer une telle dégénération du derme au nombre des affections pigmentaires. M. Gibert exprime d'ailleurs son embarras, quand il dit : « Un fait que nous avons observé à » l'hôpital Saint-Louis nous porterait à croire que le vitiligo » exotique peut exister comme maladie spéciale et sans » amener à sa suite le développement tuberculeux de l'élé- » phantiasis, ce qui le rapprocherait, peut-être même le » confondrait avec l'éléphantiasis anesthétique dont nous » avons tracé ailleurs les caractères. »

Quant à moi, en présence de ce fait singulier et rare, je

n'ai point hésité à prononcer le mot d'éléphantiasis. Je le rapprocherais volontiers de la lèpre des Hébreux, si bien décrite par Moïse, lèpre dont il me retrace les principaux caractères; il en est un cependant qui manquait sur notre malade, c'est l'état de dépression de la peau, au niveau des macules, mais ce caractère, signalé un peu légèrement par Alibert, n'a été vu ni confirmé par aucun autre auteur; je ne l'ai rencontré moi-même que dans une forme de pelade, que j'ai pour cette raison appelée *pelade achromateuse déprimée*, et je pense que cette affection a été, dans plus d'un cas, confondue avec la lèpre.

Je me suis expliqué, dans l'historique, sur le vitiligo de Celse, dans lequel on a voulu reconnaître la lèpre antique, et j'ai montré, le texte en main, combien peu était fondée cette opinion (voy. *Vitiligo*).

Il est une affection qui, bien plus que le vitiligo, se rapproche de la forme larvée de l'éléphantiasis, c'est la kéloïde. A ce sujet, je ne puis laisser passer, sans la combattre, l'opinion de M. Hardy, pour lequel la kéloïde serait une simple difformité. M. Hardy se fonde surtout sur l'indolence de cette lésion cutanée : or, elle s'accompagne de douleurs lancinantes parfois très vives; elle ne s'ulcère pas, dit-il encore, et reste indéfiniment stationnaire : mais a-t-on suivi les malades, et quel est le médecin qui pourrait affirmer que la kéloïde observée par lui il y a des mois ou des années, n'a pas subi, après un temps variable, des modifications qu'il ne saura jamais? Quoi qu'il en soit, je sépare la kéloïde de la forme larvée de la lèpre par les deux grands caractères suivants : 1° l'anesthésie fait constamment défaut à la surface des plaques qu'elle détermine; 2° dès que celles-ci apparaissent, la peau est modifiée dans sa texture, indurée et comme cicatricielle, ce qui n'arrive qu'assez tard, et toujours d'une manière lente et graduelle, dans l'éléphantiasis.

Les mêmes signes nous suffiront également à établir la différence qui existe entre cette forme larvée et une affection voisine de la kéloïde, je veux parler de la scléro-dermie diathésique.

Marche. — *Durée de la lèpre.* — La marche de l'éléphantiasis est continue, avec un certain caractère d'intermittence dans les accidents : les taches disparaissent un certain nombre de fois avant de devenir stationnaires, les tubercules peuvent se résoudre, les ulcères se cicatriser, mais de nouveaux tubercules se forment, de nouveaux ulcères se creusent, et la maladie, en apparence un instant arrêtée, reprend son cours fatal jusqu'à la terminaison funeste.

La durée, ordinairement longue, varie suivant la forme de la maladie. D'après les relevés statistiques de MM. Daniellsen et Boeck, elle serait, chiffres moyens, de neuf ans et demi pour la forme tuberculeuse et de dix-huit ans et demi pour la forme anesthétique. Je vous ai dit que la première pouvait, dans des cas rares, prendre une marche rapide et suraiguë.

La lèpre se termine à peu près fatalement par la mort; on a cependant noté quelques cas rares de guérison.

Complications. — Les formes tuberculeuse et anesthétique se compliquent fréquemment l'une l'autre; nous en avons observé un exemple sur un malade placé au pavillon Gabrielle (service de M. Hillairet), malade qui, atteint d'une lèpre anesthétique des plus caractérisées, portait sur différents points du corps des indurations tuberculeuses. Il s'établit dans ces cas, suivant la remarque de M. Boeck, une sorte d'antagonisme entre les deux formes, de telle façon que celle qui tend à prédominer fait taire l'autre et l'arrête dans son développement. Qui ne voit dans ce fait une preuve évidente en faveur de l'unicité du principe morbide ?

La syphilis peut marcher côte à côte avec l'éléphantiasis; ces deux maladies ne s'excluent nullement, et la combinaison de leurs symptômes sur un même sujet a dû contribuer sans aucun doute à faire croire que celle-ci n'était que la dégénération de celle-là. Mais aujourd'hui que, par les progrès de la sémiotique cutanée, la part peut être faite à chacune d'elles, dans ces cas complexes, le fait même de cette coïncidence acquiert une tout autre signification.

Les phlegmasies viscérales, les fièvres intermittentes, le rhumatisme articulaire aigu se rencontrent fréquemment chez les lépreux.

La variole a été observée par M. Boeck, sur un grand nombre de spédalsques, à l'hôpital Saint-Georges, pendant une épidémie. Elle produit la suppuration et la destruction des tubercules; mais cette influence est tout à fait passagère, et de nouveaux tubercules ne tardent pas à apparaître.

La néphrite albumineuse, constatée par nous sur un jeune lépreux de notre service, n'appartient pas à la lèpre; c'est une affection de nature le plus souvent scrofuleuse.

Notons enfin que dans les autopsies, on a trouvé quelquefois les poumons creusés de cavernes ou infiltrés de tubercules tels qu'on en rencontre dans la phthisie.

Lésions cadavériques. — Je ne puis que vous donner ici un résumé succinct des belles recherches faites par

MM. Daniellsen et Boeck, en vous renvoyant pour plus de détails à leur ouvrage.

Les altérations anatomiques diffèrent beaucoup dans les formes tuberculeuse et anesthétique, et j'aurai soin, chemin faisant, de faire ressortir ces différences.

1° *Système tégumentaire.* — La peau est altérée à un haut degré dans la lèpre tuberculeuse. Dans cette forme, c'est en effet sur le derme que se portent surtout et en premier lieu, les produits pathologiques : au niveau des taches, son tissu est épaissi, assez rouge, et imprégné d'une humeur visqueuse et sanguinolente ; là où existent les tubercules, il a perdu complétement sa structure et les caractères organiques qui le distinguent. Le tissu cellulaire sous-cutané est infiltré d'une matière lardacée, adhérente au chorion, dont il est très difficile de le séparer. Les vaisseaux et les nerfs qui traversent ces tissus dégénérés sont épaissis et malades.

Dans la lèpre anesthétique, le tégument externe est atrophié, aminci, mais il a conservé sa texture à peu près normale. Autour des ulcères osseux, le tissu cellulaire est épaissi et infiltré d'une matière comme gélatineuse, dans des étendues souvent considérables.

Les muqueuses présentent des lésions tout à fait analogues à celles de la peau, et comme ces dernières, appartenant presque exclusivement à la forme tuberculeuse. Je vous les ai fait connaître en partie dans le cours de la description ; vous savez que les muqueuses nasale, oculaire, buccale, pharyngienne, laryngienne, sont tour à tour ou simultanément affectées. L'autopsie révèle d'autres lésions encore : la muqueuse gastro-intestinale est elle-même envahie par les dépôts tuberculeux, et devient le siége d'ulcérations qui parfois rongent et perforent toutes ses tuniques.

De même que la peau, les muqueuses n'offrent pour toute altération, dans la lèpre anesthétique, qu'une pâleur extrême, avec amincissement et atrophie.

2° *Systèmes osseux et musculaire.* — Les os sont rarement attaqués dans la forme tuberculeuse : vous savez combien ils ont à souffrir dans la forme anesthétique; je ne reviendrai pas sur ce que je vous ai dit à ce sujet.

Les muscles sont atrophiés, extrêmement pâles, dans l'anesthétos; la fibre contractile a presque complétement disparu par places, et elle est remplacée par une couche comme gélatineuse, au milieu de laquelle on a peine à en apercevoir les derniers vestiges. Cette altération ne se rencontre pas, du moins au même degré, dans la lèpre tuberculeuse.

3° *Appareil respiratoire.* — Le parenchyme pulmonaire n'a présenté aucune lésion que l'on puisse rattacher à l'éléphantiasis; mais la plèvre a été trouvée, ainsi que le péricarde, dans un grand nombre de cas, criblée d'une infinité de tubercules tsarathiques.

4° Du côté de l'abdomen, l'éléphantiasis tuberculeux se prend à presque tous les organes contenus dans cette cavité : le péritoine, le foie, le pancréas, les reins, les ganglions nerveux, etc., sont infiltrés et dégénérés dans la forme tuberculeuse; on ne trouve guère, dans l'anesthétos, que l'altération des reins, et encore ne survient-elle qu'à une période avancée.

5° *Système nerveux.* — Les lésions du système nerveux ont leur summum de développement et leur plus haute expression dans la lèpre anesthétique, où elles représentent, comme importance, les lésions tégumentaires dans l'autre forme.

Dès le début de la maladie, les veines spinales postérieures s'injectent et dans le tissu sous-arachnoïdien se répand une exsudation albumineuse, surtout en arrière et au voisinage des racines postérieures des nerfs ; puis des adhérences s'établissent entre l'arachnoïde et la pie-mère ; la substance de la moelle devient dure et compacte au point de crier sous le scalpel, et ce changement de consistance coïncide avec une diminution notable dans son volume. Ces altérations sont surtout prononcées au niveau des régions cervicale et lombaire ; les plexus qui en naissent ont été parfois trouvés plus ou moins atrophiés.

Des phénomènes analogues se passent dans la substance cérébrale et les méninges : exsudation albumineuse, atrophie, sclérose. Dans presque tous les cas, des lésions ont été rencontrées dans le ganglion de Gasser, et au point d'émergence des racines du nerf de la septième paire.

Étiologie de la lèpre. — Je vous ai défini la lèpre une maladie non contagieuse et essentiellement héréditaire.

En ce qui concerne la contagion, j'admets, avec la plupart des auteurs, que l'éléphantiasis ne se transmet jamais de cette manière, et qu'on peut impunément toucher les lépreux, porter leurs vêtements, partager leur lit, etc. Les médecins qui ont observé la maladie dans les contrées où elle est endémique, lui refusent également d'ailleurs tout caractère contagieux. Mais en a-t-il été ainsi dans tous les temps, et devons-nous croire exagérées ou sans fondement les précautions prises par Moïse pour garantir son peuple de la communication du fléau ? Je pense qu'il est sage de rester dans le doute à cet égard. L'idée d'une contagion qui aurait cessé d'exister n'a rien, à mon sens, qui doive choquer absolument l'esprit.

La lèpre est-elle inoculable? Personne n'a, que je sache, cherché à inoculer un produit morbide pris sur un éléphantiasique, et les faits nous manquent à nous-même pour résoudre cette intéressante question.

Quant à l'hérédité, c'est une tout autre affaire, et nous pouvons ici nous prononcer hardiment, car le doute n'est plus possible. Tous les observateurs l'ont constatée; MM. Daniellsen et Boeck l'ont trouvée 127 fois sur 145 cas de lèpre tuberculeuse, et 58 fois sur 68 anesthétiques; et ils ont remarqué en outre, chose singulière! que la maladie se propageait surtout en ligne collatérale, et qu'elle pouvait étendre sa funeste influence jusqu'à la quatrième génération.

Il m'a paru intéressant de connaître les antécédents des malades qui, nés dans les climats tempérés, sont allés puiser le germe de la lèpre dans les contrées exotiques où elle règne presque exclusivement aujourd'hui. Le nombre de mes observations n'est pas assez considérable pour que je puisse me permettre d'en tirer des conséquences, mais les faits que j'ai pu rassembler méritent certainement toute votre attention. Chez trois des lépreux que nous avons eu à soigner, le père était mort de la goutte et la mère d'un cancer. Devons-nous croire à une simple coïncidence, ou bien y aurait-il entre ces affections et la lèpre un lien pathogénique jusqu'ici méconnu? J'avoue que je pencherais volontiers vers cette dernière supposition.

La lèpre peut cependant se développer d'une manière, je dirai presque accidentelle, et par le concours de circonstances extérieures que je vais vous énumérer dans un instant ; mais la prédisposition native préexiste toujours, comme cause première, et sans elle, toutes les autres causes resteraient sans effet.

La condition de milieu, assez mal définie du reste, est certainement, après l'hérédité, la cause la plus puissante de l'éléphantiasis : l'humidité de l'air, les cours d'eau, les chaleurs excessives ou les froids rigoureux, c'est-à-dire les extrêmes de température, y prédisposent d'une manière évidente ; et tel est allé chercher la maladie en contrée lointaine, qui ne l'aurait jamais eue sans doute, s'il n'avait point quitté le pays qui l'a vu naître.

On a attribué à l'hygiène, à la manière de vivre, à l'alimentation, une grande influence sur la production de la lèpre : la viande de porc, l'usage d'oiseaux de mer, de certains poissons gâtés ou malades, etc., ont été tour à tour accusés, mais on voit presque toujours intervenir en premier ordre l'hérédité.

Enfin, on s'en est pris à la syphilis : c'est là, comme je vous l'ai dit, une grande erreur pathologique.

La lèpre peut attaquer tous les âges, et même atteindre l'enfant pendant la vie intra-utérine ; il est très rare cependant de la voir se développer dans la vieillesse. Le sexe a-t-il quelque influence ? Nous serions tenté de le croire, presque tous nos malades éléphantiasiques ayant été des sujets du sexe masculin.

Nature de la lèpre. — En vous définissant la lèpre une maladie constitutionnelle, je vous ai donné mon opinion sur sa nature ; sa cause première nous échappe, comme celle de toutes les maladies : c'est là l'inconnue de toutes les sciences.

MM. Daniellsen et Boeck ont analysé le sang des lépreux, et ont cru trouver le point de départ et le secret de tous les accidents dans une dyscrasie albumino-fibrineuse du fluide sanguin : comme il arrive souvent en pareil cas, l'effet a été pris pour la cause ; ils n'ont fait que reculer la question, en croyant la résoudre. Si leurs idées étaient justes, tout serait donc dans la matière tsarathique : c'est elle qui, sécrétée à la surface de la peau ou dans son intérieur, produirait les macules et les tubercules ; l'anesthésie serait due également à un dépôt de la même matière sur le cerveau, la moelle ou les nerfs ; et l'éléphantiasis devrait être considéré comme une diathèse, dans le sens que nous attachons à cette expression. Mettant de côté les hypothèses, pour nous, une maladie qui produit à la fois, ici des macules, là des tubercules, ailleurs de l'anesthésie, des bulles, des pustules, des exfoliations, etc., etc., est et ne peut être qu'une maladie constitutionnelle.

La dartre et l'arthritis n'ont en général que des manifestations communes ; la syphilis n'a, pour ainsi dire, que des affections spéciales ; la scrofule a des affections communes et des affections spéciales ; la lèpre trouve donc sa place naturelle à côté de la scrofule.

Sémiotique de la lèpre. — La sémiotique de l'éléphantiasis comprend deux points : 1° le diagnostic de la maladie ; 2° le diagnostic des affections qui en dérivent. Nous rejetons ce dernier point à l'étude des léproïdes, pour ne nous occuper ici que de l'unité pathologique.

On peut surtout confondre la lèpre avec l'éléphantiasis des Arabes, la lèpre des Grecs, la syphilis et la fièvre paludéenne.

1° L'éléphantiasis des Arabes est le plus souvent localisé à une région du corps, aux membres inférieurs surtout ; il a été précédé ou s'accompagne encore de lymphites à répétition, d'engorgements ganglionnaires, d'affections chroniques de la peau qui n'ont rien de spécial. On le rencontre dans tous les pays et sous toutes les latitudes. Les troubles généraux sont légers ou nuls, et sans parler des autres symptômes de la lèpre, on ne trouve jamais ni macules, ni anesthésie cutanée. Il arrive enfin à un état indéfiniment stationnaire, et dès lors, ce n'est plus qu'une simple difformité.

2° La lèpre des Grecs (*lepra vulgaris*) ne mérite véritablement d'être mentionnée ici qu'en raison de sa dénomination : la confusion est dans le mot, mais ne peut exister dans les choses. Rien, en effet, ni dans les causes, ni dans les symptômes, ni dans la marche, etc., qui permette de rapprocher deux maladies aussi dissemblables : l'éléphantiasis et l'herpétisme, dont le psoriasis circiné, ou lèpre des Grecs, n'est qu'une traduction sur la peau.

3° La syphilis diffère de la lèpre par les caractères objectifs de ses affections, par leur marche, par l'influence que le traitement a sur elles. Elle ne détermine jamais d'insensibilité à la peau. Elle en diffère, enfin, par un caractère essentiel et de premier ordre, par son mode de production, qui est la contagion. Ce que je viens de dire s'applique également à la radesyge de Norvége, qui n'est qu'une forme grave de syphilis.

4° La fièvre paludéenne a bien peu de rapport avec l'éléphantiasis ; cependant, comme celui-ci est parfois accompagné à son début de quelques mouvements fébriles intermittents, l'erreur a pu être commise; mais la périodicité n'est jamais, dans ce cas, bien régulière, les accès sont peu marqués, et d'ailleurs les premiers symptômes de la maladie viennent bientôt dissiper l'incertitude.

Nous avons vu que la fièvre intermittente pouvait compliquer la lèpre : il y aurait alors double chance d'erreur.

Pronostic. — Il est très grave, d'une façon absolue, puisque la mort a été jusqu'ici le résultat à peu près inévitable des progrès de la maladie. On cite toutefois quelques cas de guérison, mais si rares qu'on ne peut jamais compter sur une telle éventualité.

Le pronostic varie, relativement, suivant la forme de la lèpre : il est plus grave dans la forme anesthétique que dans la forme tuberculeuse. Il varie encore suivant l'âge du sujet, la période de la maladie, le pays où on l'observe, l'importance et le siége des lésions qu'elle a déterminées.

Thérapeutique de la lèpre. — C'est une chose grave et à la fois pénible pour le médecin que de traiter un lépreux, et ce grand problème posé à la sagacité humaine, il y a tant de siècles, attend et peut-être attendra longtemps encore sa solution.

Une première question se présente ici : importe-t-il avant tout, comme le dit M. Cazenave, que le malade vienne réclamer de bonne heure les secours de l'art? En d'autres termes, existe-t-il un moment, dans la lèpre, au delà duquel on doive renoncer à tout espoir d'être utile? M. Cazenave se fonde surtout, pour appuyer cette opinion, sur le mauvais état de la bouche et des voies digestives qui, à une période avancée, empêche l'absorption et l'action des médicaments. Sans aucun doute, il est toujours préférable d'atta-

quer les maladies à leur début et avant que, par une longue
possession, elles n'aient enlevé à l'organisme ses principaux
moyens de défense ; mais ce qui est vrai pour la vérole,
pour la scrofule, etc., contre lesquelles nous possédons des
agents presque spécifiques, cesse de l'être ou ne l'est plus
au même degré quand il s'agit de l'éléphantiasis, contre
lequel toutes les médications ont été jusqu'ici reconnues
impuissantes et inefficaces ; le médecin, désarmé en présence de cette terrible maladie, doit cependant toujours
s'efforcer d'être utile, et il peut l'être en effet beaucoup, à
son déclin comme à son début. — C'est ce que nous allons
essayer de démontrer.

Je divise le traitement en hygiénique, curatif et palliatif.

1° *Traitement hygiénique.* — Le traitement hygiénique est
le plus important, le seul peut-être qui ait une action bien
évidente sur la maladie. La lèpre étant endémique dans
certaines contrées, et se produisant dans des conditions
climatériques spéciales, on conseillera tout d'abord aux
malades l'émigration dans des pays tempérés. Nous voyons
en ce moment à Paris un assez grand nombre de lépreux
venus des régions équatoriales, bien moins sans doute pour
nous demander aide et secours, que pour se soustraire à
l'influence du milieu qui leur a été funeste. — Vous recom-
manderez ensuite la plus extrême propreté dans le linge ;
le malade prendra fréquemment des bains ; les ulcères,
s'il en existe, seront pansés avec le plus grand soin ;
en un mot, vous éloignerez de la peau, théâtre principal des manifestations, tout ce qui peut, en l'irritant,
y appeler le principe morbide. En troisième lieu, et ceci
est capital, vous surveillerez avec la plus grande attention

le régime. Vous savez quel rôle important on lui a fait jouer dans le développement de la lèpre; l'indication en découle : le lépreux se nourrira de viandes blanches, de volaille; le régime herbacé lui conviendra également; rarement lui permettrez-vous l'usage des viandes noires, et vous proscrirez d'une manière absolue la viande de porc, les salaisons, les poissons de mer, les crustacés, en un mot, tous les aliments qui, avec quelque apparence de raison, ont été reconnus nuisibles.

Enfin, l'exercice, les promenades, les distractions de toute espèce seront utiles, en donnant du ton aux organes, et en détournant l'esprit des tristes préoccupations engendrées par la maladie.

2° *Traitement curatif.* — C'est à la lèpre surtout que peut s'appliquer cet axiome thérapeutique : « Plus l'arsenal pharmaceutique est riche et bien fourni contre une maladie, plus cette maladie est rebelle et difficile à guérir. » Entreprendre de passer en revue tous les moyens qui ont été successivement recommandés ou préconisés contre elle serait un travail fatigant et sans utilité ; l'expérience des siècles a prononcé sur le plus grand nombre, et les a jugés sans retour. Cependant l'importance du sujet nous oblige à nous arrêter sur quelques-uns d'entre eux, qu'une longue vogue ou un intérêt d'actualité signale particulièrement à notre attention.

Chaque époque a eu sa théorie sur la lèpre, et chaque théorie a apporté sa médication spéciale. Les uns, se laissant guider par un certain air de ressemblance grossière avec la syphilis, ou admettant même l'identité du principe morbide, ont proposé les préparations employées, à tort ou à raison, contre la syphilis, le mercure, l'iodure de potassium, le muriate d'or, etc., toutes substances qui ne font qu'aggraver l'éléphantiasis. D'autres fois, ces agents sont administrés par suite d'ignorance et d'erreur de diagnostic ; et c'est un fait bien singulier et qui a tout lieu de nous surprendre, de voir les médecins des contrées où la lèpre est endémique la méconnaître à chaque instant et la prendre pour la syphilis. A quoi peut tenir une semblable erreur ? C'est que, faisant peu de compte des symptômes objectifs, ou s'y arrêtant à peine, on scrute aussitôt les antécédents, et dès qu'on a pu en faire jaillir, bon gré mal gré, quelque accident vénérien (ce qui d'ailleurs n'est pas rare), on se croit immédiatement fondé à établir un diagnostic en conséquence.

L'analogie des affections lépreuses avec les dartres a conduit à employer l'arsenic : les médecins anglais et américains en font un fréquent usage, sous forme de solution ; Biett avait adopté cet agent, et le vantait beaucoup au début de l'éléphantiasis. La vérité est qu'il semble parfois avoir tout d'abord une influence sur les macules et les tubercules, qui se modifient légèrement et tendent à disparaître ; mais cet heureux effet est de courte durée, et la maladie, un instant comme étonnée, a bientôt reconquis le terrain perdu, et reprend, d'un pas assuré, sa marche habituelle jusqu'à la terminaison. Je condamne par conséquent l'arsenic comme un médicament sans utilité réelle, et en outre, parce qu'il est souvent nuisible.

Schilling, qui a institué un mode de traitement contre la lèpre, se proposait surtout de rétablir les fonctions de la peau, et dans ce but, il employait les bains chauds et les sudorifiques : cette thérapeutique d'un symptôme me paraît tout à fait impuissante.

Que dirai-je de l'hydrocotyle asiatique? aura-t-il contre la lèpre une activité que je lui dénie contre toute autre affection, malgré les éloges qui lui ont été prodigués? Non, et le mal n'en reçoit aucune atteinte : c'est une substance inerte que vous avez administrée, et incapable d'enrayer un seul instant le cours des phénomènes. Je crois que le procès est fait à l'hydrocotyle asiatique.

A quels moyens aurons-nous donc recours contre la terrible maladie qui nous occupe? Dans un tel sujet, et si grave, où l'observation du passé reste silencieuse, le champ est ouvert aux recherches, et l'expérimentation est permise, je dirai plus, elle est un devoir pour le médecin. J'ai cherché aussi, à mon tour, et sans vouloir m'abuser sur les résultats d'une pratique encore trop restreinte, je tiens à vous signaler une médication dont j'ai pu constater les bons effets sur plusieurs lépreux confiés à mes soins. J'ai vu dans ces cas, sous l'influence des préparations alcalines, administrées *intus et extra*, survenir des améliorations surprenantes et tout à fait inattendues; j'ai vu les tubercules diminuer rapidement de volume, les taches s'effacer ou tendre à s'effacer, l'état général devenir meilleur; le malade semblait aller franchement vers la guérison; celle-ci arriverait-elle? Je ne puis le dire, n'ayant pas encore prolongé suffisamment la médication; mais rien n'autorise à affirmer le contraire. C'est un sujet qui appelle les recherches et les méditations des pathologistes (1).

(1) Dans ces derniers temps, M. Bazin a donné l'acide phénique contre la lèpre, mais sans obtenir d'effet bien apparent.

Le remède du docteur Thorp a été mis en usage chez le jeune lépreux dont

3° *Traitement palliatif.* — Il arrive un moment où tout espoir de guérison est à peu près perdu : la cachexie lépreuse est établie; le médecin doit-il cependant rester spectateur inactif? Assurément non; et s'il ne peut rien contre la maladie elle-même, il trouvera où se prendre dans les symptômes si divers et dans les affections qu'elle détermine. S'il existe de la diarrhée, il la combattra par les moyens en son pouvoir; contre les ulcères, il mettra en usage les différents modificateurs, les pansements appropriés; les désinfectants, le coaltar saponiné, etc., trouveront leur place, si une odeur fétide s'exhale du malade; en un mot, il saisira chaque indication, quelle qu'elle soit, et pourra ainsi prolonger l'existence ou la rendre plus supportable.

ARTICLE II.

DES LÉPROÏDES EN PARTICULIER.

Après avoir décrit la lèpre considérée comme unité morbide, j'aborde l'histoire des affections cutanées qu'elle détermine. Mais, dira-t-on, pourquoi avoir scindé cette étude, et séparé ainsi des choses étroitement unies dans la nature? Cette méthode n'est-elle pas vicieuse d'ailleurs, en ce qu'elle expose à de continuelles répétitions? N'oubliez pas, d'abord, que ces leçons ont pour objet spécial la pathologie de la peau; je vous ai défini la lèpre une maladie constitutionnelle, c'est-à-dire sévissant sur tous les systèmes organiques : elle ne nous appartenait en conséquence que par une partie seulement de son histoire, et le tableau que je

nous rapportons plus loin l'observation. Faut-il attribuer la résolution des tubercules à ce remède secret, ou aux bains alcalins à l'hydrofère?

vous en ai fait n'est, à vrai dire, qu'une sorte de préparation à l'étude de ses affections cutanées; c'est pourquoi j'ai
cru devoir isoler celles-ci, ou plutôt les placer en regard
de l'unité pathologique, ce qui leur laisse toute leur signification. Je n'ai pas suivi d'autre marche dans l'étude des
arthritides, des herpétides, etc., et si je me suis plus longuement étendu sur la lèpre, c'est que les lésions tégumentaires y tiennent une première place : l'histoire des léproïdes en sera tout à la fois éclairée et simplifiée.

Ces préliminaires étant posés pour ma justification, j'entre,
sans plus tarder, dans l'étude des léproïdes.

J'en admets deux ordres : 1° des léproïdes communes,
c'est-à-dire empruntant les différentes formes des manifestations cutanées, quelle qu'en soit la nature ; 2° des léproïdes
spéciales, c'est-à-dire appartenant exclusivement à la lèpre,
la caractérisant immédiatement.

§ 1. — Des léproïdes communes (exanthématiques).

Les léproïdes communes doivent être rattachées directement à la lèpre, et ne sauraient être considérées comme la
traduction, sur le tégument, des autres maladies constitutionnelles. Elles ne sont pas une complication, un accident,
car elles se montrent à une époque toujours fixe de l'évolution de la lèpre; elles procèdent de celle-ci par leur
principe et leur nature, car elles ne cèdent qu'aux agents
capables de modifier les léproïdes spéciales, tandis que
toutes les autres médications échouent contre elles. Mais on
peut dire encore : ne seraient-elles pas la conséquence des
altérations produites dans le tissu cutané par les léproïdes
spéciales, au même titre que l'hypertrophie des papilles et

la suspension de la sueur? En un mot, n'aurions-nous pas tout simplement affaire au symptôme d'un symptôme? A cela je réponds que les léproïdes communes, qui ouvrent la scène pathologique de l'éléphantiasis, ne peuvent être la conséquence de phénomènes qui n'apparaissent qu'ultérieurement, et parfois après un espace de temps considérable.

Il y a trois formes de léproïdes communes :

1° La léproïde furfuracée (squameuse) ;

2° La léproïde impétigineuse ;

3° La léproïde bulleuse.

1° *Léproïde furfuracée (squameuse).* — La léproïde furfuracée se rencontre à peu près indifféremment dans la forme tuberculeuse et dans la forme anesthétique ; son siége le plus fréquent est aux extrémités supérieures et inférieures. Elle présente avec l'ichthyose une grande analogie : ce sont de petites squames continues, dures, épaisses, sales, d'une couleur brunâtre ou blanchâtre, adhérentes à la peau, qui n'a subi d'ailleurs aucune autre altération. Cette singulière exfoliation, parfois très limitée, peut s'étendre à de grandes surfaces et envahir tout un membre ou la presque totalité du corps ; elle ne s'accompagne d'aucune sensation anormale.

Les ongles ne tardent pas à participer à la lésion de l'épiderme : ils se décolorent, perdent leur poli, deviennent rudes et squameux ; leur cohésion diminue peu à peu, leurs lames se disjoignent ; ils se fendent et saignent à la moindre pression ; puis leur chute spontanée s'opère. Dans d'autres cas, le mal suit une marche inverse : les ongles subissent une sorte d'hypertrophie ; ils sont épais, saillants, tout en conservant les caractères de rudesse et d'état squameux et fissuré que nous venons de décrire.

Suivant Adams, la léproïde furfuracée était un symptôme presque constant dans la lèpre qu'il a observée à l'île Madère; cette éruption survenait un peu après l'apparition des macules, et était souvent suivie de fissures et d'exulcérations qui se transformaient en ulcères lépreux.

Le *diagnostic* de cette léproïde est rarement embarrassant, en raison de l'existence simultanée d'autres signes d'éléphantiasis. A ne considérer cependant que l'éruption en elle-même, on pourrait la confondre avec l'ichthyose ou le pityriasis; or, l'ichthyose est le plus souvent généralisée; elle date de la naissance; elle n'entraîne pas l'altération des ongles. Quant au pityriasis, il en diffère par la forme et par la non-continuité de ses squames, et par les vives démangeaisons qui l'accompagnent.

2° *Éruption vésico-pustuleuse* (morphée impétigineuse du docteur Fabre). — L'éruption vésico-pustuleuse a été observée par le docteur Fabre en Amérique. Cette éruption était précédée de taches insensibles et tenait la place des tubercules; elle répondait par conséquent à la deuxième période de la maladie.

3° *Éruption bulleuse, pemphigus lépreux.* — Cette forme a été très bien décrite, pour la première fois, par MM. Daniellsen et Boeck; elle appartient en propre à la lèpre anesthétique, dont elle constitue un symptôme initial de la plus grande valeur.

Aucune région n'est, à proprement parler, à l'abri de la léproïde bulleuse; mais c'est aux extrémités qu'on l'observe surtout, et particulièrement à la paume des mains, à la plante des pieds et au voisinage des articulations.

Le nombre des bulles n'est jamais considérable; souvent

il n'en existe qu'une seule dans une région palmaire ou plantaire, ou bien deux ou trois se développent autour d'une articulation. Elles apparaissent d'une manière successive, et parfois à l'endroit même des cicatrices laissées par une éruption antérieure.

Ces bulles se montrent brusquement et sans être annoncées par aucune sensation locale. Leur volume, variable du reste, atteint fréquemment celui d'un œuf de poule ; un liquide visqueux, jaune verdâtre, les gonfle. Leur durée est très éphémère, et elles laissent, en se rompant, une surface ulcérée rouge et très superficielle ; cette surface continue à sécréter une humeur visqueuse qui se concrète sous forme de croûtes brunâtres. Après un temps qui peut être de plusieurs mois, les ulcères sont remplacés par des cicatrices d'une blancheur éclatante, un peu déprimées dans la peau, et plus ou moins insensibles.

Le pemphigus lépreux sera facilement reconnu à la rareté et au siége spécial de ses bulles, à l'ulcère atonique qui lui succède, et enfin à la cicatrice blanche et anesthétique qui en constitue le dernier terme ; d'ailleurs l'apparition des macules viendrait bientôt dissiper tous les doutes.

La valeur diagnostique de cette éruption est considérable ; M. Boeck s'exprime ainsi : « Où se montre le pemphigus » lépreux, on peut être convaincu que la forme anesthétique » de la spédalsked se développera à une époque plus ou » moins rapprochée. »

Diagnostic des léproïdes communes. — Peut-on, d'après les seuls caractères objectifs des affections que nous venons de décrire, diagnostiquer les léproïdes communes? Non, dans la plupart des cas. C'est vainement que l'on a cherché des signes distinctifs dans la couleur des squames, dans l'état des poils, dans les caractères des produits de sécrétion, dans les cicatrices ; jusqu'à présent, aucun signe pathognomonique n'a été signalé, et l'on peut encore dire, avec MM. Boeck et Daniellsen, que ces exanthèmes de la lèpre manquent de caractères objectifs assez tranchés pour que le diagnostic puisse être établi sur cette seule considération.

§ 2. — Léproïdes spéciales.

Les léproïdes spéciales se divisent en trois groupes :

1° Maculeuses ; 2° tuberculeuses ; 3° ulcéreuses (1).

A. *Léproïdes maculeuses.* — Les léproïdes maculeuses viennent les premières dans l'ordre d'évolution ; leur importance est extrême, et l'on peut dire qu'elles constituent, avec l'anesthésie, le fait le plus général et le plus constant dans l'histoire de la maladie.

La macule lépreuse présente d'infinies variétés de coloration, de siége, de forme, d'étendue, de disposition.

La couleur est rouge cramoisi, jaunâtre, fauve, cuivrée, brune ou tout à fait noire, dans la forme tuberculeuse ; elle est blanche ordinairement, dans la forme anesthétique ;

---

(1) M. Argilagos, dans la thèse déjà citée, croit devoir admettre trois variétés nouvelles de léproïdes, ou plutôt de tsarathides, pour nous servir de son expression : 1° une tsarathide lisse ; 2° une tsarathide vasculaire ; 3° une tsarathide alopécique.

Sans vouloir suivre l'auteur dans les théories quelque peu hasardées qu'il émet sur les causes et le mode de production de ces prétendues tsarathides, je me demande s'il n'a point accordé une trop grande attention à des faits sans importance, et considéré comme spéciales des lésions d'ordre tout à fait secondaire. L'état lisse et brillant des mains, la dilatation de quelques veinules cutanés, la chute des poils, ne sont évidemment que des conséquences des altérations produites par les léproïdes communes ou spéciales, et le titre d'affections propres ne saurait leur convenir.

dans certains cas, la macule prend un aspect multicolore et comme bariolé. La nuance se modifie d'ailleurs, pour une même tache, suivant l'âge de celle-ci : elle se fonce avec le temps, devient plus adhérente à la peau, et ne disparaît plus par la pression.

La forme est parfois arrondie, mais souvent irrégulière, sinueuse ; elle est nettement arrêtée ou indécise dans ses contours. Il est des macules d'un très petit diamètre ; d'autres couvrent des régions entières.

Elles sont de niveau avec les téguments, ou font une légère saillie à leur surface ; la peau semble tuméfiée à l'œil et au doigt. Sont-elles parfois déprimées à leur centre ? Les anciens auteurs et Alibert seul, parmi les modernes, ont parlé de ce caractère, auquel ils attachaient même une grande valeur diagnostique. Nous ne l'avons jamais observé, et la plupart des auteurs modernes l'ont passé sous silence.

Leur disposition n'offre rien de régulier ; elles sont éparses, ou distribuées avec une sorte de symétrie, figurant parfois des anneaux ou des segments d'anneaux. On peut les rencontrer partout, mais c'est à la face et aux membres qu'elles se développent de préférence ; elles tendent ensuite par les progrès du mal, à se généraliser.

Un des caractères les plus importants de la macule lépreuse, c'est l'anesthésie qui existe à sa surface. Nous avons vu que ce phénomène n'est pas en relation constante et nécessaire avec l'altération de couleur ; nous savons aussi qu'il peut manquer, mais alors même il est presque toujours possible de constater ailleurs quelque point insensible. La tache se recouvre parfois d'une légère desquamation, et à son endroit la sécrétion de la sueur est à peu près complétement supprimée.

Les macules ne s'établissent pas tout d'abord d'une manière définitive ; il est très fréquent de les voir s'effacer un certain nombre de fois, avant de devenir permanentes : c'est à partir de ce moment que la pression ne les fait plus disparaître.

Quelle est la nature des macules lépreuses ? Sont-elles une simple altération pigmentaire que l'on puisse rapprocher du *vitiligo* observé chez les sujets arthritiques ou syphilitiques ? Non, mais elles tiennent, comme affections propres, à l'essence même de la lèpre.

Le climat paraît n'avoir aucune part dans la production des taches éléphantiasiques ; on les rencontre, en effet, avec toutes leurs variétés de formes et de nuances, sous les latitudes les plus opposées.

Diagnostic. — Les taches rouges se distinguent des *nævi* hématiques par leur marche et leur époque d'apparition : ces derniers sont stationnaires et datent de la naissance ou de la première enfance ; ils ne se compliquent jamais d'anesthésie.

Les taches noires n'ont avec le *melasma*, le *pityriasis nigra* et la *nigritie* qu'une ressemblance grossière ; il n'y a pas d'exfoliation à leur surface ; la teinte sombre n'est pas survenue d'emblée ; enfin, vous pouvez constater des points insensibles, et parfois des indurations tuberculeuses.

La pelade pourrait simuler les taches blanches de la lèpre anesthétique, mais son siége spécial à la tête et les démangeaisons qui l'accompagnent l'en différencient suffisamment. Le vitiligo, par son aspect tout particulier, par la zone sombre qui entoure la décoloration, sera toujours reconnu sans difficulté.

Enfin, vous ne prendrez pas les taches jaunes ou cuivrées pour des maculatures syphilitiques, si, ne vous arrêtant pas à l'apparence, vous interrogez la constitution, les antécédents, les affections concomitantes.

Il est bien entendu que dans tous ces cas, vous tiendrez grand compte des circonstances étiologiques, de l'hérédité, du pays habité par le malade, etc., et que vous ne négligerez aucun des signes propres à vous éclairer, tels que l'anesthésie, le pemphigus, les tubercules, etc., etc.

Traitement. — Il se résume tout entier dans cette seule indication : chercher à modifier d'une façon salutaire le tissu de la peau; on y parvient quelquefois au moyen des bains alcalins et sulfureux, ou par l'emploi en frictions de pommades plus ou moins excitantes. Les eaux de Condillac ou de Vichy, données en bains à l'hydrofère, sont d'une incontestable utilité.

B. *Léproïdes hypertrophiques.* — Ce groupe renferme trois formes distinctes :

1° Les léproïdes tuberculeuses dermoïdes ;

2° Le stéatome éléphantiasique ;

3° La sclérodermie lépreuse.

a. *Léproïdes tuberculeuses dermoïdes.* — Les tubercules dermoïdes sont ceux qui se développent aux dépens de la peau elle-même. On peut, en précisant davantage leur siége anatomique, en reconnaître deux variétés : les uns, très superficiels, semblent constitués par une simple hypertrophie papillaire; ils rappellent, à leur début, les éléments du lichen à papules déprimées, et plus tard, se rapprochent beaucoup des tubercules du lupus ; les autres ne reposent plus à la surface du derme, mais siégent dans son épaisseur ; leur saillie est moins nette, moins bien dessinée ; c'est plutôt une sorte de soulèvement en masse qu'une véritable tumeur. Les tubercules dermoïdes peuvent être répandus sur la presque totalité du corps ; ils ont cependant des siéges de prédilection, tels sont la face et les membres. Tantôt ils sont rares et isolés, et tantôt ils se réunissent en grand nombre et se serrent les uns contre les autres pour constituer de larges plaques rougeâtres et mamelonnées ; la peau est, dans leurs intervalles, épaissie et infiltrée de cette matière comme gélatineuse dont nous avons parlé plus haut.

Caractères propres. — La consistance des tubercules dermoïdes est ferme, élastique, et tout à fait analogue à celle des tubercules fibro-plastiques du lupus et des tubercules syphilitiques. Leur forme n'a rien de bien régulier, et semble jusqu'à un certain point, subordonnée à la région qu'ils occupent, aux pressions qu'ils subissent : tantôt ils sont plats, déprimés, tantôt saillants, hémisphériques ; groupés en grand nombre, ils se moulent les uns sur les autres, deviennent anguleux et à facettes ; mais on retrouve toujours, sous les apparences les plus diverses, le vestige de la forme arrondie. Leur coloration tranche à peine, dans certains cas, sur la teinte générale des téguments ; dans d'autres, elle est rougeâtre, violacée, ou même d'un brun obscur. Leur volume n'est jamais considérable, et varie, du reste, dans les limites assignées à l'élément anatomo-pathologique qu'ils représentent. Leur surface est lisse, ou bien chagrinée, mûriforme ; l'épiderme qui les rêvet est normal, et ne subit aucune exfoliation.

Enfin, et c'est là le caractère le plus important, car il ressort de leur nature même, la sensibilité de ces tubercules est diminuée ou abolie à ce point, que vous pouvez les traverser avec une épingle, les exciser, les détruire par les caustiques, etc., sans que la moindre sensation en avertisse le malade.

Phases d'évolution. — Les tubercules dermoïdes se développent lentement et sans douleur; assez souvent ils ne sont qu'un mode de transformation des macules, qui se soulèvent en prenant une consistance insolite; dans d'autres cas, leur apparition a lieu d'emblée sur une région saine encore. Arrivés à un certain volume, ils peuvent rester fort longtemps stationnaires, ou même rétrograder et disparaître par résorption, en laissant une cicatrice caractéristique; mais il est plus fréquent de les voir persister et subir, dans un temps variable, les diverses phases de leur évolution : leur couleur se fonce, devient brune, leur consistance diminue; à leur surface se forment des fissures qui augmentent peu à peu, et donnent passage à une humeur visqueuse et fétide; puis la saillie qui constituait le tubercule s'entr'ouvre, une masse semi-liquide s'en échappe, et un ulcère s'établit. Chaque tubercule conserve, le plus souvent, dans sa marche, une sorte d'indépendance : il apparaît, il croît, il se ramollit isolément; mais dans certains cas, un grand nombre de tubercules marchent parallèlement et se ramollissent tous ensemble; cet état de crise ne se passe pas sans secousse : il y a des frissons, de la fièvre, de la céphalalgie, en un mot, tous les symptômes d'une violente réaction générale.

b. Stéatome éléphantiasique. — La matière tsarathique

ne s'épanche pas seulement à la surface et dans les couches superficielles de la peau, elle s'infiltre encore dans les aréoles dermiques profondes et dans le tissu cellulaire sous-cutané. Les tumeurs qui en résultent sont irrégulières, d'un volume souvent considérable, et donnent au doigt la sensation de hernies graisseuses : c'est à ces productions morbides que je réserve le nom de stéatome éléphantiasique.

La forme de ces tubercules n'offre rien de constant ; elle est arrondie, oblongue ou sphérique, presque toujours vague, mal limitée, confuse, ce qui tient surtout à l'engorgement des tissus qui les environnent. Leur consistance, assez ferme, varie d'ailleurs suivant la période à laquelle on les examine ; elle va diminuant de plus en plus jusqu'à l'époque du ramollissement.

Le siége de prédilection du stéatome est à la face et aux avant-bras ; on le trouve souvent au bord interne du petit doigt, dans le lobule du pavillon auriculaire ; c'est à sa présence que sont dues surtout ces déformations monstrueuses que nous avons décrites dans un précédent chapitre.

Le stéatome est composé d'une substance solide qui, à l'incision, est blanc jaunâtre et granuleuse ; à la période de crudité, c'est une apparence fibrillaire, au milieu de laquelle on distingue des granulations ; puis, au fur et à mesure que le tubercule se ramollit, apparaissent des globules purulents et sanguins, et des cellules d'une forme particulière.

Les tubercules sous-cutanés, tantôt se développent d'une manière insensible, et tantôt s'accompagnent, à leur origine, d'un mouvement fluxionnaire ou phlegmasique intense : la peau se tuméfie douloureusement, devient rouge, tendue, la fièvre s'allume, puis tous ces phénomènes s'évanouissent, et il reste un engorgement noueux, diffus, à marche chronique : les tissus se sont infiltrés d'une matière pâteuse qui leur a fait perdre leur ressort et leur élasticité.

De même que le tubercule dermoïde, le stéatome éléphantiasique peut, à la rigueur, disparaître sous diverses influences mal déterminées, mais sa terminaison ordinaire est le ramollissement suivi d'ulcération.

c. *Sclérodermie lépreuse.* — La sclérodermie lépreuse peut exister dans les trois formes de la lèpre, mais elle appartient surtout à la forme larvée. Elle est caractérisée par une sorte de dégénération de la peau, qui devient dure, blanchâtre, parcheminée et comme cicatricielle ; on ne saurait en donner une idée plus juste qu'en la comparant à la kéloïde. Là où elle existe, le tissu dermique semble avoir perdu toute activité vitale ; les fonctions de ses glandes ont cessé ; les follicules pileux, atrophiés, ne sécrètent plus les éléments du poil ; enfin, et ceci est capital, vous constatez une diminution ou une absence complète de la sensibilité.

La sclérodermie lépreuse n'acquiert pas tout d'un coup les caractères précités ; la lésion qui la constitue a des phases, une évolution ; d'abord très légère, elle se prononce chaque jour davantage. Localisée dans la forme tuberculeuse de l'éléphantiasis, elle est disséminée un peu partout dans la forme anesthétique ; elle est enfin le phénomène le plus saillant de la forme larvée.

Caractères anatomiques des léproïdes hypertrophiques. — Les trois variétés que nous venons de décrire ont pour caractères communs d'être essentiellement constituées par un même produit morbide, et d'avoir une égale tendance vers le ramollissement et l'ulcération.

Le ramollissement des tubercules ne commence pas par un point déterminé, mais envahit toute leur substance à la fois; il s'opère peu à peu, et n'a d'autres limites que leur fonte complète et l'évacuation de la matière qui les constituait.

Il résulte des recherches microscopiques faites par MM. Daniellsen et Boeck, que ces tubercules sont, à leur début, composés d'un réseau fibrillaire semé d'une multitude de granulations; on aperçoit en outre des globules graisseux et des globules sanguins déformés. A une époque plus avancée apparaissent, au milieu de la masse fondamentale, une infinité de cellules de forme oblongue, formées d'une membrane épaisse, transparente, et renfermant un noyau de couleur sombre qui remplit leur cavité presque en entier. La texture de la peau est déjà gravement altérée; les glandes sudoripares ont disparu; les follicules pileux sont en partie détruits; les poils, altérés, inégaux, ne tardent pas à tomber. Dès que les tubercules sont ramollis, ils ne forment plus qu'une masse homogène, amorphe; la production pathologique a tout converti en sa propre substance, et l'on ne trouve plus trace des éléments de la peau normale.

Le tubercule lépreux est donc constitué par une matière spéciale et distincte, à tous égards, des autres produits pathologiques; mais existe-t-il une cellule tsarathique propre à la lèpre, et à l'aide de laquelle la maladie puisse être reconnue? C'est une question que je pose, sans pouvoir la résoudre (1).

(1) Depuis l'époque où ces leçons ont été faites, les tubercules de la lèpre ont été analysés par MM. Robin et Follin, qui les ont trouvés composés presque entièrement de cytoblastions. Nous avons nous-même examiné la ma-

Diagnostic des léproïdes hypertrophiques. — 1° Les tubercules dermoïdes pourraient être confondus avec le molluscum, le lupus, les papules et les tubercules syphilitiques,
et enfin avec l'érythème noueux.

a. Le *molluscum* est une affection toute locale, un vice
de conformation ; il date de la naissance, et ne change pas,
ou change peu jusqu'à la mort. Sa consistance est plus molle ;
la sensibilité est intacte à sa surface. A ces caractères, oppo-
sez ceux du tubercule lépreux, qui est précédé de macules,
qui a une évolution, et qui enfin se complique d'anesthésie
cutanée.

b. Le *lupus tuberculeux* simple est une affection scrofuleuse ; les tubercules fibro-plastiques sont disposés par
groupes figurés en arcs de cercle, en bandes ou anneaux ;
ils sont demi-transparents, rougeâtres, couleur sucre d'orge ;
la peau qui les supporte a conservé sa sensibilité.

Dans la scrofule tuberculeuse hypertrophique, la face
peut acquérir un volume monstrueux et prendre l'aspect
léonin que lui donne l'éléphantiasis ; la plus légère attention
vous permettra d'éviter l'erreur : vous ne retrouvez plus ici
les éléments anatomiques du tubercule lépreux ; la sensibilité cutanée est normale ; enfin, la marche de l'affection, les
antécédents du malade seront pris en grande considération.

c. Le *tubercule syphilitique* est cuivré, disposé par groupes
en lignes arrondies, en croissant, en fer à cheval ; il se recouvre d'une exfoliation épidermique blanchâtre ; il laisse
en disparaissant une cicatrice circulaire d'un blanc mat, un

tière tsarathique et avons pu nous convaincre de la parfaite exactitude des
recherches de ces observateurs. Le nombre, la forme et la disposition des
cellules offrent un aspect des plus intéressants à voir au microscope.

peu déprimée et entourée d'une auréole jaunâtre. Il a été précédé ou s'accompagne d'autres accidents syphilitiques.

d. Enfin, on pourrait, à la rigueur, penser à l'*érythème noueux*, quand surviennent les poussées inflammatoires qui préludent à la formation des tubercules, quand la peau s'engorge au loin et donne au doigt la sensation d'indurations profondes et douloureuses; mais une telle méprise serait sans excuse, si elle se prolongeait plus d'un instant.

2° Vous ne prendrez pas le stéatome éléphantiasique pour une *hernie graisseuse* ni pour un *lipome*; ces tumeurs en diffèrent par leur localisation, par leur forme exactement circonscrite, souvent pédiculée et lobulée, par l'intégrité complète de la peau, qui glisse mobile et souple au-dessus d'elles. La marche, enfin, n'est pas la même : le stéatome a une tendance marquée vers le ramollissement et l'ulcération; la hernie graisseuse et le lipome n'ont qu'un mode d'évolution, c'est l'accroissement de volume, leurs autres caractères restant les mêmes.

La *tumeur gommeuse* existe rarement sans autres symptômes de syphilis, et dans ce cas même, le diagnostic n'offre pas de grandes difficultés : la gomme, dure à son début, se ramollit par son centre, et l'on sent déjà de la fluctuation que sa base est encore indurée; le traitement a sur elle une influence évidente et rapide.

Le *stéatome scrofuleux* ne ressemble guère au stéatome éléphantiasique : il est plus isolé, plus mobile; il n'est pas, comme celui-ci, soudé à la peau; on ne trouve ni macules, ni anesthésie; enfin, l'ulcération qui lui succède diffère, à tous égards, de l'ulcération lépreuse.

3° La sclérodermie lépreuse se différencie de la *scléro-dermie diathésique* par deux grands caractères que vous connaissez déjà : 1° elle ne s'accompagne pas d'anesthésie; 2° elle offre dès son début, l'aspect particulier et comme cicatriciel qui n'arrive, dans la lèpre, que d'une manière graduelle et consécutivement aux macules.

Thérapeutique des léproïdes hypertrophiques. — On a cherché à combattre les tubercules de la lèpre par des pommades mercurielles, iodées, etc., aucune n'a été reconnüe utile; des lotions ont été essayées avec divers acides étendus, l'acide muriatique, citrique, etc., sans plus de succès. On s'est servi pour les détruire, de topiques irritants ou caustiques; on alla même jusqu'à les attaquer par le fer et le feu : cette pratique, mise en usage et vantée par Larrey, compte fort peu de partisans aujourd'hui.

Il est bon cependant de venir en aide, autant que possible, à la médication générale, et on peut y arriver en stimulant les fonctions de la peau au moyen de diverses frictions et des bains à l'hydrofère; je vous recommande spécialement, pour m'être bien trouvé de leur emploi, les pommades alcalines en frictions et les bains alcalins.

C. Léproïdes ulcéreuses. — Nous avons vu l'ulcération survenir, d'une manière presque fatale, comme dernier terme de la plupart des affections lépreuses; cette tendance n'est, dans aucune autre maladie, aussi marquée que dans l'éléphantiasis.

Tantôt, sur un point resté sain en apparence, la peau se fend, s'entr'ouvre, des orifices glandulaires semblent s'agrandir, et le travail de destruction continuant, l'ulcération se forme : c'est la production d'emblée.

Tantôt, l'ulcère succède à une léproïde commune, et plus particulièrement à une bulle pemphigoïde.

Tantôt, et le plus souvent, il est la conséquence du ramollissement et de la fonte des tubercules dermoïdes et du stéatome.

Enfin, je vous ai parlé d'une autre variété d'ulcère que l'on rencontre dans la forme anesthétique ; ce sont les ulcères osseux ; ils s'établissent de deux façons : 1° un orteil, un doigt devient douloureux, se gonfle, rougit, un abcès se forme, le pus est versé au dehors, et l'on trouve au fond de l'ouverture restée béante une phalange nécrosée et mobile qui s'élimine après un temps variable ; 2° ou bien le mal procède par gangrène, des parties superficielles aux parties profondes ; un point douloureux bleuâtre se montre, qui s'agrandit avec rapidité ; les tissus mortifiés se détachent, et alors apparaît un large ulcère irrégulier qui s'étend dans tous les sens, et met à nu des surfaces osseuses cariées et nécrosées. Ce dernier mode d'ulcération, par sphacèle destructeur, n'est pas spécial à la lèpre, et se rencontre fréquemment dans d'autres maladies. Combien n'avons-nous pas vu de scrofuleux perdre des os ou des portions d'os à la suite de la gangrène des parties molles ? et tout récemment, dans mon service, vous avez été témoins des ravages d'un cancer *vorax* de la face, sur un malade couché au n° 10 du pavillon Saint-Mathieu.

Caractères objectifs des ulcères lépreux. — Vous comprenez que les diverses conditions qui président à la formation des ulcères lépreux doivent leur imprimer une physionomie un peu différente suivant les cas ; mais on distingue au milieu de cette variété, un ensemble de caractères communs qui les rapprochent et permettent, jusqu'à un certain point, de les comprendre dans une même description.

Ils sont superficiels, quand ils succèdent à une léproïde commune ou à un tubercule dermoïde ; le stéatome, les altérations osseuses donnent lieu, au contraire, à des ulcérations profondes.

Leur forme est tantôt arrondie, tantôt irrégulière. Leur fond est constitué par des tissus extrêmement pâles, et comme malaxés ou lavés outre mesure ; les bords en sont taillés à pic, quoique minces, et le plus souvent sans induration ; il n'est pas rare cependant de les trouver durs, saillants, calleux à leur circonférence ; ils sont découpés en festons, à la manière des ulcères syphilitiques, mais moins largement que ces derniers. Un ichor sanieux et fétide s'en écoule incessamment, ichor qui se concrète sous forme de croûtes noirâtres, fissurées, très différentes, comme nous le verrons, de celles de la syphilide pustulo-crustacée.

Leur siége le plus fréquent est aux extrémités : c'est là qu'on les voit tout d'abord apparaître ; mais les autres régions n'en sont pas préservées, et le corps presque en entier peut être couvert de hideux ulcères. Leur étendue varie beaucoup ; tantôt ils mesurent le diamètre du plus petit tubercule, et tantôt ils s'étendent à de grandes surfaces.

Je vous rappellerai ici la coexistence d'ulcérations analogues sur les muqueuses pituitaire, buccale, pharyngée, laryngée, et sur la muqueuse intestinale.

La durée des ulcères lépreux ne peut être déterminée, même d'une manière approximative ; c'est ainsi que l'ulcère qui succède à la bulle du pemphigus peut disparaître sans cicatrice, en quelques jours seulement, ou persister des mois entiers; il en est qui se prolongent des années ou même toute la vie du malade.

Leurs caractères les plus essentiels sont l'atonie et l'insensibilité de leur surface; en vain essaye-t-on de réveiller sur eux un reste de vitalité par les topiques les plus irritants : leur fond reste pâle, blafard et insensible.

Quand la guérison s'opère, c'est ordinairement au prix d'une cicatrice, qui diffère d'ailleurs suivant la forme et l'étendue de l'ulcère.

L'ulcère du pemphigus laisse une cicatrice du diamètre de la bulle, d'une grande blancheur, le plus souvent insensible. Nous avons dit que les tubercules pouvaient disparaître par résorption; ils laissent alors, suivant MM. Daniellsen et Boeck, une cicatrice presque circulaire, comme enfoncée dans la peau, très mince, molle et d'une couleur gris sale, sur laquelle se détachent des points plus clairs; la cicatrice qui résulte de la fonte des tubercules serait, au contraire, irrégulière dans sa forme, tout à fait blanche, inégale, assez consistante, saillante au-dessus de la peau.

La cicatrice de l'ulcère osseux ne se forme qu'après l'élimination de la partie nécrosée; elle est constituée par des tissus indurés, épaissis et rendus méconnaissables.

Diagnostic. — Le diagnostic des ulcères lépreux, considérés isolément et indépendamment des autres symptômes de la maladie constitutionnelle, n'offre pas de grandes difficultés.

Leur forme irrégulièrement festonnée, leurs bords minces et taillés à pic, l'ichor particulièrement fétide qui s'en écoule ou les croûtes qui les revêtent, leur persistance, mais avant

tout l'atonie et l'insensibilité si remarquables de leur surface, constituent un ensemble de signes qui suffira dans
bien des cas pour fixer le jugement. Vous ne les prendrez
pas pour des ulcères *syphilitiques*, primitifs ou secondaires,
que caractérisent si bien l'auréole violacée ou cuivrée qui
les entoure, leur fond putrilagineux, grisâtre ou gris jaunâtre, leurs bords nettement découpés et indurés, et les
croûtes épaisses, vernissées, bombées au centre, qui se forment avec une si grande rapidité à leur surface, par la concrétion d'un pus, jaune verdâtre, très consistant.

Vous ne les prendrez pas davantage pour des ulcères
gommeux, lesquels sont petits, circulaires, profonds, et
semblent l'ouverture rétrécie d'une cavité plus étendue.

L'ulcère *scrofuleux* est irrégulier, à fond anfractueux,
souvent recouvert de fongosités saignantes, mollasses, gra-
nuleuses, humides ; ses bords sont décollés, sensibles, un
peu tuméfiés.

L'ulcère *cancéreux* est généralement unique ; vous en
trouvez plusieurs ou un grand nombre dans la lèpre. Les
bords du premier sont renversés, semés d'indurations, de
bosselures de consistance inégale ; son fond est couvert de
gros champignons indurés ; joignez à cela, la marche, si
différente dans les deux cas, le mode de début du cancer, les
douleurs lancinantes qui l'accompagnent, le retentissement
fréquent sur les ganglions, et votre diagnostic ne restera pas
en suspens.

Enfin, vous reconnaîtrez encore l'ulcère lépreux après sa
guérison, et jusque dans sa cicatrice, qui est blanche, souvent un peu saillante, et plus ou moins insensible. La cicatrice syphilitique est profonde, déprimée, d'abord violacée

et brune, et se décolorant peu à peu du centre à la circon-férence. La cicatrice scrofuleuse est bridée, saillante, iné-gale, de couleur rougeâtre ; elle n'est jamais anesthésique.

A tout ce qui précède, si vous joignez les signes tirés des antécédents, de la marche, des affections concomitantes, de l'examen du malade, etc., il vous arrivera bien rarement de méconnaître l'ulcération lépreuse.

Traitement. — La plupart des moyens préconisés contre les tubercules lépreux ont été appliqués aux ulcères ; aucun n'a d'utilité réelle, et quelques-uns sont nuisibles.

La première indication qui se présente ici, et j'ajouterai, la plus importante et la plus facile à remplir, c'est de tenir la plaie dans un état de propreté constante; vous ferez dans ce but des lotions légèrement astringentes, qui auront en-core l'avantage de produire une excitation salutaire ; le chlorure de chaux, le coaltar trouveront leur emploi, comme désinfectants ; enfin, si l'ulcère devient fongueux, saignant, vous pourrez appliquer de la charpie imbibée de teinture d'iode ou de perchlorure de fer; mais je rejette d'une façon absolue les caustiques profonds et l'emploi du fer rouge.

OBSERVATION. — *Éléphantiasis tuberculeux.*

Romuald (Emmanuel), âgé de neuf ans et demi, né à la Guadeloupe.

Il est à Paris depuis deux ans; avant cette époque et lorsqu'il était encore au pays, il fut atteint d'une éruption au sujet de laquelle nous recevons les renseignements suivants d'un médécin de la Pointe-à-Pitre : elle était constituée par des *plaques squameuses, plus ou moins larges, rouges, arrondies, agglomérées, confondues ou distinctes, saillantes sur les bords, légèrement déprimées au centre, siégeant sur les épaules, le dos, les bras, les jambes, surtout dans le voisinage des articulations.* L'arséniate d'ammoniaque et des frictions à l'iodure de soufre furent d'abord inutilement essayés; puis le jeune malade fut soumis à un traitement mercuriel qui parut être couronné du plus heureux résultat. Cependant la lettre du médecin de la Pointe-à-Pitre se terminait ainsi : « Je désire vivement qu'il n'y ait pas à redouter autre chose qu'une » affection syphilitique, et que mes premières craintes sur une *lepra* » *vulgaris* ne se réalisent point aujourd'hui. » Qu'entendait-il par ces mots, *lepra vulgaris*, auxquels il semble prêter une signification si redoutable ? Il n'eût point ainsi parlé d'un simple psoriasis circiné, et tout porte à croire que l'idée de l'éléphantiasis des Grecs avait dû se présenter déjà à son esprit.

Quoi qu'il en soit, la nature des lésions que présente le petit malade ne saurait être douteuse aujourd'hui; elles consistent principalement en des tubercules et des taches.

Les tubercules ont commencé à se montrer il y a huit mois environ. Il est difficile de préciser la partie qu'ils ont d'abord envahie; d'après le récit du malade, les avant-bras auraient été pris en premier lieu : c'est là en effet que les boutons se pressent en plus grand nombre. Puis seraient venus les membres inférieurs, et enfin la face.

Leur nombre est considérable, mais surtout aux membres supérieurs, où leur confluence est telle sur certains points, qu'ils se touchent et se confondent par la circonférence de leur base (avant-bras), en formant ainsi une large surface inégale, rugueuse et mamelonnée. Les cuisses sont également hérissées d'éminences tuberculeuses, mais on n'en trouve presque aucune sur les pieds et les mains. A la face, on pourrait facilement les compter : elles siègent surtout sur les joues, les tempes, le front, les oreilles. Il n'en existe pas sur le tronc.

Ces tubercules sont durs, un peu rougeâtres, arrondis, variables dans leur volume, qui rarement dépasse celui d'un pois. Ils sont disséminés sans aucun ordre, les plus gros à côté des plus petits. Leur saillie ne dépend pas uniquement de leurs dimensions, mais aussi de leur siége anatomique; il en est qui sont comme enfoncés dans le derme et dont le toucher seul peut révéler l'existence; d'autres, plus superficiels, semblent constitués par une simple hypertrophie papillaire. Sur beaucoup de points d'ailleurs, la peau est infiltrée, dans une étendue variable, d'une matière demi-solide qui lui donne une rigidité toute spéciale.

Ces tubercules présentent un caractère remarquable, c'est une insensibilité à peu près complète : on peut les pincer, les piquer, les traverser de part en part avec des épingles, sans que le malade en soit averti par la moindre douleur. Ils n'ont jamais été le siége d'une sensation douloureuse ou autre, à aucune période de leur développement.

Sur le bras droit existe une ulcération arrondie, d'un centimètre de diamètre environ, et du centre de laquelle on fait sourdre par la pression un liquide qui a l'apparence du séro-pus : c'est un tubercule ulcéré et détruit; la pression y est douloureuse, les parties se trouvant à nu par la perte complète de la production morbide.

J'ai dit qu'il y avait à la peau des tubercules et des taches : celles-ci sont répandues sur le tronc, c'est-à-dire, là où les tubercules font défaut. Le début de ces taches ne peut être précisé, mais il paraît certain qu'elles ont précédé l'apparition des tubercules, car le petit malade les portait déjà avant qu'il ne vînt en France.

Elles sont très nombreuses, de figure irrégulière, de dimensions variables, mais en général très étendues, séparées par des espaces de peau parfaitement saine. Elles couvrent plus de la moitié de la surface totale du tronc. Leur coloration est jaune rougeâtre, cuivrée; leurs limites ne sont pas nettement tranchées, et elles se fondent à leurs bords avec la peau environnante par une dégradation insensible de leur teinte. Les plus petites semblent un peu saillantes à la vue, mais le doigt n'y peut sentir aucun relief manifeste.

La sensibilité, interrogée au niveau de ces taches, ne m'a pas paru notablement diminuée.

Les mains présentent cet aspect boursouflé et comme œdémateux si remarquable dans l'éléphantiasis.

Notons enfin, sur les pieds et les mains, la présence de squames ou furfures qui donnent à ces régions une apparence ichthyosique (léproïde furfuracée) des mieux caractérisées.

Outre les altérations cutanées que nous venons de décrire, il existe des lésions du côté des fosses nasales et des yeux.

Des croûtes se forment incessamment dans les fosses nasales, et ce phénomène remonte à une époque très éloignée; le nez est déformé, élargi; la cloison des fosses nasales est perforée; les liquides, injectés dans une narine, passent facilement dans l'autre.

La vue est faible, bien qu'on ne trouve aucune altération appréciable de la conjonctive ou des milieux transparents de l'œil. Mais l'examen à

.'ophthalmoscope nous a montré la choroïde rouge, dépouillée en totalité de son pigmentum.

La santé générale est assez bonne, les digestions sont faciles, les fonctions de nutrition s'opèrent régulièrement. Toutefois, le petit malade a éprouvé, à plusieurs reprises, un malaise général qui se traduisait surtout par de l'amaigrissement, de la pâleur, une sorte de dépression physique et morale avec réaction fébrile vers le soir. L'une de ces crises parut être notablement influencée par l'administration des alcalins, *intus et extra.*

Dans les premiers temps, M. Bazin crut devoir employer le traitement mercuriel, qui avait réussi déjà entre les mains du médecin de la Pointe-à-Pitre ; mais il dut bientôt y renoncer. Ce fut alors qu'il eut l'idée de recourir à la médication alcaline, et les résultats immédiats qu'il en obtint furent des plus favorables ; les alcalins furent donc continués pendant longtemps (eaux de Royat, bains à l'hydrofère, etc.), avec quelques intermissions, et sous leur influence, les tubercules parurent diminuer de volume et se résorber peu à peu, sans passer par l'ulcération ; en même temps, la coloration des taches perdait de son intensité, et la sensibilité reparaissait sur des points qui en étaient autrefois dépourvus.

L'acide phénique fut également employé, mais sans aucun bénéfice pour le malade.

Enfin, M. Bazin mit en usage, dans ces derniers mois, le remède préconisé par le docteur Thorp, et son emploi fut suivi d'une amélioration très manifeste. La résolution des tubercules, déjà commencée par l'administration des alcalins, parut subir, sous son influence, une impulsion nouvelle et définitive. Toutefois, il serait imprudent de se prononcer, sans autre preuve, sur la valeur de ce médicament secret, car le malade prenait concurremment des bains alcalins à l'hydrofère.

C'est vers le milieu de l'année 1860 qu'ont été pris les détails précités sur les altérations cutanées offertes par Romuald (Emmanuel). Voici ce que nous constatons en décembre 1861, c'est-à-dire après dix-huit mois révolus.

Sur les deux avant-bras, là où les tubercules se réunissaient en une large plaque mamelonnée, le doigt ne rencontre plus aucune aspérité ; la peau est souple, mobile, sans empâtement ni rigidité. Chaque tubercule disparu a laissé en sa place une petite tache jaunâtre, cuivrée, parfois manifestement déprimée, ou bien faisant encore une très légère saillie, reste d'un tubercule incomplétement résorbé. Ces petites taches cicatricielles sont recouvertes par un épiderme ridé et plissé; quelques-unes offrent un aspect luisant et vernissé.

Les mains ont perdu leur empâtement, mais on y trouve encore, ainsi qu'aux pieds, une léproïde squameuse des plus accusées : sur ces parties, la peau est semée de lamelles brunes, sales, et sillonnée de fissures au niveau des plis articulaires et même dans leurs intervalles.

Les taches, si nettement dessinées lors de notre premier examen, ont à peu près complétement disparu : on ne trouve plus, sur le tronc, qu'une teinte jaunâtre uniforme qu'on pourrait à la rigueur considérer comme la coloration normale.

La sensibilité est obscure sur les macules cicatricielles qui ont succédé aux tubercules; mais de ce côté encore, il y a une amélioration très évidente.

Les lésions du nez sont restées à peu près stationnaires.

Du côté de l'organe de la vision, l'état du malade est beaucoup moins satisfaisant : la vue est très affaiblie; il lit très difficilement. Le bord libre des paupières est affecté d'une blépharite ciliaire que l'on peut attribuer à la pommade du docteur Thorp, pommade que l'on applique une ou deux fois par mois sur la figure, et dont on ne préserve pas toujours avec assez de soin les paupières.

Du reste, la santé générale est bonne, les fonctions régulières, l'embonpoint satisfaisant. En un mot, s'il était permis de se prononcer dans une maladie aussi terrible que la lèpre, nous pourrions dire que tout semble devoir faire espérer, chez ce petit malade, une guérison prochaine et peut-être définitive.

CHAPITRE VIII.

AFFECTIONS DIATHÉSIQUES.

Il n'est guère, en médecine, de plus ancien mot que celui de diathèse, et il n'en est pas, assurément, dont l'acception ait plus varié, aux différents âges de la science. Chaque théorie nouvelle, chaque doctrine lui ont laissé leur empreinte, et ce serait chose bien inutile que d'essayer de le suivre dans les diverses transformations qu'il a subies, depuis Hippocrate jusqu'à nos jours : ce serait vous faire l'histoire d'un mot, car le terme diathèse a été mis au service de tant d'idées, qu'on pourrait dire avec quelque raison qu'il n'en représente aucune. Nous devons donc nous appliquer surtout à en bien préciser la valeur, et vous allez comprendre ce que cette simple question soulève encore aujourd'hui d'incertitudes et de contradictions.

Chomel et, d'après lui, la plupart des auteurs contemporains définissent la diathèse : « une disposition en vertu de » laquelle plusieurs organes ou plusieurs points de l'écono- » mie sont, à la fois ou successivement, le siége d'affections » spontanées dans leur développement et identiques dans » leur nature, lors même qu'elles se présentent sous des » apparences diverses. » — Déjà, dans mes leçons sur l'arthritis et la dartre, j'ai combattu cette doctrine, et sans qu'il soit ici besoin de reproduire les objections que je lui adressais alors, ne voyez-vous pas aussitôt ce qu'elle a de vague et d'insuffisant? Chomel confond la diathèse avec la prédisposition latente, dont elle ne serait, comme il le dit lui-même, qu'un degré supérieur ; il méconnaît l'unité morbide ;

le symptôme et la lésion sont par lui élevés au rang de maladies.

Cependant acceptons pour un instant les termes de sa définition; à quelles limites arrêterons-nous le domaine des diathèses? Les éléments les plus hétérogènes vont s'y trouver rassemblés, pris comme au hasard et sans distinction de cause et de nature. Nous allons y rencontrer la scrofule, la syphilis, la dartre, à côté du cancer, des tubercules, du scorbut; toutes les pyrexies, toutes les intoxications par poisons morbides et les maladies par infection viennent y réclamer une place qu'on ne saurait, en bonne logique, leur refuser. D'une autre part, un grand nombre d'affections, évidemment diathésiques, se trouvent exclues par cela seul qu'elles restent isolées dans l'économie, car il faut, dit Chomel, pour qu'il y ait diathèse, que plusieurs organes ou plusieurs points de l'économie soient à la fois ou successivement atteints; en conséquence, le cancer ne deviendra diathésique qu'à partir du moment où une lésion semblable se sera manifestée ailleurs, en supposant que cette condition doive se réaliser jamais. Concluons que le mot diathèse, tel que le comprenait Chomel, est un terme vague et sans signification précise ; un terme qui tantôt peut être appliqué à des états très différents, et qui tantôt laisse en dehors de lui l'objet même qu'il semblait tout d'abord destiné à représenter.

Adopterons-nous de préférence la définition donnée plus récemment par M. Baumès dans son précis des diathèses : « La diathèse est ce besoin de la vie végétative, très souvent » héréditaire, quelquefois acquis, devant nécessairement, » fatalement, spontanément, se produire au dehors par des » manifestations morbides, qui paraissent puis disparaissent,

» pour reparaître là ou ailleurs, à des époques séparées par
» des intervalles plus ou moins longs; qui affectent partout
» une forme identique ou revêtent des formes diverses, mais
» toujours dérivant d'un même principe, et étant par consé-
» quent de la même nature. » Cette définition ne diffère en
réalité de celle de Chomel que par la forme et l'expression,
et se trouve, en conséquence, passible des mêmes repro-
ches à mes yeux. J'ajoute cependant que M. Baumès cherche
à établir une différence radicale entre la diathèse et la prédisposition.

Mais il est temps de vous dire enfin ce que j'entends moi-
même sous le nom de diathèse. Faisant table rase de toutes
les opinions émises et professées jusqu'à ce jour sur le sujet,
je définis la diathèse : « une maladie aiguë ou chronique,
» pyrétique ou apyrétique, continue ou intermittente, le
» plus souvent continue, contagieuse ou non contagieuse,
» caractérisée par la formation d'un seul produit morbide
» qui peut avoir son siége indistinctement dans tous les sys-
» tèmes organiques. » (Ex. : diathèses purulente, chondro-
mateuse, tuberculeuse, cancéreuse, épithéliomatique, etc.)

Ainsi compris, le terme diathèse représente une classe
bien définie dans le tableau nosologique; les limites de cette
classe sont faciles à tracer, toute incertitude disparaît, et
nous voyons aussitôt se dessiner, profonde et lumineuse, la
ligne de démarcation qui sépare la diathèse de la maladie
constitutionnelle; j'ai défini cette dernière : une maladie
aiguë ou chronique, pyrétique ou apyrétique, continue ou
intermittente, ordinairement à longues périodes, contagieuse ou non contagieuse, caractérisée par un ensemble de
produits morbides ou d'affections très variées, sévissant

indistinctement sur tous les systèmes organiques. (Ex. : scrofule, syphilis, dartre, arthritis, etc.)

Classification des diathèses. — Les micrographes ont admis trois groupes de produits morbides :

1° Les uns d'origine inflammatoire;

2° D'autres analogues aux produits normaux, produits homœomorphes;

3° D'autres enfin analogues aux tissus hétéromorphes, produits hétéromorphes.

De là, pour moi, trois classes de diathèses :

1° Diathèses inflammatoires;

2° Diathèses homœomorphes;

3° Diathèses hétéromorphes.

Les diathèses comprises dans ces trois classes se répartissent de la manière suivante :

Diathèses inflammatoires......
- purulente,
- pseudo-membraneuse,
- gangréneuse.

Diathèses homœomorphes.....
- hémorrhagique,
- séreuse,
- albumineuse,
- calcaire,
- saccharique (diabète),
- graisseuse,
- fibreuse,
- cartilagineuse (enchondrome).

Diathèses hétéromorphes. . ..
- fibro-plastique,
- tuberculeuse,
- fongoïdique,
- épithéliomatique,
- cancéreuse.

Mais, dira-t-on, pourquoi rejeter dans le troisième groupe les diathèses épithéliomatique et fongoïdique, toutes deux caractérisées par des produits homœomorphes? C'est qu'il est, à mes yeux, des caractères qui doivent primer tous les autres, et n'être jamais asservis à nos classifications et à nos systèmes, ce sont les caractères cliniques : or, ces deux diathèses se rapprochent à tant d'égards, par leur marche, leurs symptômes, la gravité de leur pronostic et leurs terminaisons, des diathèses hétéromorphes, que je ne puis consentir à les en séparer dans l'étude. Remarquez encore que rien n'est plus fréquent que de trouver ces diverses lésions réunies et associées sur un même sujet, et parfois dans la constitution d'une même tumeur; qu'elles peuvent se succéder parfois, se transformer les unes dans les autres. J'ajoute enfin que les progrès de l'anatomie pathologique tendent de jour en jour à faire disparaître les produits sans analogues, pour les réduire aux conditions ordinaires d'évolution des organes et des tissus normaux.

ARTICLE I.

DES DIATHÈSES EN GÉNÉRAL.

Nosographie. — Les diathèses présentent de telles différences, au point de vue de la forme, du siége des produits, de la marche, des symptômes, etc., etc., qu'il est presque impossible d'en donner un tableau où toutes soient également représentées. Cependant on distingue sans peine, au milieu de ces variétés infinies, quelques traits généraux fortement accusés et un ensemble de caractères communs que je vais essayer de faire ressortir à vos yeux.

Le premier et le plus essentiel de ces caractères, celui que j'ai pris comme base de ma définition, c'est la formation d'un produit morbide toujours le même pour chaque espèce diathésique, et pouvant avoir son siége indistinctement dans tous les systèmes organiques.

Ce produit peut lui-même affecter les apparences les plus diverses : tantôt à l'état de division extrême ou même complétement fluide, il imprègne tous les solides et tous les liquides de l'organisme (diabète, albuminurie, scorbut, etc.) ; tantôt il se concrète en masses figurées dont le siége est aussi variable que la forme. La lésion est quelquefois unique, et localisée à un seul point de l'économie, le sein, l'utérus par exemple, s'il s'agit de cancer : la diathèse semble alors s'être épuisée sur place, comme dans un seul effort de production. Dans d'autres cas, elle multiplie ses manifestations dans tous les organes et dans tous les systèmes, à la fois ou successivement; on la retrouve presque partout, mais constamment identique avec elle-même (diathèses purulente, hémorrhagique, tuberculeuse).

Considérées dans leur marche et dans les phénomènes généraux qui les accompagnent, les diathèses peuvent être divisées en *aiguës* ou *pyrétiques*, et en *chroniques* ou *apyrétiques*. Les premières se trouvent comprises dans notre première classe : elles sont ordinairement acquises, et leur élément essentiel et primordial est l'inflammation ; dès qu'elles se sont emparées de l'économie, elles y déterminent presque aussitôt des troubles plus ou moins graves : la fièvre s'allume, les forces se dépriment et s'affaissent, et la mort survient le plus souvent, d'une manière en quelque sorte violente, dans un espace de temps fort court. Parfois aussi, la marche se rapproche de celle des diathèses chroniques, par la lenteur et l'apparente bénignité des symptômes : tels le farcin et la morve chroniques.

La fièvre et tout signe de réaction manquent habituelle-ment dans les diathèses qui constituent le deuxième et le troisième groupe ; depuis longtemps déjà elles peuvent être en possession de l'organisme, sans que rien au dehors n'ait révélé leur présence, et c'est au milieu du calme des fonc-tions qu'apparaît leur première manifestation locale. Cette période de bénignité, qui est constante et peut ne se dé-mentir jamais, pour quelques diathèses du second groupe, cesse, après un temps variable, pour le plus grand nombre, et spécialement pour les diathèses hétéromorphes ; et alors, soit que la lésion matérielle ait retenti, au delà d'une cer-taine phase de son évolution, sur l'économie tout entière, soit par les seuls progrès de la maladie, alors, dis-je, sur-vient une deuxième période, caractérisée par la fièvre et le trouble de tous les actes organiques et fonctionnels : je veux parler de la fièvre hectique et de la cachexie.

Symptômes des diathèses hétéromorphes. — Je crois de-voir insister plus particulièrement sur ces diathèses, en raison des nombreuses analogies qui existent entre elles, et du rôle considérable qu'elles jouent dans la pathologie cutanée.

On peut reconnaître, ainsi que je l'ai dit précédemment, deux époques bien distinctes dans leur évolution : l'une caractérisée par des symptômes purement locaux ; l'autre, par l'apparition des phénomènes généraux.

Première époque. — Le début de la première époque est signalé par le développement d'une ou de plusieurs affections locales ; sa durée est indéterminée, et varie d'ailleurs dans des limites très étendues, suivant l'espèce de diathèse, et aussi suivant la forme et le siége du produit morbide. Chaque affection locale, considérée en elle-même, a une période de crudité et une période d'ulcération, et cette dernière correspond assez bien, dans un grand nombre de cas, à la deuxième époque d'évolution de la diathèse.

La période de crudité est caractérisée par une tumeur ordinairement dure, de forme arrondie ou irrégulière, indolente ou accompagnée de douleurs vives, aiguës, lancinantes, qui la traversent comme un trait de feu. Le caractère le plus essentiel de ces tumeurs, c'est leur tendance invincible à l'envahissement, c'est leur marche presque toujours fatalement progressive ; elles peuvent, à la vérité, rester stationnaires pendant fort longtemps, et même pendant toute la vie ; mais le plus souvent, on voit la lésion s'accroître peu à peu, gagner en surface et en profondeur, en transformant tous les tissus en sa propre substance. La tumeur qui en résulte prend un aspect et des dimensions qui varient surtout suivant son espèce : l'encéphaloïde, les fongus peuvent acquérir un volume énorme ; dans d'autres cas, il n'existe pas, à proprement parler, de tuméfaction, comme il arrive pour l'épithélioma, qui souvent débute par une légère fissure ou un ulcère chancreux ; parfois aussi, le produit morbide s'infiltre, en quelque sorte, dans la trame d'un organe, dont il se borne tout d'abord à déterminer l'induration. Enfin, après un temps qui varie de plusieurs mois à plusieurs années, un travail particulier s'opère au sein des tissus dégénérés, qui se ramollissent ; la peau minée sourdement à sa face profonde, s'amincit de plus en plus, et la période d'ulcération commence.

L'ulcération constitue en effet le dernier terme commun de toutes les tumeurs hétéromorphes ; plus ou moins hâtive, suivant leur forme, leur nature, leur siége anatomique, etc., elle marque une ère nouvelle dans leur évolution. C'est à ce moment surtout que les fonctions se troublent, que la constitution s'altère, et que commencent à apparaître les phénomènes généraux qui préludent à la cachexie. L'ulcère, une fois établi, n'offre aucune tendance à la cicatrisation ; parfois, il se limite longtemps à un petit espace, ou bien il s'agrandit incessamment, précédé dans sa marche envahissante par le développement du tissu pathologique qui lui sert de base et d'aliment.

Les caractères et l'aspect de l'ulcère varient suivant le genre de lésion qui lui a donné naissance : comparez, sous ce rapport, les pertuis fistuleux qui résultent de la fonte des tubercules, et l'énorme perte de substance qui succède au ramollissement de masses encéphaloïdes. L'étude de ces variétés trouvera sa place dans l'histoire particulière de chacune des diathèses hétéromorphes.

Je ne puis terminer ce qui a trait aux symptômes locaux des tumeurs malignes sans vous mentionner un phénomène qui, sans être général, offre cependant, quand il existe, une importance extrême : je veux parler de l'engorgement des ganglions qui correspondent à la partie affectée. Ce phénomène sert, en quelque sorte, de transition entre la première et la deuxième époque ; il est toujours un signe de fâcheux augure, car il indique que la diathèse, loin de s'affaiblir, tend au contraire à généraliser ses produits ; ajoutez que, dans bien des cas, il constitue une contre-indication formelle à l'opération.

Deuxième époque. — *Symptômes généraux.* — Il est impossible de fixer, même approximativement, l'époque d'apparition des symptômes généraux, dans les diathèses hétéromorphes. J'ai dit qu'elle coïncidait fréquemment, dans les tumeurs superficielles, avec la période d'ulcération ; mais cette règle n'a rien d'absolu, et n'est pas d'ailleurs applicable aux cas où la lésion est située profondément dans un organe ou dans une cavité splanchnique. L'engorgement ganglionnaire et la répétition de lésions semblables sur d'autres points du corps, sont des signes avant-coureurs qu'il ne faut pas négliger. Enfin, l'économie s'affecte plus ou moins rapidement suivant l'importance de l'organe atteint, et suivant l'espèce de diathèse.

Quoi qu'il en soit, les accidents généraux peuvent se résumer dans ces deux termes : la fièvre hectique et la cachexie.

Le malade atteint d'une de ces redoutables lésions sent d'abord ses forces décliner ; la nutrition s'altère ; il y a de l'amaigrissement et de la pâleur ; la peau devient chaude, sèche ; une légère réaction fébrile se manifeste le soir. Ces phénomènes sont surtout prononcés et surviennent de bonne heure dans la diathèse tuberculeuse ; mais ils se joignent souvent fort tard aux autres dégénérescences, et l'on voit des malades succomber dans le marasme aux progrès d'un cancroïde ou d'un cancer, sans avoir eu de fièvre hectique bien caractérisée. Lorsque la fièvre existe, elle peut être continue, avec un ou deux paroxysmes chaque jour, ou revêtir la forme d'une fièvre intermittente erratique sans frissons. Cependant les symptômes généraux, d'abord légers, augmentent peu à peu et d'une manière presque insensible ; la maigreur, la prostration sont plus prononcées de jour en jour; les accès fébriles se régularisent en prenant de l'intensité et de la durée; la peau devient blême et semble s'amincir, ou bien elle se couvre d'une exfoliation qui lui donne un aspect sale et terreux; puis surviennent la diarrhée, des sueurs abondantes qui portent le dernier coup aux forces épuisées. Enfin, tous ces phénomènes s'enchaînent, se solidarisent, et la mort arrive ainsi, lentement et sans secousse, par les seuls progrès de la diathèse en évolution.

Souvent aussi le malade succombe, soit par le fait d'une complication, soit qu'une cause morbifique soit venue le surprendre dans l'état de débilitation où l'avait placé sa maladie. Bien des voies peuvent, en effet, conduire à la mort les malheureux atteints de diathèses hétéromorphes : les uns meurent d'affections intercurrentes, de pleurésie aiguë ou chronique, de pneumonie, etc.; ou bien ce sont les hémorrhagies, la douleur, l'abondance de la suppuration, la lésion d'un organe essentiel à la vie, qui précipitent la terminaison funeste.

Marche des diathèses. — C'est dans la marche et le mode d'évolution des diathèses que nous allons trouver les principaux caractères qui les différencient des maladies constitutionnelles.

La marche est continue ou a lieu par poussées, dans les diathèses; elles ont bien quelquefois des intervalles de repos, mais dont la durée est généralement courte, et rien n'est plus rare que d'observer ces longues intermissions si fréquentes dans les maladies constitutionnelles. Dans les diathèses hétéromorphes, cette sorte d'intermittence n'existe pas, à proprement parler, puisque leur premier effet a été de produire, au sein de l'organisme, une lésion qui ne disparaît plus.

La maladie constitutionnelle procède d'une autre façon dans son allure ; on la voit fréquemment, après avoir déterminé quelques affections passagères dans l'enfance, s'arrêter tout à coup et demeurer latente pendant dix, vingt ans et plus, pour reparaître dans l'âge mûr ou même dans la vieillesse, par des manifestations nouvelles : la scrofule, la dartre, l'arthritis, vous en offrent à chaque instant des exemples.

Ces deux ordres de maladies offrent des différences plus tranchées encore, considérées dans leur mode d'évolution. La diathèse marche, en quelque sorte, au hasard, sans règle ni loi, tantôt se localisant sur un organe, tantôt sur un autre, et elle échappe ainsi à toutes nos prévisions. Nous ne retrouvons plus ici, comme dans la maladie constitutionnelle, cette succession régulière des affections, cette filiation des phénomènes, dans un ordre qui ne varie jamais ; en vain chercheriez-vous la trace de ces périodes si nettement accusées, où toutes les manifestations s'enchaînent et se tiennent par un lien facile à saisir, périodes qui marquent, en quelque sorte, les divers stades du principe morbide au sein de l'organisme. La maladie constitutionnelle marche, dans ses effets, de la périphérie au centre, attaquant d'abord la peau et les muqueuses extérieures, puis le système lymphatique, puis les os, et enfin les viscères. Les diathèses ne présentent rien d'analogue ; elles débutent indistinctement par un organe quelconque, par la peau, par l'estomac, par le tissu osseux, par le cerveau, etc.

Enfin, et cette différence est capitale, tandis que les phénomènes, dans les diathèses, sont d'une extrême simplicité, la maladie constitutionnelle, véritable protée, revêt, pendant le cours de ses longues périodes, les apparences les plus diverses et souvent les plus opposées.

La marche d'une diathèse doit être distinguée de celle du produit morbide par lequel elle se manifeste, bien qu'une relation intime relie souvent ces deux faits l'un à l'autre. Cette distinction, parfois très difficile à apercevoir, devient, dans d'autres cas d'une netteté parfaite : c'est ce qui a lieu notamment, lorsque les symptômes généraux sont tout à fait disproportionnés avec l'affection locale, comme il arrive dans le cancer ; ou bien encore, lorsque la lésion, en se multipliant sur un grand nombre de points, vient démontrer la présence d'un principe morbide s'évoluant dans l'économie.

La durée des diathèses est moins longue, d'une manière générale, que celle des maladies constitutionnelles ; elles menacent de plus près l'existence des malades : cette proposition, évidente pour les diathèses du premier groupe, est également vraie, à part quelques exceptions peut-être, pour la plupart des diathèses chroniques.

Etiologie des diathèses. — L'étiologie des diathèses est encore enveloppée d'une obscurité profonde. Ne pouvant ici aborder toutes les questions litigieuses qui s'y rattachent, je laisserai de côté les détails, pour m'en tenir aux notions les plus générales et les moins contestées.

Parmi les diathèses, il en est qui sont transmises par voie d'hérédité ; ainsi le cancer, les tubercules ; l'hérédité existe-t-elle pour d'autres diathèses? Tout me porte à le croire, mais on manque à cet égard de données positives.

Il en est d'autres qui peuvent s'acquérir, soit par contagion : telles la morve et la diphthérite ; soit sous l'influence de certaines conditions dont nous allons faire la rapide analyse.

Influences physiologiques. — Elles jouent un grand rôle dans l'étiologie des diathèses.

L'âge agit particulièrement en déterminant leur époque d'apparition, surtout pour les diathèses héréditaires, et cette époque varie pour chacune d'elles. La diathèse tuberculeuse, très rare dans les premiers temps de la vie, commence à apparaître vers l'âge de la puberté, et atteint son maximum de fréquence dans les années qui suivent; puis elle va décroissant dans l'âge mûr, et devient presque inconnue dans la vieillesse. Le cancer est exceptionnel avant vingt ans; il sévit, d'ordinaire, sur des personnes qui ont dépassé le terme moyen de la vie ; l'âge critique, chez la femme, semble fournir un prétexte au développement de cette terrible affection. J'en pourrais dire autant des diathèses épithéliomatique, fibro-plastique et fongoïdique. Les propositions qui précèdent, sans être vraies d'une manière absolue, le sont pourtant dans la majorité des cas; toutefois, une observation doit être faite au sujet du cancer : il n'est pas rare de le rencontrer dans le jeune âge, et chose fort remarquable, il se présente alors presque exclusivement sous l'une de ses formes, l'encéphaloïde, tandis que le squirrhe ne se montre guère qu'au déclin de la vie.

Il y a de singulières prédispositions d'organes : le poumon est prédisposé aux tubercules ; le sein, l'utérus, les testicules sont le siége de prédilection du cancer. Le mal peut aussi, tout en se généralisant, se localiser, pour ainsi dire, sur un seul système organique, ou du moins sur un certain nombre de tissus voisins dans l'ordre histologique. C'est dans les cartilages, les tendons, les séreuses, la membrane interne des vaisseaux et du cœur que la diathèse calcaire dépose son produit morbide ; l'enchondrome se développe particulièrement au contact des os ou dans leur intérieur ; le lipôme dans le tissu sous-cutané et dans les espaces celluleux intermusculaires ; la diathèse fibro-plastique attaque spécialement le périoste, les os et les tissus fibro-muqueux ; l'épithélioma se rencontre à peu près uniquement là où existent normalement des cellules épithéliales ; la diathèse fongoïdique se prend aux tissus munis d'une riche vascularisation. Ces faits ne sont pas sans valeur, et nous pouvons appliquer aux diathèses cette loi pathologique, à savoir, qu'un système organique est d'autant plus prédisposé à devenir le siége d'un produit morbide, qu'il se rapproche davantage, au point de vue de sa structure et des éléments qui le composent, de la constitution matérielle de ce produit morbide.

Les anciens ont beaucoup exagéré l'influence de la constitution et du tempérament sur la production des diathèses ; le tempérament bilieux a été surtout accusé : or, il est aujourd'hui démontré que toutes les variétés de constitution et de tempérament sont à peu près égales devant les diathèses.

Causes physiques. — On ne saurait leur refuser toute influence, mais cette influence se borne à localiser sur tel ou tel point la détermination morbide. Un grand nombre de malades affectés de diathèse en font remonter l'origine à un choc, à un frottement, à un coup, à une violence extérieure, et ils n'ont pas toujours absolument tort ; il n'est pas douteux, par exemple, qu'un coup sur le sein, que la présence de la suie sur les bourses, que le contact incessant de la pipe sur les lèvres, ne puissent appeler, sur ces organes, la manifestation d'une diathèse jusque-là restée latente.

Influences hygiéniques. — Toutes les causes qui tendent à affaiblir l'économie favorisent la production des diathèses. Je vous citerai, au nombre de ces causes, l'alimentation insuffisante ou exclusive, l'habitation dans des lieux humides et malsains, les affections morales vives et prolongées, les veilles, les fatigues, etc. — Le principe morbide qui sommeillait, comprimé et comme neutralisé, dans un organisme resté sain et puissant, se réveille et éclate, dès que cet organisme a perdu ses moyens de résistance, en perdant sa force et son activité.

Influences pathologiques. — Elles peuvent agir de deux façons : tantôt, de même que les précédentes, en débilitant l'économie; et tantôt, à la manière d'un stimulus, en appelant sur un point le principe morbide. Un organe plusieurs fois enflammé, ou qui a été le siége d'un travail pathologique de longue durée, est par cela même plus exposé à l'atteinte d'une diathèse : voilà ce que l'observation nous enseigne; au delà, tout n'est plus qu'hypothèse et erreur.

Toutes les influences cosmiques, physiologiques ou morbides que je viens d'énumérer devant vous ne sont que des circonstances accessoires dans la production des diathèses; elles ne sauraient, dans aucun cas, isolées ou réunies, engendrer la maladie, si l'organisme ne se trouve au préalable dans cet état particulier que nous appelons la prédisposition latente; en un mot, vous devez toujours, et en premier ordre, faire intervenir la cause interne, sans laquelle toutes les autres ne seraient absolument rien.

Sémiotique des diathèses. — Le diagnostic d'une diathèse ne peut être établi d'une manière positive que dans sa période d'activité. Cependant il est parfois possible d'en soupçonner la présence, à son état latent, et avant toute manifestation propre : c'est ainsi que l'existence, chez les parents, d'un cancer ou d'une affection tuberculeuse, fera naître quelquefois dans votre esprit l'idée de ces diathèses ; vous penserez à la morve, si un malade, après s'être trouvé en contact avec des chevaux morveux ou surmenés, présente un certain nombre de phénomènes auxqr.els ce fait donne aussitôt une signification ; de même encore, les conditions capables d'engendrer le scorbut vous permettront, dans certains cas, d'annoncer à l'avance l'invasion de la diathèse hémorrhagique.

Jusque-là, vous le voyez, le diagnostic n'offre rien que de très hasardé ; il est de beaucoup simplifié, sans être pourtant facile encore, lorsque la maladie s'est révélée par une affection propre. On doit alors sé proposer ce triple problème :

1° Quelle est la nature des produits ?

2° Quel est le siége de la lésion ? est-il unique ou multiple ?

3° L'affection est-elle diathésique ou constitutionnelle ?

1° *Quelle est la nature des produits?* — Pour arriver à la solution de ce premier point, on a : *a.* les signes objectifs ; — *b.* les signes subjectifs ; — *c.* l'examen microscopique.

a. — *Signes objectifs.* — Les signes objectifs sont loin d'être constants ; ils font complétement défaut dans un certain nombre de cas, et notamment lorsque la lésion a son siége dans une cavité viscérale ou dans un organe profondément situé : le diagnostic offre alors des difficultés presque insurmontables.

Cet inconvénient n'existe pas pour la pathologie cutanée, qui n'envisage les diathèses qu'au point de vue de leurs manifestations superficielles. N'allez pas croire cependant que, dans ces conditions mêmes, il soit toujours facile de se prononcer : les signes objectifs sont si sujets à variations, ils peuvent présenter, pour une même lésion, des nuances si diverses; ils sont si mobiles et si changeants, suivant les individus, les âges, les régions, l'époque à laquelle on les observe, qu'il faut parfois une grande expérience du malade pour les apprécier et les interpréter à leur juste valeur.

Dans certains cas, la seule inspection du produit morbide suffira pour vous en révéler aussitôt la nature : la diphthérie sera reconnue à ses pseudo-membranes; le scorbut aux taches purpuriques qu'il détermine à la peau; le diabète, l'albuminurie, à la présence, dans les urines, du sucre ou de l'albumine.

Dans d'autres cas, le symptôme objectif dominant se présentera à vous sous forme de tumeur, et c'est sur la juste appréciation de ses caractères que devra en partie s'établir votre jugement. Cette tumeur sera graisseuse, fibreuse, cartilagineuse, fibro-plastique, cancéreuse, fongoïdique, etc., et chacune de ces lésions pourra, à son tour, être confondue, soit avec des engorgements ou des abcès chroniques, soit avec des kystes séreux ou hydatiques, avec des tumeurs anévrysmatiques, fibrineuses, osseuses, etc., etc.; cette simple énumération vous dit assez combien le problème est complexe, car il n'est pas une seule de ces lésions qui n'ait donné lieu à des erreurs de diagnostic.

S'il s'agit d'un ulcère, vous noterez sa forme, son siége, l'état de ses bords, de son fond, le pus qu'il sécrète, l'état des parties voisines; vous interrogerez avec soin les ganglions lymphatiques qui lui correspondent; et les données ainsi acquises prendront une grande valeur, quand vous y aurez joint les notions tirées de la marche et des commémoratifs.

b. — *Signes subjectifs.* — Les signes subjectifs suffisent rarement à eux seuls au diagnostic; les troubles fonctionnels sont trop variables de leur nature, leur interprétation est trop incertaine, pour que l'on puisse baser sur eux un jugement avec quelque certitude; mais ils fournissent des éléments précieux qui s'unissent utilement aux signes objectifs, pour les compléter ou en contrôler l'exactitude.

La plupart des fonctions sont exposées à éprouver des troubles plus ou moins marqués, dans le cours des diathèses, et ce n'est que par l'étude approfondie de ces désordres que l'on s'élève à la notion complète de l'unité morbide. Chaque maladie a son génie spécial, et retentit à sa manière sur les différents actes qui constituent la vie; comparez, sous ce rapport, les diathèses inflammatoires et hétéromorphes, et parmi ces dernières, comparez l'épithélioma au cancer, le cancer à la diathèse tuberculeuse. Concluons que les caractères et le siége des désordres fonctionnels, que leur présence ou leur absence, constituent une des sources les plus fécondes du diagnostic des diathèses.

Les *signes commémoratifs* n'ont pas une moindre importance : que de fois, en effet, ne resterait-on pas dans le doute sur la nature d'une tumeur, si l'on n'avait, pour s'éclairer, sa marche, la succession des phénomènes, les symptômes qui ont préludé à son apparition, ceux qui l'ont accompagnée dans son développement? Vous ne négligerez pas les circonstances étiologiques relatives à l'âge, à la constitution, aux antécédents de famille, à la manière de vivre, à la profession, car il en découle souvent aussi des indications de premier ordre. Qu'un individu se présente à vous pâle, amaigri, tourmenté par des accès de fièvre irréguliers; vous ne trouvez, pour expliquer la souffrance de l'organisme, qu'une toux légère et quelques symptômes mal déterminés; l'auscultation ne vous révèle aucun signe positif; mais le malade vient de passer l'âge de la puberté; il vous apprend que ses parents sont morts phthisiques : il est probable que vous êtes en présence d'une diathèse tuberculeuse à son début. Chez un autre, vous constatez des abcès multiples, des ulcères et quelques pustules disséminées; rien d'ailleurs de caractéristique ; mais cet homme est palefrenier : aussitôt l'idée d'équinia s'offre à votre esprit, et cette présomption se change en certitude, s'il vous est démontré qu'il y a eu contact avec des chevaux morveux ou surmenés.

c. Signes microscopiques. — Enfin, la nature du produit morbide sera reconnue, en dernière analyse, par l'examen microscopique.

2° *Quel est le siége de la lésion? Est-elle unique ou multiple?* — Cette question se trouve implicitement résolue par les considérations qui précédent, et réclame les mêmes moyens d'investigation. Il n'y a pas lieu de la poser, quand la peau seule est atteinte; mais elle devient au contraire d'une extrême difficulté, lorsque la lésion se cache dans la profondeur des organes; le médecin, privé du secours de ses sens, n'a dans ce cas, pour fonder son jugement, que les commémoratifs et des désordres fonctionnels souvent mal accusés : aussi la certitude lui est-elle parfois impossible à acquérir.

3° *Quelle est l'origine de la lésion?* — Nous avons reconnu le siége et la nature, la constitution matérielle ou la place histologique du produit morbide : c'est une tumeur fibro-plastique, tuberculeuse, cancéreuse; une dernière question, la plus difficile, et cependant d'une extrême importance, reste encore à élucider : quelle est l'origine, la cause première, si je puis ainsi dire, de la tumeur que vous avez sous les yeux? Est-elle diathésique ou constitutionnelle?

Pour faire ressortir à vos yeux tout l'intérêt que j'attache à cette question, prenons quelques exemples. Supposons un cancer ; cette affection peut être, selon moi, arthritique ou constitutionnelle, ou bien diathésique; eh bien! dans le premier cas, vous devez réserver votre pronostic, car la lésion peut guérir ; l'état morbide qui la domine est compatible avec la durée de l'existence, mais vous n'avez presque rien à espérer, si le cancer est de nature diathésique.

La même différence existe, et plus évidente encore, entre la phthisie scrofuleuse et la phthisie essentielle : l'une guérit quelquefois et souvent prolonge sa durée; l'autre conduit fatalement à la mort, et dans un temps beaucoup plus court.

Malheureusement, quelles que soient mes convictions à cet égard, je ne puis vous les présenter que comme des hypothèses, ne possédant aucun signe certain à l'aide duquel on puisse, une tumeur cancéreuse ou autre étant donnée, décider si elle est diathésique ou si elle dépend d'une maladie constitutionnelle. Il est pourtant un ensemble de caractères dont la valeur ne saurait être douteuse pour quiconque sait observer et juger sainement : telles sont les considérations tirées de l'époque d'apparition du mal, de son évolution, de sa marche, de ses rapports ou de sa coïncidence avec d'autres affections, des antécédents du sujet et de ceux de la famille, etc.; lorsqu'on a pu, dans un cas particulier, réunir toutes ces données, on arrive à se faire une opinion qui touche de bien près à la certitude.

Pronostic des diathèses. — Le pronostic des diathèses varie tellement pour chacune d'elles, qu'il est difficile d'émettre à cet égard des propositions qui puissent s'appliquer à toutes. Cependant nous pouvons dire qu'une diathèse est toujours une maladie fort grave; elle l'est d'ailleurs à différents degrés, suivant son espèce, suivant la forme du produit morbide, son siége, sa période, la constitution du sujet, la présence ou l'absence de complications, etc.

D'une manière générale, les diathèses sont plus graves que les maladies constitutionnelles; ces dernières peuvent, en effet, se concilier jusqu'à un certain point, et presque indéfiniment, avec le libre exercice des principales fonctions; leurs manifestations sont plus légères, plus mobiles, plus faciles à déplacer ou à guérir. Les diathèses, ainsi que je l'ai dit plus haut, menacent de plus près l'existence; leurs affections sont tenaces, rebelles, adhérentes à l'organisme, qu'elles impressionnent d'une façon plus fâcheuse. Enfin, tandis que nous avons prise sur les maladies constitutionnelles, nous sommes à peu près désarmés devant les diathèses.

Traitement des diathèses. — Le traitement des diathèses est l'une des questions les plus obscures et les plus incertaines qui soient en thérapeutique. La plupart de ces maladies sont si complétement inconnues dans leur essence, si rebelles à toutes les médications, que le médecin, ne sachant dans quel sens la constitution doit être modifiée, se voit souvent forcé de marcher au hasard, ou de s'attaquer, comme il peut, aux symptômes et aux lésions, quand il en trouve l'indication. Que faire contre la morve, le farcin, les diathèses hétéromorphes? Est-ce à dire cependant qu'il faille renoncer à tout espoir de guérir, ou tout au moins d'être utile au malade? Telle n'est pas ma pensée; le médecin instruit ne restera pas, en présence d'une diathèse, tranquille spectateur de ses progrès, et ne pouvant l'arrêter dans sa marche, il se laissera aller à son courant, la suivra pas à pas, pour la combattre à tous les moments de son existence, tantôt l'attaquant dans ses manifestations, tantôt relevant les forces abattues de l'économie.

Nous avons à examiner : 1° le traitement médical des diathèses; 2° le traitement chirurgical, sur lequel nous ne nous arrêterons que pour en discuter la valeur ou l'opportunité.

1° *Traitement médical.* — J'ai fort peu de chose à vous dire sur la prophylaxie des diathèses; ce mode de traitement n'est réellement applicable qu'à celles qui naissent et se développent dans des conditions bien déterminées que l'on peut atténuer ou faire disparaître : la morve, la diphthérie, le scorbut sont dans ce cas. Les diathèses héréditaires, ne s'annonçant par aucun signe certain, ne sont reconnues que par les lésions matérielles qu'elles produisent, et dès lors il ne peut être question pour elles de moyens préventifs. Il est pourtant, comme je vous l'ai fait remarquer, des circonstances qui permettent de soupçonner la présence d'un principe diathésique encore latent dans l'économie, et l'on conçoit qu'alors certaines précautions puissent être de quelque utilité (cancer, tubercules, etc.).

Il est fort remarquable que nous ne possédions, contre les diathèses, aucun de ces héroïques médicaments qui exercent une action si salutaire sur l'évolution et la marche des maladies constitutionnelles : ce point mérite certainement d'être noté et complète le parallèle de ces deux classes de maladies, d'ailleurs si différentes à tant d'égards. La scrofule a l'iode et l'huile de foie de morue, la syphilis a le mercure et les iodures, l'arthritis les alcalins, la dartre les préparations arsenicales; mais la nature n'a rien placé à côté du cancer, de la morve, de l'épithélioma, etc., ou du moins, elle a gardé son secret jusqu'à ce jour, sans nous en rien dévoiler. Et cependant que de recherches n'ont pas été tentées dans ce sens, et poursuivies avec ardeur; que de médicaments, aujourd'hui tombés dans l'oubli, n'ont pas été essayés et préconisés outre mesure ! mais aucun n'a résisté à l'épreuve de l'expérience et du temps.

Je ne puis entrer ici dans les détails de la conduite à tenir, ni passer en revue les nombreuses substances que la thérapeutique met en œuvre, dans le traitement des diathèses; les indications sont trop variables, trop fugitives et souvent même trop opposées, pour qu'il soit possible de les résumer en quelques généralités; un tel travail nous entraînerait d'ailleurs bien au delà des limites de notre sujet qui, ne l'oublions pas, est la pathologie cutanée.

Les modifications hygiéniques doivent tenir le premier rang dans le traitement des diathèses. L'un des premiers effets de ces maladies étant de débiliter l'organisme, et de porter aux forces une atteinte plus ou moins profonde, il convient tout d'abord, et à part les indications spéciales, de réparer et de fortifier la constitution, de lui donner, en un mot, contre la cause morbifique, les moyens de résistance qui lui manquent. Un certain nombre de diathèses, le scorbut, les tubercules, la diphthérie, la gangrène, etc., n'éclatent-elles pas au milieu d'un affaiblissement notable de l'économie? Ne croyez pas cependant que les données fournies par la constitution et l'état général du malade soient toujours nettes et faciles à saisir; un produit évidemment diathésique se manifeste parfois sur un organisme en apparence si normal, il peut rester si longtemps sans l'influencer, qu'aucune indication ne jaillit de l'examen des organes et des fonctions, considérés isolément ou dans leur ensemble; c'est alors surtout que triomphe la médication locale. C'est alors qu'on peut espérer, jusqu'à un certain point, que la diathèse, épuisée dans sa source par un seul effort de production, ne survivra pas à sa manifestation locale : ceci nous conduit naturellement au traitement chirurgical.

2° *Traitement chirurgical.* — La chirurgie n'est appelée à intervenir, dans le traitement des diathèses, que dans les cas où le produit morbide se localise sous forme de tumeurs plus ou moins accessibles aux moyens qu'elle emploie; elle a pour but spécial de faire disparaître ces tumeurs, soit qu'elle se propose de les résoudre par des applications topiques, soit qu'elle les détruise par les caustiques ou le cautère actuel, soit enfin qu'elle en opère l'ablation à l'aide de l'instrument tranchant.

Je passe, sans m'y arrêter, sur les nombreux topiques, fondants et résolutifs, successivement employés dans le traitement des tumeurs diathésiques; les succès passagers obtenus par ces agents doivent être attribués à des erreurs de diagnostic, et leur étude est aujourd'hui du domaine de l'histoire. Je ne m'arrêterai pas davantage à vous décrire les divers procédés opératoires mis en œuvre par la chirurgie, ni à discuter comparativement leurs avantages ou leurs inconvénients; toute la question sera pour moi comprise dans les deux propositions suivantes :

1° Convient-il d'opérer les tumeurs diathésiques, et à ce point de vue, y a-t-il des distinctions à établir entre elles?

2° Quelles sont les circonstances favorables ou contraires au succès de l'opération?

1° *Convient-il d'opérer les tumeurs diathésiques?* — Bien que ces tumeurs ne soient, à mes yeux, que l'expression d'une maladie que nous ne pouvons atteindre, je pense, me fondant sur l'expérience et l'observation clinique, que l'opération est un moyen souvent utile, parfois nécessaire. Sans aucun doute, elle ne fait que remédier à un accident, et laisse subsister dans son entier le principe du mal; mais cette considération, dont la vérité n'est pas contestable, n'a pas, en pratique, toute la valeur qu'on pourrait croire; car d'une part, les récidives, bien qu'extrêmement fréquentes, ne sont pas inévitables, et nul ne peut affirmer qu'une diathèse n'est pas susceptible de s'épuiser ou de s'éteindre; d'une autre part, la lésion locale, si vous la laissez marcher, peut prendre de telles proportions et entraîner de tels désordres, qu'elle devient elle-même élément principal dans la maladie, et l'une des causes les plus efficaces de la terminaison funeste : prévenir ou retarder de semblables résultats, n'est-ce pas servir les intérêts du malade ?

La récidive n'est pas également à craindre pour toutes les tumeurs diathésiques, et même ne s'observe presque jamais pour quelques-unes d'entre elles : telles sont les tumeurs graisseuses, fibreuses, cartilagineuses. Les lésions sans contredit les plus malignes, celles qui se reproduisent avec le plus d'opiniâtreté, sont les productions cancéreuses, et parmi elles, l'encéphaloïde doit tenir la première place ; puis viennent l'épithélioma, les fongus, les tumeurs fibro-plastiques ; enfin, le chirurgien doit savoir qu'une tumeur a d'autant moins de tendance à la récidive qu'elle a moins de volume, et qu'elle a séjourné moins longtemps dans l'économie.

Il est un certain nombre de productions diathésiques qui échappent à peu près complétement aux moyens chirurgicaux : qu'il me suffise de vous citer ici la kéloïde, la sclérodermie, divers fongus, et particulièrement le mycosis fongoïdes, le mycosis acnéique, etc., etc.

2° Quelles sont les circonstances favorables ou contraires au succès de l'opération ? — Je serai aussi concis sur cette question que je viens de l'être pour la précédente, et ne ferai que toucher aux points principaux qu'elle comporte ; de plus, je l'examinerai surtout au point de vue des tumeurs hétéromorphes.

L'opération est indiquée, lorsque la tumeur est unique, superficielle, de petit volume, de formation récente, mobile, bien circonscrite, non accompagnée d'engorgement ganglionnaire. Elle peut l'être encore, mais exceptionnellement, dans le cas où existent plusieurs tumeurs, si toutes peuvent être enlevées avec facilité.

Le volume de la tumeur, son état d'ulcération, son ancienneté, ses adhérences, ne constituent des contre-indi-
cations que dans certaines conditions que je vais chercher à
apprécier.

L'existence de la cachexie est une contre-indication
formelle : l'organisme est frappé à mort, et toute tentative
ne ferait alors qu'activer l'énergie de la diathèse, et précipiter la terminaison funeste.

Il en est de même lorsque la diathèse a généralisé ses
produits, car la cachexie est imminente; de même encore,
lorsqu'une autre tumeur existe dans un point inaccessible
aux moyens chirurgicaux.

Dans le cas d'une tumeur unique, on se gardera d'y toucher, si l'on n'a pas la certitude de pouvoir l'enlever dans
sa totalité; si elle est très volumineuse, adhérente et confondue, sans ligne de démarcation, avec les parties voisines;
si elle se trouve en connexion intime avec des organes qu'il
faut à tout prix ménager, etc., etc. C'est dans la juste appréciation de toutes ces données que réside l'une des questions les plus graves du diagnostic chirurgical.

L'état des ganglions lymphatiques correspondant à-la
lésion sera pris en sérieuse considération; s'ils sont volumineux, engorgés, difficiles à enlever, ils deviennent un
obstacle à l'opération d'ailleurs la mieux indiquée; mais
comme il est possible que leur engorgement ne soit qu'inflammatoire, c'est-à-dire susceptible de disparaître avec la
cause qui l'a fait naître, il faut savoir, dans cette alterna-
tive, se décider ou s'abstenir, suivant les cas.

Le fait de la récidive est une circonstance toujours fâcheuse, mais il n'implique pas cependant une contre-indi-

cation formelle, lorsque les autres conditions sont favorables à l'opération.

Enfin, nous devons dire, en terminant, qu'il n'est pas indifférent d'appliquer les caustiques ou l'instrument tranchant à toutes les productions diathésiques, quels que soient leur forme et leur siége; ainsi, lorsque la lésion s'attaque spécialement au tissu de la peau, lorsqu'elle s'étale d'une manière diffuse ou par noyaux disséminés sur cette membrane, comme il arrive pour certains cancers cutanés et les ulcères chancreux, alors, dis-je, il faut recourir aux caustiques; et parmi ceux-ci, je vous signalerai la pâte de Vienne, celle de Canquoin et les composés arsenicaux.

ARTICLE II.

DES AFFECTIONS CUTANÉES DIATHÉSIQUES EN PARTICULIER.

§ 1. — Diathèses inflammatoires simples et spécifiques.

EQUINIA. — Parmi ces diathèses, les seules qui se manifestent à la peau par des altérations particulières sont la morve et le farcin, que l'on a réunis, avec juste raison, en une même entité morbide sous le nom d'*equinia* : ce terme, proposé par M. Elliotson, a l'avantage d'indiquer l'origine du mal, sans rien faire présumer de sa forme et de sa nature, et il mérite, à ce double titre, d'être conservé dans la science.

L'equinia est transmise à l'homme, tantôt par voie de contagion directe, tantôt par contagion médiate ou infection, mais aucun fait, jusqu'ici, n'autorise à penser que cette maladie puisse se développer spontanément dans l'espèce humaine. Elle sévit presque exclusivement sur ceux qui, par la nature de leurs occupations, se trouvent en rapport habituel avec des chevaux ; l'homme peut lui-même la communiquer à son semblable, au cheval dont il l'a reçue, ou à d'autres animaux.

L'equinia, considérée comme unité pathologique, revêt deux formes principales et parfaitement distinctes, la morve et le farcin, et ces deux formes peuvent à leur tour exister à l'état aigu ou à l'état chronique. La diathèse est transmise à peu près indifféremment sous l'une ou l'autre de ces formes, à quelque source qu'ait été puisé le virus ; elle peut aussi, au milieu même de son évolution, changer brusquement d'aspect et d'allure, ralentir ou précipiter sa marche, et subir, sur un même individu, les plus remarquables transformations. La morve aiguë paraît être le dernier terme vers lequel tendent et convergent tous ces états morbides ; on la voit en effet succéder très fréquemment, soit à la morve chronique, soit au farcin aigu, soit au farçin chronique, mais elle-même ne rétrograde jamais, chez l'homme, qu'elle soit primitive ou secondaire, et toujours on la voit poursuivre sa marche rapide et fatale jusqu'à la terminaison funeste.

Laissant de côté la plupart des phénomènes locaux et généraux qui se pressent et se succèdent en si grand nombre dans le cours de l'equinia, je m'occuperai d'une manière à peu près exclusive des altérations cutanées qu'elle détermine, à l'état de morve ou de farcin, altérations qui d'ailleurs peuvent être comptées parmi ses symptômes les plus constants et les plus caractéristiques.

1° *Morve.* — Dans la morve, je mentionnerai d'abord les érysipèles, dont le siége ordinaire est à la face, bien qu'on puisse également les rencontrer sur d'autres parties du corps ; ce phénomène n'apparaît qu'à une époque déjà avancée de la morve aiguë, et constitue, par conséquent, un signe du plus fâcheux augure ; à la surface du derme enflammé se forment des plaques gangréneuses, parfois précédées de vésicules ou de bulles remplies d'une sérosité sanguinolente.

A peu près vers la même époque que l'érysipèle, souvent après, se développe une éruption pustuleuse qui offre une grande analogie avec celles de la vaccine ou de la variole ; mais elle en diffère par sa marche rapide et l'absence d'ombilication. Cette éruption a été surtout observée à la face et aux membres ; les éléments qui la composent, ordinairement discrets et isolés, parfois confluents et réunis en groupes, parcourent dans l'espace de quelques jours, les diverses phases de leur évolution. Au début, c'est une tache rosée, à laquelle succède une élevure papuleuse, que recouvre bientôt un point en suppuration ; la pustule s'accroît, sa coloration devient blanchâtre, une auréole rosée l'environne ; plus tard, le liquide intérieur est en partie résorbé, et la pustule se dessèche peu à peu ; dans certains cas, elle devient le point de départ d'un ulcère qui va s'agrandissant jusqu'à la mort.

Aux lésions cutanées qui précèdent, se joignent, du côté des muqueuses, des altérations remarquables que je ne puis passer complétement sous silence : ce sont elles qui donnent à la morve son véritable cachet, car les érysipèles, les plaques cutanées gangréneuses, l'éruption pustuleuse, etc., ne lui appartiennent pas en propre, et peuvent également se rencontrer dans le farcin aigu.

Et d'abord, je vous parlerai du *jetage*, phénomène tellement caractéristique qu'il a servi à dénommer la morve ; vous savez qu'il consiste dans l'écoulement, par les narines, d'une matière mucoso-purulente au début, puis devenant visqueuse, adhérente. Le jetage est l'indice certain d'altérations graves de la muqueuse de Schneider, altérations tout à fait comparables, en tenant compte de la différence des tissus, à celles que nous avons constatées sur la peau. Voici, en effet, ce que révèle, après la mort, l'examen des fosses nasales : sur un fond injecté, tomenteux, se détachent en nombre variable, de petites élevures plus ou moins saillantes, à sommet acuminé, véritables pustules qui rappellent exactement les pustules cutanées, dont elles diffèrent par leur tendance très marquée vers l'ulcération ; la pituitaire est épaissie, fongueuse, sillonnée de plaques ulcérées irrégulières, à bords rouges, à fond grisâtre, et le travail de destruction peut, en se continuant, atteindre et dénuder les os, mais il est rare de trouver ceux-ci cariés ou perforés.

D'autres muqueuses sont également atteintes, dans la morve : des pustules, des ulcérations, des plaques gangréneuses ont été vues sur la conjonctive, sur les muqueuses buccale et pharyngée, sur l'épiglotte, les cordes vocales et jusque dans la trachée ; les bronches sont rouges et injectées jusque dans leurs dernières ramifications ; enfin, les poumons présentent, d'une manière presque constante, les altérations les plus graves et les plus étendues, des pétéchies, des ecchymoses, des indurations partielles, des abcès multiples, etc.

2° *Farcin*. — Le farcin, tant aigu que chronique, est caractérisé par des angioleucites spécifiques, par des engorgements ganglionnaires, et surtout par la formation d'abcès multiples qui s'ouvrent avec rapidité et se transforment en ulcères. Je n'examinerai ces lésions qu'au point de vue de leur diagnostic avec les lésions analogues que l'on rencontre chez les scrofuleux.

L'adénite farcineuse est facile à distinguer des engorgements strumeux ; elle est toujours consécutive et s'accompagne ou a été précédée d'angioleucite ; son volume est médiocre, son indolence à peu près complète ; il est enfin très rare de la voir se terminer par suppuration. L'écrouelle ganglionnaire naît d'une manière spontanée et sous la seule influence de la maladie scrofuleuse ; son siége spécial est au cou , où elle se manifeste sous forme de tumeurs agglomérées qui souvent persistent pendant des années, et ne disparaissent que par la fonte purulente des tissus qui les composent.

Les abcès farcineux n'offrent avec les écrouelles cellulaires qu'une lointaine analogie : ils existent habituellement en grand nombre et se multiplient avec rapidité ; apparus brusquement et souvent à l'insu du malade, il leur suffit de quelques jours pour ulcérer la peau et verser au dehors leur pus sanieux, mal lié, strié de sang. Cette marche, ces caractères, n'appartiennent pas aux abcès d'origine scrofuleuse.

' Les ulcères farcineux ressemblent parfois d'une manière si complète aux ulcères scrofuleux qu'il peut être impossible, d'après les seuls caractères objectifs de la lésion, de se prononcer avec quelque certitude ; vous tirerez alors de précieux enseignements de l'examen de la constitution, des commémoratifs, des circonstances étiologiques, de l'âge, etc.

Il est d'ailleurs un moyen que vous devez connaître, c'est l'inoculation à un âne ou à un cheval du pus qui s'écoule de l'ulcère dont la nature est incertaine : si l'animal prend la morve, toute hésitation disparaît, il s'agit bien d'un ulcère farcineux ; vous restez dans le doute, si l'inoculation n'est suivie d'aucun résultat.

Je termine ici ce que j'avais à vous dire de la morve et du farcin. Je n'ai pris à ces deux états pathologiques que les particularités de leur histoire qui ont trait au sujet qui nous occupe, et je vous renvoie aux ouvrages spéciaux pour compléter leur étude.

§ 2. — Affections diathésiques homœomorphes.

Ces diathèses n'ont à la peau que fort peu de manifestations, et sont toutes du domaine de la médecine ordinaire ; seule, la diathèse hémorrhagique détermine des altérations cutanées spéciales, mais ces altérations ne diffèrent pas de celles que l'on rencontre dans le purpura. (Voy. *Purpura* page 239.)

§ 3. — Affections diathésiques hétéromorphes.

1° DIATHÈSE FIBRO-PLASTIQUE.

La diathèse fibro-plastique est essentiellement caractérisée par un élément de formation nouvelle, l'élément fibro-plastique.

Elle présente trois modes de manifestation sur la membrane cutanée :

a. La sclérodermie ;

b. La chéloïde ;

c. Les tumeurs fibro-plastiques.

a. De la sclérodermie.

L'histoire de la sclérodermie est à peine ébauchée, et vous chercheriez vainement, dans les auteurs anciens comme dans les ouvrages classiques même les plus récents, quelque chose qui eût trait à cette singulière affection. Toutefois, elle a été, dans ces derniers temps, l'objet d'études spéciales, et la science possède aujourd'hui un assez grand nombre de faits bien observés pour qu'il me soit possible, aidé de mes propres souvenirs, de vous en tracer une description à peu près complète.

C'est dans le *Journal de médecine* et dans la *Revue médico-chirurgicale* de 1845 à 1855, que l'on trouve consignées la plupart des observations relatives à la sclérodermie. L'historique de cette affection est donc presque tout entier compris dans une période de dix années. En 1845, M. H. Thirial, le premier en France, signale deux faits très intéressants recueillis dans le service de M. Trousseau, l'un à l'Hôtel-Dieu en 1833, l'autre à l'hôpital Necker en 1844 ; il donne à l'affection le nom de sclérème des adultes, et la rapproche du sclérème des nouveau-nés, dont elle représenterait, selon lui, l'élément essentiel à l'état d'isolement et dégagé de toute complication. Deux ans plus tard, M. Forget fait paraître, dans le même journal, un mémoire sur une maladie qu'il appelle *chorionitis* ou *sclérosténose cutanée*, maladie dont il a le tort de revendiquer la découverte, car elle n'est autre que le sclérème des adultes déjà décrit par M. Thirial. Dans la même année 1847, M. le professeur Gintrac démontre que MM. Thirial et Forget ont été devancés par d'autres observateurs, et qu'en conséquence, ils n'ont aucun droit à la priorité; et il cite à l'appui quatre faits dont deux très détaillés, l'un appartenant au docteur Fontanelli (de Pavie) et publié en 1837, l'autre, recueilli à Naples par Curzio, et remontant à l'année 1752. A la même époque, M. Putegnat (de Lunéville) signale un cas de sclérodermie observé sur un homme de soixante-cinq ans, cas remarquable en ce sens que la lésion n'avait jusqu'alors été rencontrée que chez des femmes. M. Gillette, en 1854, rapporte deux nouveaux faits de sclérème non œdémateux observés, l'un, sur une enfant de huit ans, l'autre, sur une femme de quarante-deux ans. Enfin, on trouve dans le tome XVIII de la *Revue médico-chirurgicale*, 1855, la relation d'un fait très curieux recueilli à l'hospice de Bicêtre par M. Oulmont, et portant ce titre : « Note sur une variété » particulière d'épaississement avec induration de la peau » (sclérème des adultes), déterminée par des épanchements » sanguins sous-cutanés. » Ce fait ne nous a paru présenter avec la sclérodermie diathésique qu'une analogie très éloignée, et nous ne croyons pas devoir l'utiliser pour l'exposé qui va suivre.

Nosographie. — La sclérodermie est une lésion diathésique à marche chronique, caractérisée par le retrait et une forme particulière d'induration de la peau, qui devient tendue, rigide, comme rétrécie et en quelque sorte momifiée.

Elle débute par un point circonscrit, le plus ordinairement à la région cervicale, parfois aussi aux membres supérieurs. Les parties sus-diaphragmatiques sont celles qu'elle paraît attaquer de préférence, mais comme sa marche est progressive, elle tend à se généraliser tôt ou tard à toute la surface du corps : l'altération de la peau se propage, soit par continuité de tissu, soit par plaques disséminées, soit enfin et le plus souvent par ces deux modes à la fois.

Elle s'annonce à l'origine, par un sentiment de gêne et de roideur insolite dans la partie qui doit en être le siége, et ces phénomènes, d'abord presque insensibles, suivent dans leur accroissement les progrès de la lésion cutanée.

Les surfaces atteintes offrent une induration ou rigidité toute spéciale, qu'on ne retrouve dans aucune autre affection. M. Thirial compare la sensation qu'elles font éprouver à la main, à *celle que produirait le contact d'un cadavre qui aurait été gelé, sans être actuellement froid* ; la consistance du tégument ainsi dégénéré rappelle encore assez exactement celle du cuir desséché, ou d'une écorce d'arbre, ou celle de la basane noircie (Putegnat). La rigidité est telle qu'il est impossible de saisir et pincer la peau ; cette membrane se parsème çà et là de crevasses et de déchirures, mais on n'y trouve plus ces rides et plicatures qui, à l'état normal, sont les indices de sa souplesse et, en quelque sorte, la trace persistante de ses mouvements.

La peau, devenue rigide et indurée, n'a cependant subi ni épaississement ni hypertrophie ; elle est au contraire resserrée, tendue, comme amincie et rétractée sur les tissus sous-jacents, qu'elle semble désormais insuffisante à contenir ; ce phénomène, qui a été noté avec soin dans toutes les observations, se place comme importance, à côté de la rigidité : l'induration de la peau et son retrait avec amincissement, sont deux caractères qui se complètent l'un par l'autre, et qui font de la sclérodermie une lésion véritablement sans analogue dans les cadres nosologiques. L'épaississement, lorsqu'il existe, est constamment le fait d'un œdème localisé, facile à reconnaître à l'empreinte qu'y laisse la pression des doigts, et l'on trouve d'ailleurs, sur d'autres points, la lésion à son état de simplicité.

La coloration de la peau a varié suivant les sujets, et parfois aussi, sur un même sujet, suivant les régions; à peu près normale chez quelques-uns, elle s'est montrée chez d'autres d'une teinte foncée, jaunâtre ou brunâtre.; ailleurs, elle était d'un blanc mat, et rappelait parfaitement l'aspect du tissu de cicatrice, ainsi que nous l'avons observé sur une de nos malades. Enfin, on a vu la sclérodermie présenter, sur différents points, une rougeur érythémateuse, phénomène que nous sommes porté à considérer comme une véritable complication.

Les troubles fonctionnels, du côté de la peau, ont été nuls ou à peu près insignifiants, à toutes les périodes de la sclérodermie, et c'est une chose digne de remarque que cette intégrité fonctionnelle presque complète, coïncidant avec la lésion en apparence si profonde de l'organe cutané. Sa sensibilité, sa température sont restées normales, ou n'ont subi que des modifications passagères; ses diverses sécrétions n'ont pas été notablement influencées; rien, en un mot, que la singulière altération de toutes les propriétés physiques de la membrane tégumentaire.

C'est ici le lieu de vous signaler un fait qui peut servir à démontrer combien l'affection dont je parle semble se concilier avec le libre exercice des fonctions de la peau, tant dans l'ordre physiologique que dans l'ordre pathologique. On a vu des pustules de varioloïde, des vésicules de zona naître sur des plaques de sclérodermie et y suivre toutes les phases de leur développement régulier : le derme conserve donc, malgré la dégénérescence qu'il a subie, son aptitude à produire les formes morbides élémentaires des affections cutanées.

Cependant la peau ne saurait perdre ainsi sa souplesse sans devenir un objet de gêne et de trouble pour les organes qui l'avoisinent. En effet, là où existe l'induration tégumentaire, les mouvements de la région sont difficiles ou complétement empêchés; les muscles sous-jacents, comprimés et comme étouffés sous cette enveloppe inextensible qui résiste à leurs efforts, restent inactifs ou ne dessinent plus leurs contractions au dehors : de là, pour la face, un étrange caractère d'immobilité; les paupières devenues rigides ne recouvrent qu'à demi les globes oculaires; les lèvres ne se prêtent que difficilement à l'articulation des sons; la langue elle-même a été trouvée dure et roide dans un cas cité par M. Thirial; en un mot, la physionomie a perdu toute expression, comme dans la paralysie faciale, mais avec cette différence que les traits, au lieu d'être comme étalés et plus volumineux, sont au contraire effacés et amoindris par le fait de la sclérodermie.

La tension cutanée siége-t-elle aux membres, elle entrave, d'une manière plus ou moins complète, le jeu des articulations; les doigts, transformés en tiges solides, deviennent inhabiles à saisir les objets. Si elle s'étend sur la poitrine ou l'abdomen, les malades y éprouvent un sentiment de tension pénible avec dyspnée, surtout au moment de la réplétion stomacale. Enfin, lorsque les membres inférieurs sont envahis à leur tour, la marche devient incertaine, embarrassée ou même à peu près impossible.

Du côté des organes intérieurs, tout semble se passer

comme dans l'état physiologique, et les principales fonctions n'ont reçu aucune atteinte, réelle ou sympathique, de la lésion de la peau ; l'amaigrissement noté chez plusieurs malades, ne présente rien de constant, et ce phénomène peut exister en l'absence de toute lésion des fonctions digestives.

La marche de la sclérodermie, quelquefois assez rapide au début, est habituellement lente ; cette affection est essentiellement chronique, et sa durée varie de plusieurs mois à plusieurs années. D'abord limitée à un petit espace, elle s'étend ensuite, et peut envahir successivement toute la surface tégumentaire : je vous ai dit comment et suivant quels modes se propageait l'altération.

Terminaisons. — Pronostic. — Nous n'avons que des données insuffisantes pour apprécier la gravité réelle de la sclérodermie. La lecture des faits publiés jusqu'à ce jour nous porterait à penser que cette affection peut se terminer, ou même qu'elle se termine ordinairement par une résolution lente, sans laisser aucune trace après elle. Mais a-t-on suivi les malades après la guérison ? S'est-on inquiété de la possibilité des récidives, question qui, vous le savez, se représente à chaque pas dans l'histoire des diathèses hétéromorphes ? Quoi qu'il en soit, je considère la sclérodermie comme une lésion cutanée fort sérieuse, car nous ne possédons aucun moyen efficace pour la combattre, et ses conséquences nous sont encore à peu près inconnues.

Étiologie. — Nous retrouvons ici toutes les incertitudes que je vous ai signalées à propos de l'étiologie générale des diathèses hétéromorphes ; aussi me bornerai-je à quelques indications rapides.

La sclérodermie a été observée à toutes les époques de la

vie (de cinq à soixante-cinq ans); l'âge n'aurait donc aucune espèce d'influence sur son développement.

Le sexe féminin paraît constituer une véritable prédisposition à la maladie ; en effet, sur plus de douze cas que possède la science, nous n'en trouvons qu'un seul qui ait eu l'homme pour sujet, je veux parler du malade de M. Putegnat.

Comme causes déterminantes, on a signalé le refroidissement, les affections antérieures, telles qu'un rhumatisme, un œdème, une scarlatine, etc. L'apparition du mal a semblé, dans plusieurs cas, se lier assez manifestement aux troubles de la menstruation. Mais rien n'est plus douteux que l'influence de toutes ces causes, qui d'ailleurs restent sans effet, si l'organisme n'est déjà préparé à subir leur action : ceci nous conduit à aborder la question de nature.

La sclérodermie est pour moi une lésion de même ordre que la kéloïde et les tumeurs fibro-plastiques ; elle naît et se développe sous l'influence d'un état morbide général, de nature diathésique, état qui se traduit par l'infiltration, dans le tissu de la peau, d'un élément de formation nouvelle, l'élément fibro-plastique. Je repousse d'une manière absolue l'opinion de M. Forget, qui se fonde sur l'induration et la rétraction du derme pour conclure à l'origine inflammatoire (chorionitis) : c'est admettre qu'un tissu ne saurait se rétracter ou s'indurer en dehors de l'inflammation, fait pour le moins très douteux et qu'il eût fallu d'abord démontrer. C'est en vain d'ailleurs qu'on cherche dans les symptômes et dans la marche de l'affection, à toutes ses périodes, la trace d'un mouvement phlegmasique, si lent et si obscur qu'on le puisse supposer.

Diagnostic. — Vous signaler l'existence d'une lésion aussi singulière que la sclérodermie, c'est du même coup vous donner le moyen de la reconnaître aussitôt, dès qu'elle se présentera à votre observation. L'affection qui s'en rapproche le plus est, sans contredit, la kéloïde ; or celle-ci se manifeste sous forme de plaques plus épaisses et comme fibro-cartilagineuses, et elle n'a que très peu de tendance à la généralisation : ces deux caractères nous suffisent pour éviter l'erreur.

Dans l'hypertrophie cutanée, la peau ne change pas ou change peu de coloration ; elle a doublé ou triplé d'épaisseur, d'où résultent des tuméfactions diffuses ou localisées ; enfin, on ne trouve pas cette rigidité spéciale qui forme le cachet de la sclérodermie.

Lorsque la sclérodermie siége à la face, elle lui imprime un caractère d'immobilité qui pourrait, à première vue, faire croire à une paralysie ; mais la paralysie existe rarement des deux côtés de la face ; les traits sont étalés, au lieu d'être effacés et comme amoindris ; enfin, la consistance de la peau n'a subi aucune modification.

Traitement. — Un grand nombre de moyens ont été tour à tour essayés dans le traitement de la sclérodermie, mais l'expérience n'ayant point encore prononcé sur leur valeur relative, je ne puis vous tracer les bases d'une médication rationnelle.

Je mentionnerai d'abord les bains de vapeur, les bains alcalins, qui ont été utiles dans certains cas. Les préparations mercurielles, les sudorifiques, l'iodure de potassium paraissent avoir eu une heureuse influence ; les émissions sanguines ont présenté, dans un ou deux cas, des avantages incontestables. Enfin, on s'est bien trouvé de l'hydrothérapie et de l'emploi des emménagogues, tels que teinture d'iode, safran, drastiques, infusion d'armoise, lorsque la suppression des règles a paru jouer un rôle dans le développement de la sclérodermie.

OBSERVATION. — Je crois devoir joindre, à la description qui précède, l'observation d'un fait très curieux que vous avez pu voir tout récemment dans nos salles : il s'agissait d'une jeune fille, âgée de dix-huit ans, Virginie D., d'une bonne constitution, d'un tempérament lymphatico-sanguin, atteinte d'une affection cutanée de nature fibro-plastique, dont le début remontait à trois ans environ.

Nous trouvâmes sur l'avant-bras droit, où les lésions s'étaient surtout concentrées, des plaques jaunâtres entremêlées de taches blanches, rugueuses, dures au toucher, semblables, comme aspect, au tissu de cicatrice. Ces plaques occupaient le côté externe et postérieur du membre ; la région antérieure était saine, mais on constatait en dedans la présence d'un endurcissement léger, sans changement de coloration. L'altération se continuait sur le bras, en présentant les mêmes caractères.

A la partie postérieure de l'épaule droite se trouvait une plaque d'un blanc de lait, de 6 centimètres environ, plaque au-dessus de laquelle en existait une autre de même teinte et à peu près de même dimension.

Des plaques analogues se remarquaient sur d'autres points du corps, à la partie interne du genou gauche, à la région lombaire, etc.

Ces plaques n'occasionnaient aucune souffrance ; tout au plus existait-il, de loin en loin, de légers élancements.

Les fonctions des parties lésées n'étaient pas sensiblement modifiées ; la sensibilité, la perspirabilité étaient normales.

Les fonctions générales n'avaient, à aucune époque, subi aucune atteinte.

Tel était l'état de la malade, lorsqu'elle s'est présentée à notre observation, et je dois ajouter que cet état n'a subi, pendant toute la durée de son séjour à Saint-Louis, aucune modification appréciable.

Cependant notre malade était demeurée fort longtemps à l'hôpital Necker, et nous apprîmes qu'elle y avait été prise successivement de varioloïde et d'herpès zona : or, ces deux éruptions n'ont nullement respecté les plaques de sclérodermie, et s'y sont développées avec les mêmes caractères que sur les parties saines du tégument; fait intéressant, et qui démontre que l'altération dont je parle n'exclut en aucune façon les autres formes des affections cutanées (1).

b. De la chéloïde ou kéloïde.

C'est Alibert qui, le premier, décrivit cette affection ; il la désigna d'abord sous le nom de cancroïde, puis sous celui de kéloïde qui lui est resté, et la plaça dans son groupe des dermatoses cancéreuses. La définition qu'il en donne est la suivante : « Affection cancéreuse caractérisée » par une et rarement par plusieurs excroissances plus ou » moins proéminentes, dures, rénitentes sous le doigt qui » les comprime ; tantôt cylindriques, tantôt rondes ou qua- » drilatères, aplaties dans leur milieu, relevées par leurs » bords en manière de bourrelet, projetant par leurs parties » latérales comme des racines qui s'implantent dans la peau, » offrant parfois l'aspect d'une cicatrice de brûlure. »

Le genre kéloïde d'Alibert comprenait deux variétés, la vraie et la fausse kéloïde. Je n'étudierai ici que la vraie kéloïde, la seconde variété n'étant que la conséquence d'états morbides que vous connaissez déjà.

Parmi les auteurs qui, depuis Alibert, se sont occupés de la kéloïde vraie ou spontanée, je citerai surtout Biett, MM. Cazenave et Rayer. Je dois également une mention à MM. Firmin (1850), Maubon (1855), et Lhonneur (1856), qui ont pris la kéloïde pour sujet de leurs thèses inaugurales.

Nosographie. — La *kéloïde vraie* est caractérisée par une

(1) Cette observation a été rapportée dans tous ses détails, dans une intéressante communication faite par M. Belhomme à la Société médicale d'observation.

ou plusieurs excroissances, dont le volume est sujet à varier, ainsi que la forme ; il en est d'arrondies, d'autres sont anguleuses ou quadrilatères, d'autres s'allongent en cylindres irréguliers ; quelques-unes, renflées à leurs bords, projettent aux environs des prolongements multiples, sortes de racines au moyen desquelles elles semblent s'implanter dans la peau. Les plaques kéloïdiennes atteignent rarement un volume considérable ; leur consistance est dure, rénitente, élastique ; leur coloration, généralement plus foncée que celle des téguments voisins, est pourtant quelquefois plus pâle ; elles sont mobiles avec la peau, et jamais on ne les voit, franchissant ses limites, contracter des adhérences avec les organes sous-jacents.

La kéloïde est ordinairement unique et solitaire, mais il n'est pas très rare d'observer un certain nombre de tubercules de même nature groupés, en formes de satellites, autour d'une tumeur principale. Son siége de prédilection est la région sternale ; on l'a également observée au cou, à la face, aux membres supérieurs et inférieurs, et l'on peut dire qu'aucune partie du corps n'est, d'une manière absolue, à l'abri de cette affection.

Le tissu qui la compose est dur, serré, dense, et rappelle assez exactement, par son aspect, le tissu de cicatrice ; à sa surface s'étend un épiderme mince, luisant, comme plissé, souvent sillonné en différents sens par des saillies rougeâtres ou même par de véritables brides. Aux limites de la production morbide se dessinent de petits vaisseaux capillaires qui viennent se perdre, en se ramifiant, dans son épaisseur. Enfin, et ce caractère offre une grande importance, on distingue à la loupe, sur tous les points de la tumeur, les orifices normaux qui déversent au dehors les produits des sécrétions cutanées.

La kéloïde est rarement indolente ; elle s'accompagne, dans la majorité des cas, de démangeaisons plus ou moins vives, et surtout de picotements et d'élancements dont l'intensité peut être extrême. Diverses causes ont été signalées comme capables de déterminer le retour ou l'exaspération de ces douleurs : telles sont les variations atmosphériques, les affections morales, l'exercice, etc.

L'état morbide général qui produit la kéloïde ne se traduit au dehors par aucune autre manifestation symptomatique ; toutes les grandes fonctions s'exécutent comme dans l'état normal, et n'en paraissent nullement influencées. Rien ne prouve cependant que la diathèse fibro-plastique ne soit susceptible de déterminer, à une certaine période de son existence, des troubles généraux et un genre particulier de cachexie ; le cancer lui-même ne reste-t-il pas quelquefois pendant des années, et même indéfiniment, avec toutes les apparences d'une simple lésion locale, et vous savez que les tumeurs fibro-plastiques se conduisent, dans bien des cas, à la manière des productions véritablement cancéreuses.

Marche. — Terminaisons. — La kéloïde débute par un petit tubercule ou par une légère induration cutanée qui s'accroît peu à peu et d'une manière très lente, sans autre phénomène que les diverses sensations morbides dont je vous ai parlé. Arrivée à un certain état, elle reste le plus souvent indéfiniment stationnaire ; elle peut aussi disparaître spontanément, par une sorte de résorption interstitielle, en laissant en sa place une cicatrice blanche, inégale et légèrement déprimée. La kéloïde peut-elle se terminer par l'ulcération ? Je regarde cette terminaison comme possible et même probable, mais elle survient sans doute à une époque très éloignée du début, et c'est ainsi qu'elle a peut-être échappé à l'attention des observateurs.

La kéloïde est remarquable par sa tendance à la récidive, récidive qui a lieu constamment sur place et d'une manière presque fatale, alors même que la tumeur a été enlevée aussi complétement que possible : ces reproductions nous prouvent que MM. Rayer et Hardy ont eu tort d'en faire une simple difformité du derme.

Étiologie. — Il n'est pas douteux que la kéloïde puisse naître spontanément au sein du tissu cutané en apparence le plus sain, et sans avoir été précédée par aucune altération; mais il faut dire aussi qu'elle succède le plus souvent à une action locale, accidentelle, telle qu'une brûlure, une plaie, une écorchure, l'application d'un vésicatoire, des frictions irritantes, etc. Bien que ces causes soient presque toujours hors de proportion avec la lésion cutanée qui en est la conséquence, il est pourtant impossible de leur refuser toute influence sur son développement, cette influence se bornât-elle à en déterminer le siége. Ainsi s'expliquerait en partie la singulière prédilection des tumeurs kéloïdiennes pour la région sternale, où sont journellement appliqués les agents de la médication révulsive.

Les récidives sont dues à la persistance de la cause interne diathésique, et peut-être aussi, comme le pense M. Lebert, à la tendance qu'a la kéloïde à se développer là où existe du tissu inodulaire.

De même que la sclérodermie, la kéloïde a été rencontrée beaucoup plus fréquemment chez la femme que chez l'homme ; tous les âges y paraissent à peu près également prédisposés.

Les diverses questions relatives à l'hérédité, au tempérament, à la constitution, sont encore à l'étude.

Diagnostic. — J'ai précédemment établi le diagnostic de la kéloïde et de la sclérodermie, et dans mes leçons sur la lèpre, je vous ai mis en garde contre une erreur bien plus fâcheuse encore. Il me reste actuellement à vous dire en quoi la kéloïde vraie ou spontanée diffère de la kéloïde fausse ou cicatricielle.

La *fausse* kéloïde d'Alibert, désignée par M. Velpeau sous le nom de kéloïde cicatricielle, et plus tard étudiée par M. Follin sous le nom de *végétations des cicatrices*, peut en effet se présenter avec tous les traits extérieurs qui caractérisent la vraie kéloïde ; mais à côté de cette analogie dans la forme, que de différences ! Toujours consécutive à une altération chronique de la peau, la fausse kéloïde s'observe particulièrement à la suite des ulcérations scrofuleuses et syphilitiques, des vieux ulcères, des brûlures profondes, des cautères anciens, etc. Elle constitue une déviation accidentelle propre au tissu de cicatrice, bien plutôt qu'une véritable affection *sui generis*, et la condition qui favorise au plus haut point cette déviation paraît être la maladie scrofuleuse. La peau, détruite partiellement ou dans toute son épaisseur, a été remplacée par du tissu inodulaire, mais ce tissu, par son exubérance, a dépassé le but de la nature : aussi ne retrouvons-nous pas à la surface de ces tumeurs, les caractères et l'organisation du derme, avec ses pertuis glandulaires et ses produits de sécrétion. Enfin, tandis que

la vraie kéloïde était le siége de démangeaisons vives, de picotements et d'élancements, la fausse kéloïde est à peu près complétement indolente : tout au plus les malades ressentent-ils,
dans les temps humides, un léger tiraillement dans la partie.

Traitement. — Aucune règle certaine ne peut être établie
au sujet du traitement de la kéloïde, car toutes les médications employées jusqu'à ce jour ont été reconnues inutiles
ou nuisibles. On l'a détruite par les caustiques, enlevée par
l'instrument tranchant, mais elle s'est presque toujours re-
produite avec une opiniâtreté sans égale. Quant aux topiques
et aux remèdes internes, il est impossible, dans l'état actuel de la science, de se prononcer pour les uns à l'exclusion
des autres; je me contenterai donc de vous citer la ciguë,
l'aconit, les préparations iodurées et mercurielles, les eaux
minérales, etc., toutes substances le plus souvent inefficaces,
mais dont l'usage a consacré l'emploi.

Dans ma première édition de la scrofule, où je considérais
la kéloïde comme une scrofulide maligne, j'en ai rapporté
un cas très remarquable, observé par moi chez une jeune
dame qui en était affectée depuis plusieurs années. « Cette
» dame avait pour médecin ordinaire un professeur distin-
» gué de la Faculté de Paris. Peu exercé toutefois dans le
» diagnostic des affections spéciales de la peau, ce professeur
» prit cette kéloïde tout d'abord pour une syphilide tuber-
» culeuse, et soumit sa malade à un traitement mercuriel
» qui, comme on le pense bien, n'amena aucun résultat.
» Plus tard, il reconnut lui-même son erreur, et diagnos-
» tiqua la kéloïde dont il fit l'historique à la malade, sans
» oublier de lui dire qu'Alibert avait placé cette affection à
» côté du cancer.

» Justement effrayée d'un pareil rapprochement, la ma-
» lade consulta diverses célébrités, et vint aussi réclamer nos
» conseils. Elle portait, à cette époque, de nombreuses pla-
» ques kéloïdiennes sur le corps, notamment sur les seins,
» sur la région antérieure de la poitrine, sur l'abdomen, les
» hanches, etc. L'un des seins était entouré, à 2 centimètres
» au-dessous de l'aréole mammaire, et comme étranglé
» par un cercle kéloïdien d'au moins un centimètre de lar-
» geur. Au-dessous de l'ombilic, entre cette cicatrice et le
» pubis, il y avait plusieurs plaques assez larges, arrondies,.
» triangulaires ou lozangiques de la même affection. Sur la
» hanche et à la partie supérieure et externe de la cuisse du
» côté gauche, existaient aussi des plaques rubanées de
» kéloïde disposées verticalement, selon le diamètre longitu-
» dinal de la cuisse.

» Toutes ces plaques, mais surtout celles du sein, étaient
» accompagnées de picotements, et même d'élancements qui
» ne laissaient à la malade aucun moment de repos et qui
» surtout l'inquiétaient beaucoup.

» Parmi les nombreux moyens que je mis en usage, il en
» est un surtout qui me parut avoir une efficacité remar-
» quable dans le traitement de cette affection, ce furent les
» bains de mer. »

c. Des tumeurs fibro-plastiques.

Après vous avoir parlé de la sclérodermie et de la kéloïde,
il me resterait à vous décrire une dernière manifestation
de la diathèse fibro-plastique, les tumeurs fibro-plastiques;
mais comme ces sortes de tumeurs se développent rarement
à la peau, et qu'elles sont d'ailleurs du domaine de la chi-

rurgie, je ne ferai qu'en marquer la place dans ce chapitre.

C'est dans les organes parenchymateux et dans le tissu cellulaire que surtout on les rencontre. Elles sont composées d'éléments fibro-plastiques, auxquels se joignent des vaisseaux, de la matière amorphe et des vésicules adipeuses. Leur consistance est souvent considérable, leur coloration rougeâtre ; elles s'accroissent assez rapidement et parfois se généralisent. Lorsqu'on les enlève, elles se reproduisent fréquemment sur place ; elles tendent vers l'ulcération, et s'accompagnent, à leurs diverses périodes, de tous les phénomènes du cancer.

2° DIATHÈSE TUBERCULEUSE.

Le produit morbide que les anatomo-pathologistes désignent sous le nom de *tubercule* a pour siége ordinaire le poumon et les ganglions lymphatiques ; il est rare sur la peau.

Peut-être, cependant, certaines scrofulides malignes ne sont-elles autre chose que des tubercules développés dans l'épaisseur de la peau : je veux parler de ces scrofulides caractérisées par une agglomération de petits foyers purulents très rapprochés les uns des autres, et situés dans l'épaisseur même du derme qu'ils semblent dédoubler en deux couches, par le soulèvement de la lame superficielle qui n'adhère plus à la lame profonde que par de petits piliers vasculaires et fibreux. C'est une question d'anatomie pathologique que de nouvelles recherches pourront sans doute bientôt éclairer.

Quoi qu'il en soit, le tubercule de la peau est tantôt symptomatique de la scrofule, et dans des cas plus rares, il fait partie de la diathèse tuberculeuse proprement dite. Il importe, au point de vue du pronostic, de distinguer ces deux variétés, le tubercule de la scrofule guérissant plus vite et mieux que celui de la diathèse.

3° DIATHÈSE FONGOÏDIQUE.

Sous ce nom, vous devez entendre une maladie ayant pour effet de produire des tumeurs constituées par un tissu essentiellement vasculaire, à tendance envahissante et souvent ulcérative, tumeurs qui peuvent revêtir les formes les plus diverses, et se manifester dans tous les organes et dans tous les systèmes de l'économie.

A cette diathèse pourraient être rattachées une multitude de productions morbides, dont chacune possède une nombreuse synonymie ; mais il n'est pas difficile de reconnaître, au milieu de toutes ces variétés, soit des affections identiques sous des noms différents, soit des lésions de nature manifestement cancéreuse ou syphilitique ; d'autres, enfin, sont inconnues à nos climats, et nous en sommes réduits, à leur endroit, à des conjectures souvent fort incertaines. Dans un tel état de choses, et me fondant sur mon expérience personnelle, il m'a paru que l'on pouvait réduire à trois seulement les manifestations cutanées de la diathèse fongoïdique.

    a. Le mycosis fongoïde ;

    b. Le fongus acnéique ;

    c. Les tumeurs érectiles.

a. Mycosis fongoïde.

Le terme *mycosis* a été employé par Alibert pour désigner un genre d'affections cutanées qu'il plaçait dans son groupe des dermatoses véroleuses ; il subdivise ce genre en trois espèces, qui sont les suivantes :

Le *mycosis framboisé, pian* ou *frambœsia*, ainsi appelé en raison de la forme éruptive sous laquelle il se manifeste. Cette variété exotique présente une grande analogie avec la lésion que je vous décrirai bientôt sous le nom de fongus acnéique.

Le *mycosis fongoïde, vérole d'Amboyne* ou *pian fongoïde*, affection que j'ai observée trois fois dans cet hôpital, et qui diffère autant qu'il est possible, par son aspect et par ses caractères, des accidents syphilitiques. Je vais revenir avec détails sur cette curieuse variété, dont vous avez pu voir, pendant plusieurs mois dans nos salles, un bien remarquable exemple.

Alibert admettait enfin un *mycosis syphiloïde*, comprenant, dans cette acception, le *mal de Scherlievo, le mal de Fiume, le sibbens d'Écosse, le mal anglais*, etc., etc. Ici, plus de doute, il s'agit bien d'une affection syphilitique, et pour s'en convaincre, il suffit de parcourir les descriptions qu'en ont données les auteurs. Nous n'avons pas, en conséquence, à nous en occuper dans cet article.

Le *mycosis fongoïde* est caractérisé par des excroissances fongueuses, de forme orbiculaire et lisse, d'un volume très variable et souvent considérable, isolées ou agglomérées, circonscrites à une seule région ou répandues en grand nombre sur toute la surface du corps. Ces tumeurs se rencontrent particulièrement sur la face et sur les membres, mais elles n'épargnent aucune région. D'une couleur rouge très foncée, elles ressemblent parfois, pour la forme et pour le volume, à des morilles ou à des tomates. D'une consistance ferme à l'origine, mais très différente de celle du squirrhe, elles se ramollissent ensuite, s'ouvrent, et donnent lieu à des ulcères du plus mauvais aspect : on s'imagine voir, dit Alibert, des fruits se pourrir et se dénaturer sur la tige qui les supporte. Ces ulcères restent en général superficiels; ils ne creusent jamais profondément les tissus, et ne s'entourent pas de bourrelets durs, saillants, comme il arrive pour les ulcères cancéreux. Il s'en écoule un liquide épais, verdâtre, qui se convertit en croûtes dures, d'une teinte sombre et noirâtre; le pus s'accumule, stagne et croupit pendant quelque temps, au-dessous de l'enveloppe crustacée qui résulte de ces croûtes, puis il la soulève et y produit des fissures au travers desquelles on le voit s'échapper : ce pus est d'une fétidité extraordinaire, *sui generis.* Lorsque l'on a enlevé les croûtes et détergé les ulcères, on trouve des surfaces blafardes, livides, comme macérées et putréfiées, hérissées parfois d'expansions fongueuses et de végétations informes.

Le mycosis fongoïde est une affection peu douloureuse en général, et qui peut se concilier pendant assez longtemps avec les apparences de la santé et la conservation des forces. Sa marche, ordinairement continue, offre parfois une sorte d'intermittence en rapport avec les saisons : les tumeurs se flétrissent et s'affaissent, laissant en leur place une peau rougeâtre exulcérée et plus ou moins insensible; mais l'affection reparaît après un temps variable avec tous ses caractères, et le malade finit presque toujours par succomber au milieu du marasme et de la fièvre hectique.

Traitement. — Rien n'est plus incertain que le traitement du mycosis fongoïde, et les données nous manquent pour apprécier à leur juste valeur les divers moyens employés contre cette cruelle affection. Il est pourtant quelques indications que vous saisirez sans difficulté.

Vous insisterez d'abord sur les toniques et les aliments réparateurs, pour soutenir l'économie déjà plus ou moins débilitée par l'atteinte de la diathèse, et pour la préparer, en quelque sorte, à subir l'action du seul remède reconnu parfois efficace contre le mycosis, je veux parler du mercure.

Le mercure se donne aux mêmes doses et de la même façon que dans le traitement de la syphilis; la préparation la plus employée est le deutochlorure. Alibert avait en outre recours aux sudorifiques, dans le but de diriger la matière morbifique vers la périphérie cutanée.

Lorsqu'il existe des ulcères croûteux et fétides, les désinfectants et les antiputrides trouvent leur application, et parmi ceux-ci, vous devrez préférer surtout les composés de chlore et le coaltar saponiné. A ces moyens, vous pourrez associer divers topiques dans le pansement des ulcères : la poudre de quinquina, celle de matico, celle d'écorce de chêne, etc.

Enfin, vous surveillerez attentivement le tube digestif et les diverses fonctions, qui vous fourniront parfois de précieuses indications.

L'observation suivante complétera mieux que je ne saurais faire, la description qui précède :

Charles Nicolas Herbette, âgé de soixante ans, tailleur à Abbeville, entré le 10 juillet 1860. Ce malade est d'une constitution forte, d'un tempérament sanguin : il n'a jamais eu de maladie grave. L'affection qui l'amène à l'hôpital est, sans contredit, l'une des plus extraordinaires qui puissent se présenter à l'observation du médecin.

Cette affection date de trois ans environ. Son siége est à la partie postérieure du tronc, du côté gauche. Elle commença, dit-il, par des *lames rouges*, au nombre de deux à trois, verticalement étendues, larges de deux travers de doigt, légèrement saillantes, dès leur début, au-dessus du niveau de la peau. Ces *lames rouges* étaient accompagnées de picotements, de démangeaisons, de *lardements*, pour nous servir de son expression. Après avoir persisté tout l'été de 1857, elles s'éteignirent et disparurent pendant l'hiver, mais d'une manière incomplète, et en laissant un peu de rougeur. En mars suivant, tout reparaît, et avec plus d'intensité : les raies rouges se dessinent plus nettement, leur saillie est plus manifeste; elles se gonflent sur certains points, et des solutions de continuité s'établissent, qui bientôt se recouvrent de croûtes; les douleurs ont une vivacité et une persistance qu'elles n'avaient pas l'année précédente. Cependant le retour de l'hiver provoque encore une diminution considérable de tous les symptômes, mais l'amendement est moins complet, et la lésion, après avoir pour ainsi dire sommeillé tout l'hiver, reprend son activité et sa marche envahissante en été 1859 : la tuméfaction atteint un degré considérable; des croûtes se forment, qui, en tombant, laissent à nu des surfaces ulcérées d'une grande étendue. Le médecin traitant, après d'inutiles tentatives et désespérant d'enrayer les progrès du mal, adresse le malade à M. Hecquet, qui institue aussitôt une médication mercurielle : un mieux sensible se manifeste, et l'affection reste stationnaire pendant l'hiver de 1859. Puis enfin, en mars dernier, tout recommence avec une activité inouïe; M. Hecquet désespère à son tour, et conseille au malade de se faire traiter par M. Bazin.

L'affection est située à la partie postérieure et latérale gauche du tronc, dont elle occupe une grande étendue : en haut, elle est limitée par l'épine de l'omoplate, et descend presque, par sa partie inférieure, jusqu'à la crête de l'os des iles. Elle est constituée par un nombre considérable de tumeurs très volumineuses, agglomérées et fusionnées à leur base, séparées par des anfractuosités profondes, et couvertes, par endroits, d'une enveloppe crustacée noirâtre ou verdâtre d'une grande épaisseur; au-dessous des croûtes sont des surfaces ulcérées, baignées et comme macérées dans le pus. Les tumeurs en question sont arrondies, orbiculaires, d'un rouge obscur, et rappellent parfaitement les tomates par leur forme et leur coloration ; elles offrent au doigt qui les presse une rénitence élastique, et dans quelques points une véritable fluctuation. La tuméfaction qu'elles déterminent, assez peu prononcée au voisinage de l'omoplate, va croissant en bas et en dehors, et acquiert son plus haut développement à la partie inférieure, où l'on trouve une série d'éminences qui s'élèvent brusquement et à pic de plusieurs centimètres au-dessus du niveau de la peau. Les ulcérations, au nombre de trois ou quatre, sans y comprendre celles que voilent les croûtes, ont un aspect sale et blafard, et fournissent un ichor d'une fétidité insupportable : ce n'est ni l'odeur de la gangrène, ni celle du pus croupissant, mais une odeur *sui generis*, et que je ne saurais comparer à aucune autre.

De cet assemblage de tumeurs, de croûtes et d'ulcérations résulte une lésion d'un aspect étrange et vraiment caractéristique ; le malade la compare assez poétiquement aux flots de la mer, expression qui ne manque pas de justesse, si l'on songe à la rapidité avec laquelle ces énormes tumeurs s'élèvent ou s'affaissent, et à l'apparence ondulée qu'elles présentent.

La pression est douloureuse, principalement en bas, où le gonflement est assez considérable pour apporter de la gêne dans les mouvements du bras gauche, qui reste forcément écarté du tronc. — La douleur spontanée a pris depuis peu le caractère d'élancements.

M. Bazin, en présence de cette singulière affection, n'hésite pas à porter son diagnostic : c'est le mycosis fongoïde décrit par Alibert. M. Bazin en a déjà vu deux cas, tous deux terminés par la mort ; aussi son pronostic est-il fort grave.

Ce n'est point un cancer, car celui-ci a une autre marche, un aspect tout différent : on ne le voit jamais rétrograder et disparaître dans l'espace de quelques jours pour reparaître ensuite avec une égale rapidité ; sa consistance est moins uniforme, très dure et comme cartilagineuse en certains points, d'une mollesse fluctuante dans d'autres ; ses ulcères sont durs, calleux et relevés à leurs bords, profondément excavés à leur fond, et jamais leur pus n'exhale cette odeur fétide et repoussante dont nous avons parlé.

Le tableau que j'ai tracé de la lésion démontre surabondamment qu'elle n'est pas de nature syphilitique. Le malade ne présente rien d'ailleurs, dans ses antécédents, qui puisse faire penser un seul instant à la syphilis.

Il y a quatre à cinq ans, nous dit-il, il fut atteint au cuir chevelu, en avant et à gauche, d'une lésion tout à fait semblable à celle qu'il porte en ce moment sur le tronc. Cette lésion persista deux ou trois mois; elle se recouvrait de croûtes épaisses qui, en se détachant, laissaient à nu des surfaces rouges et exulcérées. Nous ne trouvons aujourd'hui aucune trace bien évidente de cette affection, pas même la plus légère alopécie.

10 juillet. — Pendant les huit premiers jours, le malade n'est soumis à aucune espèce de traitement, et l'affection reste stationnaire.

Le 19, applications de cataplasmes sur les ulcères, pour ramollir et détacher les croûtes; celles-ci une fois tombées, on déterge les ulcères, qui sont maintenus en contact permanent avec des bourdonnets de charpie imbibés de coaltar saponiné. Sous l'influence de ce topique, l'odeur fétide disparaît avec une admirable facilité, et le lendemain, la désinfection est complète. M. Bazin prescrit alors le sirop de biiodure à petite dose, et le suspend deux jours après. Les tumeurs sont couvertes de poudre de matico.

Le 21 juillet, le malade se plaint d'un léger malaise; il a de l'inappétence, de la courbature, un peu de fièvre, des frissons et du tremblement dans les membres. Les tumeurs ont sensiblement diminué de volume. — Un vomitif est administré pour combattre les symptômes d'embarras gastrique.

Le 22, c'est-à-dire douze jours après l'admission à l'hôpital, nous constatons la présence d'un érysipèle qui, parti des limites du mycosis, s'étend irrégulièrement aux environs dans une étendue assez considérable. Le malade est très souffrant, mais, chose singulière! les tumeurs ont encore notablement diminué. — On cesse tout traitement : les plaies sont pansées à plat avec du linge cératé.

Les jours suivants, l'érysipèle fait des progrès, et en même temps les excroissances si volumineuses que nous avons décrites s'affaissent et diminuent presque à vue d'œil, si bien que, dans l'espace de huit jours, elles ont complétement disparu : là où elles existaient, on ne trouve plus qu'une surface plane, exulcérée par places, ailleurs flétrie et recouverte d'un enduit blanchâtre. — L'érysipèle s'éteignit lui-même peu à peu sans autre médication.

A quelle influence convient-il d'attribuer la disparition si rapide et si imprévue de ce mycosis fongoïde? Est-ce au mercure administré? Mais le malade n'en a pris que pendant deux jours et à des doses insignifiantes. Serait-ce aux applications topiques de coaltar saponiné ou de matico? Une telle supposition n'est guère admissible. Serait-ce enfin à l'intervention de l'érysipèle, qui aurait agi par une sorte de révulsion puissante, ou bien le phénomène ne tient-il pas tout simplement à la nature de l'affection elle-même, comme tendraient à le prouver les commémoratifs? Il est bien difficile de se prononcer, et cette question doit, jusqu'à nouvel ordre, rester indécise.

Cependant les ulcérations subsistèrent longtemps encore après l'affaissement des tumeurs fongoïdiques, comme si la peau, sur les points envahis par ces productions morbides, fût devenue incapable de subvenir aux frais de la réparation. Ces ulcères, très superficiels, d'une teinte livide ou blafarde, fournissaient un liquide séreux, inodore, qui se concrétait en croûtes molles et peu épaisses : on eût dit qu'une lésion eczémateuse fût venue s'enter sur l'affection première, pour en éterniser la durée. — Toutefois, vers la fin du mois d'août, on ne trouvait plus que quelques points exulcérés, et le malade put sortir de l'hôpital à peu près complétement guéri.

Mais cette guérison sera-t-elle durable? M. Bazin ne le pense pas, car l'expérience lui a montré que dans ces cas, la guérison n'était qu'illusoire et temporaire. Le malade reviendra donc sans doute un jour en proie à de nouveaux accidents, peut-être plus violents encore que ceux dont je viens de donner le tableau, accidents auxquels il finira par succomber dans un temps qui malheureusement ne peut être bien long.

b. Fongus acnéique.

Cette affection paraît correspondre au mycosis framboisé d'Alibert. Elle peut attaquer toutes les parties du corps, mais on l'observe plus spécialement à la face, au cuir chevelu, au nez, aux oreilles, etc. Elle commence par des taches rouges, sur lesquelles s'élèvent des pus-

tules volumineuses, qui elles-mêmes se convertissent en
végétations fongueuses à tendance ulcérative. Les éléments de cette éruption sont isolés ou réunis par groupes plus ou moins nombreux; les malades éprouvent des
démangeaisons passagères et un sentiment de gêne ou de
tension sur les parties affectées.

La durée de cette éruption est fort longue; sa marche est
très lente et régulière. Lorsque survient la période d'ulcération, les fongosités semblent s'ouvrir et tomber dans une
sorte de putréfaction, et de leur surface s'écoule un liquide
purulent qui se concrète au contact de l'air. Le pus de ces
ulcères exhale une odeur fétide, comparable à celle du
mycosis fongoïde.

OBSERVATION de fongus acnéique.

Guyon (Théodose-Réné), soixante-neuf ans, vint en septembre 1860
consulter M. Bazin pour une affection cutanée, qui occupe aujourd'hui
toute la partie latérale droite du nez et le sillon géno-labial du même
côté. Le malade en fait remonter les premiers symptômes à son
enfance : alors, nous dit-il, il n'y avait rien d'appréciable à la vue ou
au doigt, mais il éprouvait une gêne singulière, une sorte d'embarras
avec sentiment de tension au voisinage du nez. Vers l'âge de quinze à
vingt ans se serait manifestée une petite tache rouge sur le sillon
naso-génal, là où l'on remarque aujourd'hui une petite cicatricule
blanchâtre; cette tache faisait un léger relief, et s'accompagnait de
démangeaisons assez vives. Il l'écorcha, deux ou trois gouttelettes de
sang en sortirent, et une exsudation croûteuse se forma à sa surface. Le malade nous rend difficilement compte de ce qui arriva ensuite, mais il me paraît résulter de ses réponses que la lésion n'a
jamais cessé d'exister depuis l'âge de quinze à vingt ans, et qu'elle
a dû subir, pendant ce long espace de temps, de nombreuses transformations.

Il y a douze ans, il vint à Paris; à cette époque, l'affection était
devenue un volumineux tubercule, qui se recouvrait de croûtes, et que

l'on put prendre un instant pour un cancer. M. Bazin, qui fut alors
consulté, après avoir essayé pendant longtemps de l'huile de cade en
applications sur la tumeur, en fit l'excision avec des ciseaux; une
amélioration passagère survint, mais les tumeurs se sont depuis multipliées, et voici ce que nous constatons aujourd'hui :

Sur l'aile droite du nez existe une masse quadrilobée ayant une
assez grande analogie, sauf le volume, avec les productions du mycosis
fongoïde. Chaque petite tumeur est arrondie, rénitente, rougeâtre,
recouverte de croûtes jaunâtres ou noirâtres, au-dessous desquelles
s'accumule un liquide que la pression fait sourdre.

Un groupe de ces tumeurs tuberculeuses existe également au-dessous
de l'aile du nez, empiétant à la fois sur la joue et sur la lèvre supérieure : elles s'y présentent avec le même aspect bourgeonnant et la
même disposition.

Ces tumeurs ont pour siége anatomique les follicules sébacés, dont
elles constituent un mode d'hypertrophie vasculaire et fongoïdique des
plus remarquables. Elles sont à peu près indolentes, et leur principal
inconvénient paraît être, du moins actuellement, la difformité qu'elles
entraînent.

c. Des tumeurs érectiles.

On accorde généralement ce nom à des tumeurs formées
par le développement anormal d'un tissu spongieux, continuellement baigné de sang, et jusqu'à un certain point
comparable au tissu érectile des corps caverneux.

On a admis deux variétés de tumeurs érectiles : arté-
rielles et veineuses; ces deux variétés présentent, en
effet, de grandes différences au point de vue de la forme,
de l'aspect, des symptômes, de la marche et des terminaisons.

Les tumeurs érectiles sont congénitales ou acquises, le
plus souvent congénitales. Elles s'annoncent au début par
une tache rouge, véritable nævus qui peut rester stationnaire pendant des années, mais qui s'étend ensuite et s'élève

en forme de tumeur, dont la base s'enfonce plus ou moins profondément dans le tissu cellulaire.

Leur siége de prédilection est à la partie supérieure du corps, et particulièrement à la tête; leurs caractères sont les suivants : à l'origine, c'est une tache rosée ou noirâtre, disparaissant sous la pression du doigt, se gonflant sous l'influence de toutes les causes qui accélèrent la circulation ou qui lui font obstacle. Plus tard, la tache devient une tumeur plus ou moins exactement circonscrite, de coloration rouge ou bleuâtre, parfois agitée de pulsations isochrones aux battements des artères, de consistance ferme, élastique, ou au contraire molle et sans la moindre rénitence. Ces différences tiennent surtout à la nature artérielle ou veineuse de ces tumeurs.

Là se borne ce que j'avais à vous dire sur les tumeurs érectiles : aller plus loin serait empiéter sur le domaine de la pathologie chirurgicale. Les quelques caractères que je viens d'énumérer vous suffiront toujours pour les reconnaître sans peine entre toutes les autres lésions qui peuvent atteindre la membrane tégumentaire.

4°. DIATHÈSE ÈPITHÉLIOMATIQUE.

Cette diathèse est essentiellement caractérisée par la prédominance, dans ses produits, de l'élément épithélial; on donne le nom de cancroïde (Lebert), ou d'épithélioma (Hannover), aux affections qu'elle détermine.

Aucun organe, aucun tissu n'est, d'une manière absolue, à l'abri du cancroïde, mais tous sont loin d'y être également prédisposés. Son siége de prédilection est à la peau et sur les muqueuses, c'est-à-dire là où abondent à l'état normal les éléments épithéliaux. On l'observe particulièrement à la face, au voisinage des orifices naturels, aux ailes du nez, aux lèvres, aux joues, dans l'intérieur de la cavité buccale; puis viennent, parmi les régions surtout exposées à cette dégénérescence, le dos des mains, le talon, la verge, le scrotum, la partie la plus inférieure de la muqueuse digestive, etc.

Le cancroïde de la peau, qui fera l'objet spécial de notre étude, peut naître primitivement dans chacun des éléments constitutifs de cette membrane; il peut aussi, par son extension, les envahir tous consécutivement. Tantôt, débutant par les couches les plus superficielles, il s'annonce à l'origine par une hypertrophie papillaire; ailleurs, l'hypergénèse épithéliale s'opère dans un follicule ou dans un tube glandulaire, sorte de kyste où elle reste plus ou moins longtemps confinée; ailleurs enfin, le produit morbide s'infiltre confusément dans le tissu dermique, qui se trouve dès l'abord compromis dans toute son épaisseur. Or, à chacune de ces variétés dans le siége anatomique, nous allons voir correspondre des différences remarquables dans la forme et dans la marche de la lésion, mais ces différences tendent à s'effacer peu à peu, à mesure que le mal progresse et se propage à de nouvelles parties.

Quel que soit d'ailleurs son point de départ, qu'il ait pris naissance sur la peau et sur les muqueuses, dans le corps papillaire ou dans le follicule d'une glande, le cancroïde confirmé est essentiellement constitué par des éléments épithéliaux qui s'écartent peu en général du type physiologique; on y retrouve, soit isolées, soit réunies, les quatre variétés de cellules, souvent déformées, mais toujours reconnaissables. A ces éléments se joignent, en proportions

diverses, des vésicules adipeuses, des éléments fibro-plastiques, des cytoblastions, des cristaux de cholestérine, de la
matière amorphe et des fibres de tissu conjonctif (1).

Symptômes du cancroïde. — Le cancroïde se présente, à
son début, sous trois formes principales, qui peuvent se combiner diversement.

Très souvent il débute par de petites saillies papuleuses
avec hypersécrétion d'épiderme ; chacune de ces papules
représente une papille hypertrophiée. La démangeaison que
le malade y éprouve l'engage à y porter la main, il arrache
la pellicule mince et sèche qui les revêt, et l'on trouve au-
dessous d'elle une surface grenue et rougeâtre, mamelonnée,
assez analogue, comme aspect, aux tubercules du lupus inflammatoire en voie d'ulcération ; une nouvelle pellicule
ne tarde pas à se reproduire, qui elle-même, tombant à son
tour, découvre une ulcération de plus en plus large. — Souvent aussi, on observe dès le début une petite fissure grisâtre, à bords élevés, durs et taillés à pic (ulcère chancreux,
chancre malin), qui peut persister pendant des années sans
s'accroître sensiblement, mais aussi sans manifester aucune
tendance vers la cicatrisation.

Dans une autre forme, c'est un petit tubercule situé
dans l'épaisseur même de la peau. Ce tubercule est granulé,
dur, indolent ; il se rapproche peu à peu de la surface, où
il semble aussitôt provoquer une hypersécrétion d'épiderme.
Ce dernier phénomène ne permettra jamais de le confondre

---

(1) Depuis l'époque à laquelle ces leçons ont été faites, l'histoire du cancroïde s'est enrichie d'une excellente monographie, la thèse inaugurale de
M. Heurtaux. J'en ai fait mon profit, autant du moins que le pouvait compor-
ter un travail de ce genre, dont le premier mérite doit être la reproduction,
aussi exacte que possible, de la parole du professeur.   GUÉRARD.

avec le cancer cutané. Si on enlève l'écaille épidermique, dans les premiers temps de sa formation, on aperçoit une saillie livide et noirâtre, autour de laquelle rampent quelques veinules dilatées ; plus tard, le tégument s'entame, et dès lors s'établit un ulcère qui ne diffère pas de celui qui succède à la forme précédente. Vous avez sans doute reconnu, dans l'épithélioma tuberculeux, la variété anatomique débutant par les follicules sébacés ou sudoripares. Cette lésion a été, pour la première fois, bien étudiée et décrite par M. Verneuil, dans un travail inséré dans les *Archives* de 1854, et portant ce titre : *Études sur les tumeurs de la peau ; de quelques maladies des glandes sudoripares.*

Enfin, le cancroïde peut se manifester, à sa naissance, sous la forme d'une verrue fendillée, inégale, hémisphérique, revêtue d'une gaîne épaisse d'épiderme ; cette verrue s'indure, s'ulcère et se transforme en épithélioma. C'est à la forme verruqueuse que doit être rattaché le cancroïde des ramoneurs.

Aux formes précédentes, il convient d'ajouter une variété assez commune décrite par Alibert sous le nom de *carcine mélanée.* Cette singulière variété se caractérise par des taches ou des points de couleur noire, dont le siége paraît être dans la couche la plus superficielle du derme. Ces taches sont assez comparables, par leur aspect, à des grains de plomb dont la peau aurait été criblée ; lorsqu'elles sont nombreuses et confluentes au point de se confondre en une teinte uniforme, elles pourraient en imposer tout d'abord pour une simple lésion pigmentaire : mais, tandis que la nigritie et le mélasma sont exactement circonscrits, il existe toujours, aux limites du cancroïde mélané, des points ou des traînées irrégulières qui en marquent le mode de propagation. A une certaine époque, la peau se soulève et se couvre de granulations tuberculeuses, qui augmentent insensiblement de volume; des douleurs vives se font sentir dans la région malade, et chaque tubercule devient le point de départ d'une ulcération qui s'étend presque exclusivement en surface et se réunit aux ulcérations voisines; dès ce moment, la teinte noire n'existe plus qu'à la circonférence, où elle semble, en quelque sorte, préparer la voie au travail ulcératif.

Telles sont les formes initiales du cancroïde. Sa marche est habituellement d'une extrême lenteur; après être resté stationnaire pendant un temps variable, et qui d'ordinaire se mesure par années, sous l'influence d'une action mécanique ou par le seul fait de son évolution naturelle, on le voit s'étendre par la destruction progressive des tissus qui l'environnent. S'agit-il d'une fissure, elle se creuse et s'élargit; l'induration sur laquelle elle repose devient plus étendue, plus diffuse; un liquide ichoreux s'épanche à sa surface, et se convertit en croûtes épaisses, dures, inégales, d'une couleur noirâtre. Est-ce au contraire un bouton chancreux, il commence par perdre son exacte limitation; puis il se désagrége peu à peu, et finit par disparaître en totalité : là où existait une saillie, on ne trouve plus qu'une dépression ulcérative. L'ulcération, telle est, en effet, la terminaison commune vers laquelle tendent fatalement les trois formes élémentaires de l'épithélioma, et dès lors, comme je vous l'ai dit plus haut, elles présentent une marche et des caractères à peu près identiques.

Dès que l'ulcère est établi, le mal semble acquérir une

activité nouvelle; les cellules épithéliales, sans cesse détruites et régénérées, s'infiltrent de proche en proche dans le tissu de la peau, dont les éléments sont graduellement résorbés. Cependant le cancroïde procède encore avec lenteur, s'il n'a point dépassé les limites du derme, qui lui oppose, en raison de sa texture serrée et fibroïde, une résistance considérable; mais lorsque, cette barrière ayant été franchie, il rencontre le tissu cellulaire sous-cutané, sa marche devient aussitôt plus rapide, car il trouve dans ce tissu une voie facile à sa propagation.

Les dimensions de l'ulcère varient suivant son âge, puisqu'il est de sa nature éminemment progressif. Sa forme n'offre rien de régulier ni de constant; son fond est inégal, anfractueux, formé de bosselures et d'enfoncements alternatifs, d'une teinte violacée, grisâtre, parfois rouge et comme vernissée; ses bords sont épais, escarpés, renversés en dehors, hérissés de bourgeons exubérants; il sécrète un liquide sanieux et fétide, ordinairement peu abondant, chargé de détritus organiques et d'éléments épithéliaux plus ou moins altérés. L'aspect de cet ulcère est d'ailleurs sujet à se modifier d'un jour à l'autre, en vertu du travail de décomposition dont il est incessamment le siége : là, des vacuoles, des excavations se creusent; ici, des bourgeons s'affaissent et disparaissent; ailleurs se développent des fongosités nouvelles qui, après avoir végété pendant quelque temps, seront à leur tour réduites en putrilage et emportées par la suppuration.

Le cancroïde ulcéré n'a pas toujours les caractères que je viens de lui assigner. Dans certains cas, et particulièrement dans la variété mélanée, ses bords restent mous et sans élévation, ils ne se renversent pas en dehors; son fond est plus égal, plus sec, moins anfractueux; enfin, il s'étend presque exclusivement en surface, et peut acquérir des dimensions considérables, sans avoir pénétré au delà de la membrane cutanée.

Le cancroïde, au moment même de ses plus grands ravages, est souvent une affection à peu près indolente; que de malades ne voit-on pas atteints d'un de ces hideux ulcères qui dévorent en quelques mois la plus grande partie du visage, et qui pourtant n'accusent que des douleurs très modérées! Mais il en est d'autres, il faut le dire, qui sont en proie à d'intolérables souffrances que rien ne peut calmer.

Nous avons vu le cancroïde, fort longtemps stationnaire à la peau, redoubler d'énergie dès qu'il est arrivé au tissu cellulaire; cependant, dans sa marche vers les couches profondes, il ne s'avance jamais d'un pas égal, ce qui tient au degré variable de résistance que lui opposent les divers tissus qu'il rencontre; nous devons, à ce point de vue, placer en première ligne, les aponévroses, les ligaments, le périoste, le tissu musculaire, les vaisseaux et les nerfs.

Autour de l'ulcère se passent des phénomènes d'une grande importance : on y retrouve le mal à ses premières périodes, et spécialement sous la forme d'hypertrophie papillaire, avec hypersécrétion d'épiderme; assez fréquemment aussi existent, aux environs de la lésion principale, un ou plusieurs de ces tubercules dont je vous ai plus haut décrit les caractères.

Au nombre des symptômes de voisinage, il me reste à vous parler de l'engorgement des ganglions qui correspondent à la partie malade. Ce phénomène est loin d'être constant, et ne se montre guère que dans le tiers des cas ; il ne survient en général que tardivement, surtout lorsque la marche du cancroïde est lente. Les ganglions affectés augmentent de volume et donnent, à la pression du doigt, la sensation de petites tumeurs dures, mobiles, indolentes, parfaitement distinctes ; puis, ces tumeurs, en s'accroissant, perdent peu à peu leur indépendance, et se fusionnent en une masse unique et lobulée. Dejà leur consistance a diminué, la peau leur devient adhérente et perd sa coloration normale ; enfin, cette membrane rougit et s'ulcère, et l'on constate une excavation anfractueuse et profonde qui désormais suivra la marche des ulcères cancroïdiques.

Les symptômes généraux qui accompagnent l'épithélioma sont ceux dont je vous ai présenté le tableau dans les généralités sur les diathèses hétéromorphes ; ils n'arrivent que fort tard, et sont ordinairement précédés par l'engorgement ganglionnaire. Parfois aussi, mais moins fréquemment que dans le cancer, on voit, à cette période ultime, la diathèse multiplier ses produits, et des cancroïdes apparaissent sur divers points de la surface cutanée ou dans les organes internes : ces cancroïdes secondaires ont souvent une marche aiguë et arrivent rapidement à l'ulcération.

La mort est la terminaison presque fatale du cancroïde abandonné à lui-même ; elle survient, soit par le seul fait de la diathèse en évolution, soit par les progrès de la lésion locale et des désordres fonctionnels qu'elle entraîne , soit enfin sous l'influence de complications ou de maladies intercurrentes.

Marche du cancroïde. — Le cancroïde, ainsi que je vous l'ai dit plus haut, ne parcourt habituellement ses périodes qu'avec une extrême lenteur, mais il peut aussi, et dès son début, affecter une allure rapide, et déterminer, dans un temps relativement court, de vastes pertes de substance, sans se laisser arrêter ni par les os qu'il rencontre, ni par les tissus fibreux dont vous connaissez toute la résistance à la destruction. Ces cas ne sont pas très rares, et dernièrement encore vous pouviez voir dans nos salles un malheureux dont le visage avait été ravagé par un de ces cancroïdes dévastateurs.

La marche du cancroïde diffère notablement, suivant qu'il siége sur la peau ou sur les muqueuses ; ces dernières, en raison de leur texture plus délicate et de leur moindre épaisseur, n'opposent qu'un faible obstacle à ses progrès, et cette différence, pour le dire en passant, est la seule vraiment essentielle qui sépare le cancroïde cutané de celui des muqueuses.

Étiologie du cancroïde. — La plupart des points relatifs à l'étiologie de la diathèse épithéliomatique ont été examinés à propos de l'étiologie générale des diathèses hétéromorphes ; il ne me reste donc qu'à vous signaler les particularités qui se rattachent directement à l'histoire du cancroïde.

Bien qu'il puisse à la rigueur se développer partout, c'est à la peau et sur certaines muqueuses (celles de la bouche, de la langue, du gland, du rectum), qu'on l'observe de préférence.

Très rare dans la jeunesse et l'enfance, il se montre surtout vers la seconde moitié de la vie. Il est, d'une manière incontestable, beaucoup plus fréquent chez l'homme que chez la femme.

Les irritations mécaniques, la malpropreté, le contact de la pipe sur les lèvres, de la suie sur les bourses, etc., sont des causes occasionnelles dont l'influence n'est pas douteuse : elles agissent en éveillant la cause interne ou la prédisposition latente.

Diagnostic du cancroïde. — Le diagnostic du cancroïde doit être examiné à deux époques de son évolution : avant et après l'ulcération.

1° *Avant l'ulcération.* — Les formes primitives de l'épithélioma peuvent être surtout confondues avec l'acne sebacea, les verrues et certaines scrofulides malignes.

Parmi les lésions cutanées susceptibles de simuler l'hypertrophie papillaire cancroïdique, il n'en est peut-être pas qui ait donné lieu à plus d'erreurs de diagnostic que l'acne sebacea. En effet, cette affection a une durée fort longue; elle s'accompagne de croûtes noirâtres et adhérentes, qui tombent et se renouvellent sans interruption. Or, que le médecin, trompé par cette fausse apparence, croie à un épithélioma, il va appliquer des caustiques, c'est-à-dire créer un ulcère, dénaturer l'aspect de la lésion, et du même coup, s'enlever pour longtemps tout moyen d'arriver à la vérité. Il existait pourtant des signes propres à l'éclairer sur ce point difficile. Dans l'acne sebacea, les croûtes sont formées par un mélange de matières grasses et de débris épidermiques, sorte de mastic adhérent comme de la glu et qu'enlève le grattage; au-dessous de ces croûtes, la peau est saine, et l'on aperçoit les orifices des follicules sébacés, gonflés par l'excès de leur produit de sécrétion; enfin et presque toujours, on trouve quelques points dépourvus d'exsudation croûteuse, sur lesquels les caractères de la lésion apparaissent dans toute leur évidence. Toutefois, gardez-vous bien, même dans ces cas, de porter toujours un jugement trop favorable, car il n'est pas sans exemple de voir l'acné sébacée se transformer, *in situ*, en épithélioma.

Lorsqu'on a enlevé la croûte qui revêt certains ulcères cancroïdiques, on découvre une surface mamelonnée qui rappelle les tubercules du lupus inflammatoire; vous reconnaîtrez cette dernière affection, à la présence, aux limites de l'ulcère, d'éléments tuberculeux bien caractérisés; de plus, le malade est jeune, il a été ou est encore atteint d'autres accidents scrofuleux.

La syphilide tuberculeuse circonscrite sera reconnue à la teinte et au groupement de ses éléments. Le cancroïde débute, en général, par un tubercule unique; sa marche est plus lente, sa durée plus longue. Ici encore, les antécédents vous seront d'un grand secours.

Enfin, le cancroïde tuberculeux peut être pris, à son début, pour une simple production verruqueuse, et souvent il est fort difficile de se prononcer. Toutefois, si la tumeur se développe chez un individu déjà âgé, si elle tend à s'accroître, si elle est le siége de fréquentes desquamations, si surtout on remarque à son voisinage une hypersécrétion d'épiderme, il y aura bien des chances de rencontrer juste en prédisant un cancroïde.

2° *Après l'ulcération.* — A cette période, l'épithélioma sera surtout confondu avec des ulcères syphilitiques ou scrofuleux : on ne saurait trop se prémunir contre ces erreurs graves de diagnostic.

Lorsque son siége est aux lèvres, l'idée d'un chancre induré se présente naturellement à l'esprit ; mais le mode de début et la marche de l'ulcère syphilitique, les circonstances qui l'ont précédé, l'apparition précoce de l'adénopathie sous-maxillaire, et parfois l'existence d'une roséole, ne permettront pas d'en méconnaître la spécificité.

Les ulcères scrofuleux qui succèdent au lupus ne sont jamais indurés, comme les ulcères cancroïdiques ; leurs bords, souvent mous, déchiquetés et flottants, ne se renversent pas en dehors ; ils s'étendent beaucoup plus en largeur qu'en profondeur ; leur circonférence est bordée de tubercules facilement reconnaissables ; enfin, ils constituent une affection du jeune âge, tandis que le cancroïde n'apparaît guère qu'à une époque avancée de la vie.

Pronostic. — Le cancroïde est toujours une affection grave, mais il ne l'est pas au même degré que le squirrhe ou l'encéphaloïde : sa marche est plus lente, il récidive moins fréquemment et plus tard ; il porte à la constitution une atteinte beaucoup moins profonde, et ne se généralise que dans des cas exceptionnels.

Il est moins grave à la peau que sur les muqueuses, et la muqueuse linguale jouit, sous ce rapport, d'un triste privilége.

Faut-il ajouter enfin que vous ne porterez pas le même pronostic à toutes les phases d'évolution du mal, et que l'engorgement ganglionnaire, le trouble des fonctions, les symptômes de la cachexie, constituent des signes du plus fâcheux augure ?

Traitement. — Dans le traitement du cancroïde, vous n'avez rien ou presque rien à attendre de la médication interne ; sa thérapeutique est chirurgicale et se résume tout entière dans cette indication : détruire le produit morbide, et le détruire en totalité, sans quoi la récidive est inévitable.

Trois moyens peuvent conduire à ce résultat ; 1° l'ablation par l'instrument tranchant ; 2° l'emploi des caustiques ; 3° l'écrasement linéaire.

L'instrument tranchant sera préféré, si le cancroïde n'est pas exactement limité à sa face profonde ; s'il siége sur des parties mobiles ou dans le voisinage d'organes qu'il est important de ménager ; enfin, lorsqu'il y a lieu de pratiquer la restauration des parties malades.

Les caustiques conviendront pour le cancroïde à sa première période, alors que, très superficiel encore, il peut être attaqué et détruit en totalité par ces agents ; ils trouvent spécialement leur application dans les cas où l'ulcère s'étend beaucoup plus en surface qu'en profondeur, comme il arrive pour le cancroïde mélané.

Enfin, si la lésion siége sur une région peu accessible à l'instrument tranchant et pourvue d'un grand nombre de vaisseaux, sur la langue ou sur la muqueuse rectale, par exemple, on aura recours à l'écrasement linéaire.

1re OBSERVATION. Cancroïde de la face.

Champenois Séguin, âgée de soixante-quatre ans. —Son mal a débuté, il y a quinze ans environ, sur la partie latérale gauche du nez. Les lésions sont aujourd'hui disséminées sur une grande partie de la face, et particulièrement sur le nez, le front et les joues : elles nous représentent l'épithélioma sous toutes les formes qui le caractérisent à son début.

C'est au nez, comme je l'ai dit, qu'a commencé à paraître le premier bouton, il y a quinze ans, sous la forme d'un poireau, qui resta longtemps stationnaire sans s'ulcérer ni s'étendre ; cependant son aspect, au bout d'un an, était déjà assez significatif, pour qu'un médecin ait cru devoir employer la cautérisation. Après un espace de temps qu'il est impossible de préciser, et qui doit se mesurer par années, la lésion prit du volume, et parut se multiplier en se propageant surtout vers le côté droit de l'éminence nasale ; puis survint une ulcération qui s'étendit de proche en proche d'une manière lente, mais continue. Il y a deux ans, le nez était bourgeonnant, fongueux, rouge, très volumineux, ulcéré dans une grande partie de son étendue, principalement à droite : le malade vint alors à la consultation de **M.** Nélaton, qui cautérisa les surfaces atteintes avec la pâte de Vienne. Cette opération semble avoir été suivie d'un résultat immédiat très favorable, et nous trouvons aujourd'hui, sur tous les points où fut porté le caustique, une bonne et solide cicatrice ; mais le nez a subi des déformations considérables, et se trouve réduit à une sorte de moignon dans lequel il est impossible de reconnaître sa forme primitive : il est aplati et déprimé à sa partie dorsale ; l'aile droite a presque complétement disparu, laissant l'orifice correspondant des narines béant et comme immobilisé par le tissu cicatriciel qui l'environne ; au-dessus de cette ouverture se remarque une ulcération recouverte d'une croûte sèche, épaisse, noirâtre, modifiée d'ailleurs par des applications récentes d'huile de cade.

A la racine du nez et dans l'espace intersourcilier, se voient des altérations d'un autre ordre : ce sont de très petites éminences papuleuses, peu consistantes sans changement de couleur à la peau, sortes de verrues irrégulières, répandues en grand nombre sur la surface cutanée, et que revêtent des squames sèches, jaunâtres, adhérentes, formées par une exfoliation d'épiderme qui se prolonge également dans leurs intervalles. Ces verrues donnent à la région un aspect sale et rugueux des plus caractéristiques : elles représentent l'infiltration du corps papillaire et des couches superficielles du derme par les éléments épithéliaux, ou plutôt, d'après **M.** Verneuil, la dilatation avec hypertrophie du tube enroulé qui constitue les glandes sudoripares, et comme conséquence, le soulèvement du derme et son amincissement. La lésion n'offre aucune limitation exacte du côté du front, où elle semble se continuer au loin en prenant une autre forme, celle d'une simple exfoliation épidermique ; la malade nous assure, en effet, que sur toute cette région, et surtout au voisinage des arcades sourcilières, se forment incessamment, et depuis des mois, des croûtes ou squames qu'elle a grand'peine à enlever.

A la joue gauche, le cancroïde s'est localisé sous la forme d'une tumeur dont le volume est celui d'une grosse noisette, et qui s'implante à la peau par un large pédicule, à quelques centimètres au-dessous du rebord orbitaire. Cette tumeur est arrondie, sèche, dure et noirâtre; mais ces derniers caractères sont dus à des applications d'huile de cade prescrites par M. Bazin, car elle était rougeâtre, de consistance molle avant ces applications, comme on peut le voir encore sur quelques points que le médicament n'a pas touchés. Elle est formée de deux parties distinctes : l'une est une couronne circonférentielle constituée par un soulèvement du derme ayant quelque analogie avec la plaque muqueuse de la peau ; l'autre est centrale, croûteuse, comparable à l'excrétion sébacée desséchée, vermiforme, qui sort de l'acné variolique. Au début, nous dit la malade, c'est-à-dire il y a deux ans, ses dimensions étaient celles d'un petit pois; puis, elle parut s'allonger au point de prendre la forme d'un filament mobile qui se déplaçait d'une manière désagréable dans les mouvements de la tête. L'extrémité libre de ce filament était noire, dure, insensible, comme ligneuse, et la malade, il y a huit mois environ, eut l'idée de couper avec des ciseaux tout ce qui se trouvait au delà de la partie restée vivante et sensible ; cette manœuvre eut pour effet presque immédiat de donner une impulsion nouvelle à la lésion qui, dans l'espace de quelques mois, atteignit le volume qu'elle présente aujourd'hui. Cette tumeur est le siége de douleurs lancinantes assez aiguës qui s'y font sentir de loin en loin ; par sa marche, par sa forme, par son mode d'évolution, elle représente de la manière la plus nette la variété de cancroïde débutant par les glandes sudoripares.

Mais ce n'est pas tout, et il nous était réservé de rencontrer réunies, chez cette malade, presque toutes les formes de l'épithélioma à son début. En effet, les lésions offertes par la joue droite ne ressemblent guère aux précédentes, et elles ne sont ni moins remarquables, ni moins accusées. Elles s'étendent au-dessous de la cavité orbitaire en forme d'arc de cercle ou de croissant qui, parti du nez, embrasse l'apophyse malaire dans sa concavité tournée en haut. Là, on trouve une tuméfaction dure, une sorte d'empâtement de la peau, qui est rigide, épaissie et comme infiltrée dans toute son épaisseur d'une matière demi-solide; cette membrane est en outre altérée dans sa couleur et comme voilée à sa surface par la production continuelle de squames minces, adhérentes, jaunâtres ou blanchâtres. Cette singulière altération remonte à plus d'une année; elle nous paraît constituée par la diffusion des éléments épithéliaux dans toute l'épaisseur du derme.

Enfin, au-dessous de l'oreille droite s'est montré, il y a deux ans, un bouton qui s'est transformé en un ulcère irrégulier, du diamètre d'une pièce de 50 centimes, et recouvert actuellement d'une croûte noire modifiée par l'huile de cade. Cette lésion n'offre rien à noter, au point de vue de sa forme et de ses caractères; mais on pourrait se demander, en raison de son siége, si elle ne résulterait pas de la dégénérescence d'un des ganglions parotidiens.

En effet, si nous interrogeons les divers ganglions qui correspondent aux parties malades, nous les trouvons presque partout volumineux et engorgés. Sous le menton existent trois ou quatre tumeurs indolentes, peu mobiles, et plongeant par leur racine dans la profondeur de la région sus-hyoïdienne. Les ganglions sous-maxillaires droits présentent les mêmes caractères; enfin, sur la branche maxillaire gauche, au niveau du bord postérieur du masséter et à quelques lignes au-dessous du point où le canal de Sténon se dégage du tissu parotidien, existe une petite tumeur mobile, assez volumineuse, indolente, évidemment constituée par l'engorgement d'un petit ganglion sous-cutané.

Toutes les lésions que je viens de décrire ne causent que des douleurs très modérées; mais elles apportent une gêne considérable dans les mouvements de la face, surtout à droite, où les téguments de la joue sont durs, rigides et comme solidifiés dans une grande étendue.

La santé de la malade a toujours été assez bonne; cependant elle souffre d'un asthme depuis une dizaine d'années. — Rien, d'ailleurs, dans ses antécédents, qui révèle l'existence d'une maladie constitutionnelle.—Elle ne peut nous donner sur ses parents, que des renseignements très vagues, les ayant perdus très jeune encore.

11ᵉ OBSERVATION. *Cancroïde tuberculeux disséminé.*

J'ai cru devoir rapporter ici l'observation suivante, qui me paraît offrir un exemple curieux de cancroïde tuberculeux disséminé.

Marguerite Demangin, âgée de quarante-neuf ans, entrée le 3 novembre 1860, couchée au n° 10 de la salle Sainte-Foy.

Cette malade a déjà fait, il y a trois ans, un séjour d'un mois dans le service de M. Bazin, pour la même affection, et depuis cette époque son état est resté sensiblement le même.

Son affection siége à l'avant-bras droit et à l'épaule du même côté.

Sur l'avant-bras droit, elle occupe les faces postérieure et externe, depuis le coude jusqu'au poignet ; on ne trouve, à la face antérieure, qu'un seul élément isolé, à deux ou trois travers de doigt au-dessous du pli du bras. La lésion est constituée essentiellement par une agglomération de tubercules volumineux que je ne puis mieux comparer, pour l'aspect et la forme, qu'aux tubercules du lupus ; la peau est empâtée, dure, rénitente, dépourvue d'élasticité, rigide et comme à demi solidifiée ; les tubercules qui la hérissent, confluents au centre de la région, vont se raréfiant et en quelque sorte s'égrenant à la circonférence.

Ces tubercules ont un volume très variable, mais dans des limites peu étendues, les plus gros ne dépassant pas les dimensions d'un noyau de cerise. Leur saillie est en général peu considérable ; leur forme est arrondie, hémisphérique, légèrement aplatie, parfois ovalaire, ou bien irrégulière par le fait de la rencontre de plusieurs éléments ; leur consistance est ferme ; ils paraissent profondément implantés dans le tissu dermique et lui donnent, dans les points où ils confluent, une rigidité vraiment remarquable. Habituellement et dans les moments de repos, leur coloration est rosée, peu distincte de celle des téguments sains ; mais à l'approche des crises douloureuses, les tubercules pâlissent beaucoup, dit la malade, puis deviennent rouges et comme turgescents pendant l'accès.

Dans l'intervalle des saillies tuberculeuses que je viens de décrire, se voient de petites cicatrices déprimées, vestiges manifestes de tubercules actuellement disparus.

A la partie postérieure de l'épaule droite existe, sur une grande étendue, une lésion tout à fait identique, quant à la forme, avec celle de l'avant-bras ; ce sont les mêmes tubercules avec leur aspect rosé et leur consistance particulière, le même empâtement de la peau sous les doigts qui la pressent ; mais les éléments y sont moins volumineux, en général, et surtout beaucoup moins nombreux.

La malade fait remonter l'affection de l'avant-bras à l'âge de douze ans, et l'attribue à une éruption psorique qu'elle aurait eue à cette époque. Les boutons seraient survenus presque subitement et en grand nombre, mais il est vraisemblable qu'ils sont le résultat de plusieurs poussées successives. Très petits à leur début, ils augmentèrent rapidement de volume, et devinrent en fort peu de temps tels que nous les trouvons aujourd'hui; la période d'accroissement aurait donc été courte et bientôt remplacée par un état stationnaire qui dure encore. (Bien que la malade nous donne tous ces détails avec intelligence et sans la moindre hésitation, on conçoit qu'une certaine réserve doit être apportée dans l'appréciation de faits qui datent de si loin.)

La lésion de l'épaule serait survenue plusieurs années après celle de l'avant-bras; la malade ne peut nous en préciser l'origine; elle s'est mariée à vingt et un ans, et ne l'avait certainement pas, dit-elle, à cette époque; elle ne s'en aperçut que plus tard, un jour, étant au bain froid, en passant sa main sur son épaule nue.

J'arrive à un phénomène remarquable présenté par la lésion de l'avant-bras, au phénomène douleur. Apparue vers l'âge de vingt et un ans, cette lésion demeura longtemps complétement indolente, et la malade s'en préoccupait fort peu, ne la considérant que comme une simple difformité. Vers l'âge de trente-quatre ans, c'est-à-dire il y a quatorze ans environ, elle commença à ressentir, en se déshabillant, des picotements incommodes dans la partie atteinte, au moment de son exposition brusque au contact de l'air; la douleur alla croissant peu à peu, les accès prirent de l'intensité en se multipliant, et aujourd'hui la malade paraît souffrir horriblement et presque sans intervalles de repos : elle est heureuse, nous dit-elle, quand elle peut, dans une journée, compter une demi-heure de tranquillité relative.

Cette douleur est spontanée, et aussi la pression la réveille; certains tubercules sont plus sensibles que d'autres, en général les plus volumineux, les plus anciens, et le moindre contact à leur surface fait tressaillir la malade; elle compare la douleur qu'elle éprouve à des élancements vifs, s'accompagnant d'un sentiment de chaleur brûlante; ou bien encore il lui semble parfois que toutes les fibres de sa peau sont tiraillées et ramenées vers le centre du mal par une sorte de broiement ou par une force analogue à celle produite par un *moulin à*

café (*sic*). J'ai décrit plus haut les modifications subies par les tubercules au moment de ces crises; la malade alors ne peut se tenir debout;
elle s'arrête subitement si elle marche, s'assied où elle peut, se courbe
en deux, et porte son bras verticalement vers le sol en le comprimant
et le malaxant au niveau du pli du bras, comme si cette manœuvre dût
apporter un soulagement à ses souffrances : c'est en effet ce que nous
avons pu voir pendant plusieurs attaques dont nous avons été témoin.
—Quelquefois, lorsque l'accès est très violent, la main se gonfle légèrement et rougit, les doigts deviennent rigides et inhabiles à saisir les
objets, mais tout se dissipe au fur et à mesure que disparaît la
douleur.

Chose singulière ! la lésion de l'épaule n'est le siége d'aucune sensation morbide, soit spontanée, soit provoquée; toutefois, on s'en
étonnera moins si l'on songe à sa date beaucoup plus récente que celle
de la lésion antibrachiale, et surtout à ce fait, que cette dernière n'est
elle-même devenue douloureuse que vingt ans au moins après sa première apparition.

Certes, l'affection précédente est étrange à plus d'un titre, et si la
lésion physique ne se présentait à nous sous l'aspect insolite que j'ai
essayé de décrire; si nous n'avions nous-même assisté à ces attaques
pendant lesquelles toute la région devient rouge, chaude, turgescente,
les assertions de la malade pourraient nous sembler pour le moins
singulières ou empreintes d'exagération ; mais cette femme n'a certainement aucun intérêt à tromper; elle vient de la campagne, et par
conséquent paye les frais de son séjour à l'hôpital; enfin, son aspect
seul révèle suffisamment les souffrances qu'elle endure.

En effet, cette malade qui n'est en réalité âgée que de quarante-neuf
ans, en paraît pour le moins soixante; sa figure, pâle, ridée, exprime
la tristesse et le découragement, et offre la teinte jaune des cachexies
diathésiques.

Sa santé antérieure a toujours été bonne d'ailleurs, l'appétit régulier,
les fonctions normales. Vers l'âge de dix-huit ans, elle eut une fièvre
qui dura six semaines, et sur la nature de laquelle elle ne peut s'expliquer; vers la même époque, elle fut atteinte d'une éruption à la région
hypogastrique et à la partie antérieure des cuisses, éruption qui lui dé-
mangeait beaucoup et qui dura fort longtemps. Étant jeune fille et

jusque vers l'âge de trente à trente-cinq ans, elle était très grasse et très fraîche, mais elle perdit peu à peu cette belle apparence à partir du moment où les douleurs se manifestèrent; ce n'est toutefois que dans ces dernières années qu'elle prit cet aspect vieux, ridé et cachectique que nous avons signalé.

Elle est encore réglée, et d'une manière assez régulière; elle n'a jamais eu ni maux de tête, ni maux d'estomac, ni aucune douleur dans une articulation quelconque ou sur le trajet d'aucun nerf; elle est affectée d'hémorrhoïdes qu'elle tient, dit-elle, de son père.

Aucun antécédent scrofuleux.

Elle se maria deux fois, une première à vingt et un ans, avec un homme phthisique dont elle eut deux enfants qui moururent en bas âge; à vingt-quatre ans, elle était veuve, et se mariait dix-huit mois après; elle eut de ce second lit trois enfants, dont deux se portent bien, et dont le troisième fut atteint d'un mal de Pott avec gibbosité.

Elle n'a jamais eu aucun symptôme de syphilis, aucune lésion aux parties génitales ou ailleurs, qui puisse être rapportée à la vérole.

Sa mère vit encore : elle souffre depuis fort longtemps d'une douleur intermittente dans le ventre, avec constipation habituelle, douleur souvent très vive, et que le médecin ordinaire attribue à une obstruction ; elle est en outre tourmentée par de fréquents maux d'estomac, et par des vomissements qui surviennent surtout pendant la réplétion stomacale.

Son père est mort à l'âge de soixante-treize ans, avec les jambes enflées, dartres et démangeaisons sur les mêmes parties; il avait souvent souffert antérieurement de rhumatismes.

Son grand-père, son oncle, un de ses frères ont tous eu, et ce dernier a encore une affection suintante et croûteuse au-dessous du nez, affection rebelle, un sycosis sans doute. Le grand-père était perclus de rhumatismes et ne marchait qu'avec une béquille; il mourut à un âge fort avancé.

Depuis l'époque où nous avons pris cette observation, la malade qui en fait le sujet est entrée dans le service de M. Hardy. Ce médecin a cru devoir, contrairement à l'opinion émise ci-dessus, considérer l'affection comme une kéloïde. La meilleure réfutation de cette manière de voir me paraît être la description qui précède, car nous n'y trouvons rien qui rappelle les plaques blanchâtres, dures et comme cicatricielles qui caractérisent si bien la kéloïde. L'idée dont je parle est d'ailleurs tout à fait insuffisante à expliquer la marche de la lésion, les douleurs dont elle est le siége, les cicatrices qu'elle a laissées, et enfin l'état cachectique si prononcé dont elle est accompagnée.

5° DIATHÈSE CANCÉREUSE.

La diathèse cancéreuse est une maladie anatomiquement caractérisée par la présence, dans ses produits, de cellules particulières, désignées sous le nom de *cellules cancéreuses*. Je n'ignore pas que la spécificité de ces éléments a été récemment contestée par les micrographes, et n'ai point entrepris de réhabiliter la cellule cancéreuse ; mais, quelle que soit l'idée qu'on se fasse de sa nature et de son origine, il n'en reste pas moins acquis à la science que les tumeurs dites cancéreuses, résultent surtout du développement, de l'évolution et des métamorphoses de certains noyaux et cellules vivant et se multipliant dans l'économie d'une façon tout à fait anormale. Toutefois, cette raison aurait fort peu de valeur à nos yeux, si les caractères cliniques de ces tumeurs ne venaient lui prêter leur puissant appui, et nous démontrer à chaque instant que toutes relèvent au même titre d'un même état morbide, la diathèse cancéreuse.

Le cancer se présente à la peau sous trois formes principales :

a. Forme tuberculo-squirrheuse ;

b. Forme encéphaloïde ou médullaire ;

c. Forme globuleuse.

Chacune de ces formes peut être primitive ou secondaire, c'est-à-dire naître au sein même du tissu cutané, ou ne l'envahir que consécutivement.

a. Forme tuberculo-squirrheuse.

Lorsque le squirrhe prend son origine dans la peau elle-même, il débute par une petite induration circonscrite, arrondie, faisant corps avec le tégument et mobile avec lui, habituellement indolente ou étant le siége d'élancements passagers. Cette tumeur, longtemps stationnaire, finit par augmenter peu à peu de volume, et jette autour d'elle des prolongements irréguliers qui lui donnent une forme inégale et comme lobulée; la lamelle cutanée qui la recouvre change de coloration et semble graduellement s'amincir; les veines superficielles se dilatent et deviennent variqueuses. Le produit morbide n'est déjà plus aussi exactement circonscrit, la peau a perdu sa mobilité et adhère aux parties sous-jacentes; puis, à la surface de cette membrane, on aperçoit une légère excoriation ou une fissure étroite par où s'écoule un peu de sang ou de sérosité sanguinolente : cette solution de continuité, d'abord à peine visible, va s'agrandir dans tous les sens et se transformer en ulcère.

Dans d'autres cas, le tissu dermique n'est envahi que consécutivement, et les phénomènes se succèdent dans un ordre un peu différent. Si le squirrhe a pris naissance dans le tissu cellulaire sous-cutané, on constate une petite tumeur arrondie, mobile, roulant sous le doigt qui la presse; au-dessus d'elle, la peau glisse intacte et sans altération dans sa couleur. Cette tumeur, en se développant, soulève le tégument, qui bientôt lui adhère, et dès lors tout se passe comme il a été dit précédemment.

Le squirrhe atteint rarement un volume considérable. Le plus souvent unique, il se montre parfois sous forme de noyaux disséminés sous la peau ou dans l'épaisseur de cette membrane. Sa marche est lente, mais assez régulièrement continue; les douleurs qu'il occasionne, d'abord légères et de courte durée, deviennent aiguës, lancinantes; elles ne manquent presque jamais dans le squirrhe cutané, et peuvent être considérées comme un de ses meilleurs caractères.

L'engorgement ganglionnaire, que nous avons vu survenir d'une manière tardive, ou même faire complétement dé·faut dans le cancroïde, est un phénomène à peu près constant dans le squirrhe; bien que son époque d'apparition n'ait rien de fixe, on peut dire cependant qu'il coïncide, en général, avec la période de ramollissement, et qu'en conséquence, il précède l'ulcération.

Le squirrhe conserve, après l'ulcération, le même caractère de lenteur régulière et progressive. Sa surface est inégale, sa coloration grisâtre, rouge livide, sa consistance variable sur ses différents points, mais ordinairement dure et comme cartilagineuse; son fond repose sur une large base de tissus indurés; ses bords sont épais, arrondis, souvent taillés à pic, renversés en dehors, parfois recouverts de fongosités molles et saignant au moindre contact. Un tel ulcère ne saurait être confondu avec les ulcères scrofuleux et syphilitiques, alors même qu'il faudrait se décider d'après les seuls caractères objectifs de la lésion locale.

b. Forme encéphaloïde ou médullaire.

Il me suffira, pour vous faire connaître cette forme, d'énoncer les principales différences qui la séparent du cancer tuberculo-squirrheux.

L'encéphaloïde survient à tous les âges de la vie ; le squir-rhe est une affection de la vieillesse.

Les tumeurs formées par l'encéphaloïde sont, presque à leur naissance, molles, élastiques, et donnent une fausse sensation de fluctuation ; lorsqu'elles siégent au-dessous de la peau, cette membrane s'amincit, mais reste long-temps mobile et sans adhérences ; elles croissent avec plus de rapidité que le squirrhe, leur marche est plus saccadée, plus irrégulière ; enfin, ces tumeurs sont susceptibles d'acquérir un volume énorme et presque sans limites, tandis que le squirrhe se réduit d'ordinaire à de petites dimensions.

Les douleurs lancinantes et l'engorgement des ganglions ne diffèrent pas sensiblement, au point de vue de leurs caractères et de leur époque d'apparition, dans le squirrhe et dans l'encéphaloïde.

A une époque voisine de l'ulcération, le cancer médullaire offre l'aspect d'une tumeur bosselée, de consistance très inégale dans ses différents points. C'est en général par ses parties les plus superficielles que commence le travail de ramollissement ; la peau s'amincit de plus en plus, sous l'effort d'expansion continue du produit morbide, elle rougit, se déchire, et la masse cancéreuse fait irruption au dehors.

L'ulcère qui succède au ramollissement des masses encéphaloïdes est remarquable par l'étendue de sa surface, par la hauteur et le renversement de ses bords, par la suppuration abondante et fétide dont il est incessamment baigné, par les modifications qu'il peut offrir d'un jour à l'autre, soit que des fongosités s'en élèvent, soit qu'il se creuse d'excavations anfractueuses et profondes, etc., etc.

La diathèse cancéreuse offre elle-même de notables différences dans sa marche, suivant qu'elle produit le squirrhe ou l'encéphaloïde. Dans le squirrhe, elle procède avec lenteur, et semble pendant longtemps respecter la constitution ; elle ne généralise ses produits que dans des cas exceptionnels. Dans l'encéphaloïde, au contraire, son évolution est beaucoup plus rapide, et les phénomènes généraux apparaissent de bonne heure ; elle présente en outre une grande tendance à multiplier ses produits d'une manière simultanée ou successive. — Ces quelques considérations vous donnent la mesure de gravité relative du squirrhe et de l'encéphaloïde.

c. Forme globuleuse.

Alibert a décrit, sous le nom de *carcine globuleuse*, une lésion caractérisée par des végétations globuleuses, ressemblant pour la forme et pour la couleur, aux baies de cassis ou de genévrier, ou bien à de petites prunes non encore parvenues à maturité. Ces sortes de tumeurs se présentent communément en grand nombre, et suivent la marche ordinaire des productions cancéreuses ; elles laissent échapper, après l'ulcération, un liquide sanieux et fétide. Elles récidivent sur place, et se multiplient avec une grande rapidité, sur toutes les régions indistinctement ; enfin, elles se terminent d'une manière presque fatale par la cachexie et la mort.

Il me resterait, pour compléter l'étude des formes cutanées du cancer, à vous en tracer le diagnostic, le pronostic et le traitement. Je n'ajouterai que quelques mots à ce sujet, la plupart des questions relatives à ces différents points se trouvant discutées et traitées, avec tout le soin qu'elles méritent, dans les livres de pathologie médicale et chirurgicale. Je vous renvoie d'ailleurs au chapitre des généralités sur les diathèses hétéromorphes : tout ce que j'ai dit alors est parfaitement applicable au cancer.

C'est à sa première période que sera surtout méconnu le cancer de la peau, et les difficultés vont diminuant à mesure que le mal progresse et retentit davantage sur la santé générale. L'ulcère carcinomateux ne peut être confondu que très exceptionnellement avec des lésions de nature scrofuleuse ou syphilitique, en raison de la physionomie toute spéciale que revêt le cancer, à cette période avancée de son évolution.

Quant au pronostic, vous en connaissez toute la redoutable gravité, et sous ce rapport, le cancer de la peau ne le cède en rien à celui des autres organes.

Il n'est guère de médicament qui n'ait été essayé et préconisé dans le traitement du cancer ; vous citerâi-je la ciguë, l'aconit, la belladone, la jusquiame, l'arsenic, les sels de fer, de cuivre, les préparations mercurielles, etc., etc.; chacun de ces agents, après avoir joui d'une vogue plus ou moins éphémère, est retombé justement dans l'oubli, et de tout cet arsenal thérapeutique, il ne reste rien ou presque rien que l'on puisse, avec quelque chance de succès, opposer au cancer.

TROISIÈME PARTIE

DES DIFFORMITÉS DE LA PEAU, OU AFFECTIONS CUTANÉES ARRÊTÉES DANS LEUR ÉVOLUTION.

La peau, comme la plupart des organes qui composent le corps humain, peut être le siége de ces altérations singulières, encore si obscures, auxquelles a été réservé le nom de difformités. Un caractère essentiel et fondamental sépare ces affections de celles que nous avons étudiées jusqu'ici, c'est la fixité et l'immobilité : il semblerait que la cause qui les a produites les ait tout à coup, en se retirant, abandonnées à un état stationnaire dont elles ne sauraient sortir. Une fois qu'elles ont acquis leur développement complet, on les retrouve, à tous les moments de leur existence, toujours semblables à elles-mêmes, à part quelques légères modifications apportées par le temps et les âges, ou par les influences physiologiques ou morbides qui ont pu agir accidentellement sur elles. Ces altérations cutanées ont encore pour caractère de rester, en quelque sorte, isolées dans l'économie, et de se concilier, le plus souvent, avec une santé parfaite et le libre exercice de toutes les fonctions.

Les difformités qui atteignent la peau présentent des variétés presque infinies de siége, de forme, d'étendue, de coloration ; elles portent sur un ou plusieurs de ses éléments anatomiques, ou sur tous à la fois, et de là résultent, pour cette membrane, les aspects les plus divers, les modifications les plus profondes : tantôt, privée de sa matière colorante, elle a la blancheur mate et inanimée du cadavre ; tantôt, le pigment en excès se rassemble en taches nuancées de mille façons, ou communique à la surface du corps entier la teinte noire des nègres ; ailleurs, la peau s'est hérissée d'éminences de toutes formes, ou bien elle s'est hypertrophiée en masse ; ailleurs enfin, ce sont des appendices cornés qui donnent à l'homme l'apparence étrange de certains animaux.

Le diagnostic des difformités de la peau est généralement facile : l'ancienneté de la lésion, sa fixité, son indolence, et je dirai même, l'obscurité qui enveloppe son origine, tels en sont les caractères communs ; il faut y joindre les signes particuliers tirés de l'examen direct de l'affection cutanée. Il est cependant des cas où l'erreur est possible ; nous y insisterons en temps et lieu.

Le pronostic est des plus légers, en tant que menace apportée à l'existence ; mais il peut être grave au point de vue des relations sociales, lorsque la difformité est très apparente et répugne à la vue.

La thérapeutique est ordinairement impuissante contre ces affections, tant est grande leur adhérence à la peau, dont elles constituent bien plutôt une manière d'être spéciale qu'une véritable maladie ; aussi sera-ce vainement que, pour les modifier ou en changer la nature, vous appellerez à votre aide les plus puissants modificateurs. C'est en les détruisant par le fer et les caustiques que vous en aurez raison ; encore faudra-t-il qu'elles se trouvent dans de bonnes conditions de siége et de forme, et surtout qu'elles soient limitées à un très petit espace. Ajoutez à cela que souvent vous aurez remplacé l'altération primitive par une cicatrice, autre difformité qui vous fera perdre en grande partie le bénéfice de l'opération.

Divisions. — Les difformités de la peau sont congénitales ou acquises, suivant leur époque d'apparition : ce fait m'a paru secondaire ou de médiocre importance ; mais prenant au contraire leur mode de production en sérieuse considération, je les ai divisées en deux ordres :

1ᵉʳ ORDRE. Elles sont artificielles, provoquées, ou de cause externe.

2ᵉ ORDRE. Elles sont spontanées ou de cause interne.

PREMIER ORDRE.

DIFFORMITÉS ARTIFICIELLES, PROVOQUÉES OU DE CAUSE EXTERNE.

La cause qui les produit peut agir de deux façons très différentes : A. tantôt directement et dans le lieu même de son application (éphélide ignéale, tatouage); B. tantôt indirectement, après absorption, et par l'intermédiaire du système circulatoire (teinte bronzée par le nitrate d'argent, teinte bleue par l'indigo); c'est alors une véritable action pathogénétique.

A. Difformités provoquées, de cause directe.

a. Éphélide ignéale.

L'éphélide ignéale a pour siége ordinaire les extrémités inférieures ; elle se développe lentement, sous l'influence de l'action répétée, sur les téguments, d'une source de chaleur artificielle. On l'observe spécialement chez les femmes qui se servent de chaufferettes ou de gueux, chez les individus qui, pendant la saison froide, s'exposent, d'une manière continue, au feu d'un foyer toujours incandescent. La peau, placée dans des conditions aussi anormales, et soumise d'ailleurs à de brusques transitions de température, finit par perdre à la longue sa tonicité et son ressort ; elle se ride et se couvre de taches irrégulières, frangées, déchiquetées, quelquefois allongées sous forme de bandes ou de lignes qui suivent le trajet des veines superficielles ; il semblerait que l'élément coloré du sang se soit extravasé dans le tissu dermique, et intimement combiné à lui. Ces taches sont jaunâtres, jaune rougeâtre ou d'un rouge violacé ; la région qui en est le siége prend un aspect marbré des plus caractéristiques. Elles ne déterminent ni prurit, ni sensation quelconque ; aucun enduit ne les revêt, mais elles sont indélébiles, et constituent une infirmité incurable.

b. Tatouage.

On désigne sous ce nom certaines colorations artificielles de la peau produites par l'introduction de substances colorantes dans son tissu. Le tatouage est surtout en honneur parmi les nations sauvages qui peuplent l'Amérique du Nord et les îles de la mer du Sud ; cette coutume bizarre répond à la satisfaction d'un sentiment naturel que nous retrouvons, sous une autre forme, au sein des peuples civilisés : parmi nous, les distinctions de fortunes, de rangs, se marquent par des vêtements, des décorations, des ornements extérieurs, ou des couleurs particulières ; les sauvages, que l'ardeur de leur climat oblige à rester nus, gravent sur eux-mêmes leurs titres de noblesse en caractères ineffaçables. Le tatouage n'est cependant pas inconnu en Europe ; il est au contraire fort répandu dans certaines classes de notre société, notamment parmi les soldats et les filles publiques ; et le plus souvent alors on trouve, sur le corps de l'individu, le tableau de sa vie et de ses passions dominantes.

L'opération du tatouage se fait de différentes façons : elle consiste ordinairement à piquer la peau avec une aiguille, ou à la déchiqueter avec la pointe d'un instrument tranchant, et à insérer ensuite dans les plaies la matière colorante. Les militaires emploient quelquefois le moyen suivant : ils tracent un dessin avec de l'encre, puis font une traînée de poudre sur ses contours et y mettent le feu.

Il peut arriver, surtout après la méthode par incisions, que les petites plaies s'enflamment, suppurent, et que la matière colorante soit entraînée avec le pus et rejetée au dehors; mais presque toujours la plaie se ferme rapidement, emprisonnant le corps étranger qui forme une tache indélébile.

Il était curieux de rechercher ce qui se passe dans l'intimité du tissu de la peau ainsi maculé et adultéré : une véritable combinaison s'opère entre sa substance et la matière colorante, combinaison que semblent respecter à jamais le mouvement de la vie et la loi de rénovation des tissus.

B. Difformités provoquées, de cause indirecte.

Nous n'en connaissons que deux :

a. — La teinte bronzée produite par l'absorption du nitrate d'argent;

b. — La teinte bleue produite par l'indigo.

a. **Teinte ardoisée, déterminée par le nitrate d'argent.**

Swediaur est le premier qui ait signalé à l'attention des observateurs la singulière influence que le nitrate d'argent exerce sur la peau. Depuis cette époque, les faits se sont multipliés, et les observations abondent aujourd'hui.

Après un temps variable, et que l'on ne peut préciser, la peau change de coloration : c'est d'abord une légère teinte ardoisée analogue à celle des mulâtres ; cette teinte se fonce peu à peu, devient brun olivâtre, et enfin tout à fait noire. La peau seule est ordinairement atteinte ; mais si l'usage du sel d'argent a été longtemps continué, les muqueuses elles-mêmes sont envahies à leur tour, et l'on a pu constater la coloration morbide sur toute l'étendue des voies digestives.

Le phénomène est toujours plus accusé sur les parties découvertes, à la face, aux avant-bras, aux mains, ce qui semble indiquer que l'action de l'air et de la lumière n'est pas sans influence sur sa production. Les cicatrices, les ongles, les poils, peuvent eux-mêmes participer à la teinte générale.

Cette coloration débute et se développe sans déterminer aucun trouble fonctionnel, aucune souffrance organique. La peau a conservé intactes toutes ses propriétés : rien n'est changé que son aspect extérieur. La muqueuse gastro-intestinale reste également silencieuse, et l'autopsie a pu seule nous en révéler l'altération.

La durée est indéterminée ; on a vu la coloration s'affaiblir ou disparaître ; mais elle persiste, le plus souvent, une fois produite, et résiste à tous les moyens.

Suivant Brande, la teinte ardoisée serait due à la réduction du sel d'argent à l'état d'oxyde sous l'influence de la lumière.

Le *diagnostic* est des plus simples ; le malade vous dira qu'il a pris longtemps du nitrate d'argent à l'intérieur, et ce simple commémoratif établira votre jugement.

La nigritie générale accidentelle est très rare ; sa cause est inconnue ; elle se développe parfois à la suite d'une émotion morale.

Le mélasma s'accompagne de furfuration.

Le *pronostic* varie en raison de l'intensité de la coloration. Il est grave en ce sens que le malade est condamné à une difformité contre laquelle le remède est encore à trouver.

b. Teinte bleue de l'indigo.

L'administration interne de l'indigo produit une coloration bleue des ongles. Cette affection est moins grave que la teinte ardoisée du nitrate d'argent ; sa marche est moins insidieuse ; et comme elle se manifeste tout d'abord par des signes qui frappent, il est toujours possible d'en arrêter à temps les progrès, en supprimant la médication.

DEUXIÈME ORDRE.

DIFFORMITÉS SPONTANÉES OU DE CAUSE INTERNE.

J'ai divisé les difformités spontanées ou de cause interne en cinq sections, d'après la forme et les caractères anatomiques de la lésion cutanée.

Difformités spontanées..
1.º maculeuses.. { maculeuses pigmentaires.
{ maculeuses vasculaires.
2.º boutonneuses et hypertrophiques.
3.º exfoliatrices.
4.º ulcéreuses et atrophiques.
5.º cicatricielles.

Nous allons étudier successivement et par ordre chacune des affections comprises dans ces cinq sections.

PREMIÈRE SECTION.

DIFFORMITÉS MACULEUSES.

Elles renferment deux subdivisions :

A. Tantôt c'est une simple altération du pigment cutané, (difformités maculeuses pigmentaires);

B. Tantôt c'est le réseau vasculaire de la peau qui est intéressé (difformités maculeuses vasculaires).

CHAPITRE PREMIER.

DIFFORMITÉS MACULEUSES PIGMENTAIRES.

Nous appelons ainsi toute difformité constituée essentiellement par une modification pigmentaire. Cette étude est encore remplie d'embarras et d'incertitudes ; les mêmes termes ne sont pas appliqués aux mêmes choses, et des affections très différentes sont réunies sous une dénomination commune. Aussi a-t-on grand'peine à se reconnaître au milieu des descriptions des auteurs. M. Rayer, par exemple, n'appelle éphélides que les taches solaires, les séparant du lentigo, qui pour lui est spontané, tandis que M. Gibert confond ces deux affections sous le même nom d'éphélides. M. Cazenave n'en fait aussi qu'une seule espèce, qui est pour lui le lentigo, et il réserve le mot éphélides pour les taches hépatiques, qu'il s'efforce de différencier comme il suit du pityriasis versicolor : les taches hépatiques seraient accompagnées de vives démangeaisons et d'une exfoliation presque insensible ; le contraire aurait lieu pour le pityriasis. Ces signes sont tout à fait insuffisants et entièrement dominés par la question de nature et d'étiologie : je vois du parasite dans les deux cas, et tout le reste est accessoire à mes yeux.

Pendant que M. Rayer fait du chloasma des taches hépatiques, et du pityriasis versicolor une seule affection, M. Hardy se demande si, dans bon nombre de cas, le chloasma n'est pas une simple éphélide pigmentaire. Assurément l'hyperchromie existe fréquemment chez les femmes enceintes, et constitue alors une sorte de nigritie ou de mélasma ; mais le *masque* proprement dit est une affection essentiellement parasitaire, que M. Rayer a eu toute raison de rapprocher du pityriasis versicolor.

La même confusion existe, et plus grande encore, au sujet du vitiligo ; mais cette discussion sera mieux placée dans l'histoire de cette difformité.

Je vais m'efforcer d'introduire l'ordre et la clarté dans un sujet où je vous ai fait voir tant de désordre et d'obscurité ; et j'espère vous prouver bientôt que la difficulté est ici bien plus apparente que réelle.

Je fais trois groupes des difformités maculeuses pigmen-

taires. Il y a augmentation, diminution ou absence, ou inégale répartition de la matière colorante de la peau; à ces
trois groupes correspondent :.

1° Des difformités hyperchromateuses (par excès);

2° Des difformités achromateuses (par défaut);

3° Des difformités dyschromateuses (par inégale répartition).

ARTICLE I.

DIFFORMITÉS HYPERCHROMATEUSES.

Ce groupe renferme quatre genres :—*a*. la nigritie,—*b*. le
mélasma,— *c*. le lentigo, — *d*. les nævi pigmentaires.

§ 1. — Nigritie.

Cette affection était rangée par Alibert parmi ses dermatoses dyschromateuses, sous le nom de panne mélanée ; les
anciens la désignaient par l'expression énergique de *taches
de mort*, et, de nos jours, elle est encore confondue avec
le pityriasis nigra. Elle consiste en une coloration noire
d'une partie ou de la totalité du corps, survenue chez un
individu de la race blanche, pendant la vie intra-utérine ou
après la naissance.

La nigritie peut donc être générale ou partielle, congénitale ou acquise.

La nigritie générale congénitale est très rare ; on a vu
des femmes blanches mettre au monde des enfants noirs ;
mais il est question, dans la plupart des cas, d'une impression causée à la mère par la vue d'un noir : ces faits se
prêtent évidemment à une tout autre interprétation que
celle qu'on a bien voulu leur donner.

L'existence de la nigritie générale accidentelle repose au contraire sur des observations authentiques. Addison a cherché, dans ces derniers temps, à la rattacher à une lésion des capsules surrénales, mais cette relation n'est pas démontrée, et de nouvelles recherches sont nécessaires pour fixer l'opinion à cet égard.

La nigritie partielle et acquise est de beaucoup la plus fréquente; elle survient dans des conditions et sous des influences très diverses. On l'a rencontrée sur toutes les parties du corps, mais il en est qu'elle affecte de préférence : telles sont les parties génitales dans les deux sexes, la face, les régions mammaire et abdominale antérieure. Vous l'observerez souvent sur la femme enceinte; en effet, la grossesse semble favoriser normalement la sécrétion pigmentaire, et la nigritie n'est alors que l'exagération de cette tendance, en quelque sorte, physiologique. M. Rayer cite, d'après Lecat, le fait remarquable d'une femme qui, au septième mois de trois grossesses successives, vit son visage se colorer du plus beau noir, et cette tête, dit-il, portée sur un corps très blanc, ressemblait à une tête de marbre noir placée sur un corps d'albâtre.

L'étendue, la nuance des taches peuvent varier à l'infini; elles tranchent à peine sur les téguments voisins, ou s'en détachent de la façon la plus nette; elles sont limitées à un petit espace, ou occupent des régions entières. Tantôt leur coloration est uniforme et partout la même; tantôt noire comme de l'encre sur certains points, brune sur d'autres, elle simule ici la peau du nègre, là celle du mulâtre.

L'étiologie de cette affection est souvent obscure. Dans quelques cas pourtant, la cause est facile à saisir : la gros-

sesse, l'affaiblissement général de la constitution, y prédisposent d'une manière évidente ; certaines irritations de la
peau semblent faire appel au pigment sur son tissu : telles
sont toutes les affections cutanées chroniques, le lichen, le
prurigo, les eczémas anciens, les vésicatoires qui ont longtemps suppuré, etc. Enfin, les émotions morales constituent
une cause puissante de nigritie, et dans ce cas, elle est ordinairement généralisée.

La nigritie partielle ou générale, congénitale ou acquise,
n'est jamais qu'une simple difformité, et comme telle, n'a
aucun retentissement fâcheux dans l'économie.

Vous ne confondrez pas la nigritie avec les ecchymoses,
parfois très étendues, que déterminent le purpura et le
scorbut : vous avez, d'une part, une lésion stationnaire,
sans trouble fonctionnel, et d'autre part, une affection qui
change rapidement d'aspect, et qu'accompagnent des symptômes généraux plus ou moins graves.

L'ictère peut, dans certains cas, communiquer à la peau
une teinte noirâtre ; mais les signes tirés de l'examen du
malade, la coloration jaune des sclérotiques, etc., ne vous
laisseront jamais dans l'incertitude.

Enfin, vous ne prendrez pas pour la nigritie la coloration
noire déterminée par le sulfure de mercure : une telle méprise serait sans excuse.

§ 2. — Mélasma.

Hippocrate désignait sous le nom de μέλασμος une tache
noirâtre produite par le froid ; cette expression, latinisée
par Galien, lui servit à nommer une espèce d'ecchymose qui
affecte principalement les jambes des vieillards. M. Rayer,

entend par mélasma, synonyme pour lui de pityriasis nigra, une coloration noirâtre, accidentelle et passagère de la peau, et surtout de l'épiderme, occupant une ou plusieurs parties du corps, et presque toujours suivie d'une desquamation furfuracée. C'est ce que Lorry et Alibert appelaient, le premier, éphélide scorbutique, et le second, panne scorbutique.

Nous adopterons la définition donnée par M. Rayer, avec cette réserve que nous séparons complétement le mélasma, lésion pigmentaire, du pityriasis nigra, affection la plupart du temps parasitaire.

Le mélasma est caractérisé par des taches noirâtres, variables en nombre et en étendue, et présentant ceci de spécial, que l'épiderme qui les revêt se dessèche et tombe sous forme de furfures.

Le mélasma, simple lésion pigmentaire, est fort rare; on l'observe surtout chez la femme enceinte. Il n'éveille aucun trouble fonctionnel, aucune sensibilité morbide.

L'érythème pellagreux prend quelquefois l'aspect du mélasma; indépendamment des différences de cause, de siége, de marche, etc., le diagnostic sera toujours facile à établir en raison de ce fait, que la lésion cutanée est peu de chose dans la pellagre, tandis qu'elle constitue toute la maladie dans le mélasma. La pellagre n'est d'ailleurs, à proprement parler, qu'une sorte de mélasma pathogénétique. (Voy. *Pellagre*.)

Ce que je viens de dire est également applicable à l'érythème acrodynique.

La *carate*, ou *panne caratée* d'Alibert, est une sorte de mélasma endémique dans les pays chauds, et qui se manifeste par des taches de nuances très diverses.

§ 3. — Lentigo.

Je donne, comme M. Rayer, le nom de lentigo à la tache de rousseur spontanée. Cette affection peut être congénitale ou apparaître un peu après la naissance. Elle se présente sous la forme de petites macules circulaires, comparées aux écailles du son, d'un jaune fauve ou brunâtre, éparses ou confluentes. Elles sont parfois répandues sur tout le corps, mais ceci est rare, et le plus souvent elles se limitent aux parties découvertes, à la face, à la poitrine, aux membres supérieurs. Elles ne forment aucune saillie appréciable ; elles n'entravent ni la sécrétion de la sueur, ni celle de l'humeur sébacée ; la peau est douce et unie à leur endroit ; en un mot, leur principal, je dirai même, leur seul inconvénient est d'altérer la beauté.

Leur durée est indéfinie, et égale ordinairement celle de la vie ; il n'est pas très rare, cependant, de les voir diminuer ou même disparaître à des époques indéterminées.

Elles sont constituées anatomiquement par un excès du pigment cutané, qui se rassemble sous forme de petits îlots, au-dessous de l'épiderme lui-même resté transparent. Ce pigment demeure fixé au corps réticulaire, quand l'épiderme s'est détaché par suite de la macération.

Les causes de leur développement sont très obscures ; l'influence de l'air et de la lumière ne saurait être niée d'une façon absolue, mais cette action se borne sans doute, soit à éveiller à la naissance une prédisposition cutanée, parfois encore latente, soit plus tard à en modifier passagèrement les effets. Le lentigo s'observe surtout chez les individus blonds, à peau fine et blanche, à tempérament lymphatique.

Diagnostic. — Le lentigo se distingue de l'éphélide solaire par des caractères qui, selon moi, en motivent parfaitement la séparation. Il en diffère : 1° par son époque d'apparition : il se montre à la naissance ou peu après ; l'éphélide se développe à tous les âges ; 2° par sa cause : l'un est spontané, l'autre est manifestement produite par l'action des rayons du soleil ; 3° par sa marche : la tache de rousseur spontanée change peu ; elle persiste ordinairement toute la vie, ou s'efface sans raison appréciable, pour ne plus reparaître ; l'éphélide solaire subit l'influence évidente d'une cause extérieure ; elle offre, dans sa marche, une sorte d'intermittence en rapport avec les saisons ; 4° la forme de la tache n'est pas non plus la même : elle est petite, arrondie, bien circonscrite dans le lentigo, large et diffuse dans l'éphélide ; 5° enfin, la constitution du sujet nous donne encore un élément de diagnostic : l'éphélide se développe à peu près indistinctement chez tous les individus, dès que la cause agit avec une suffisante énergie ; et vous ne trouvez guère le lentigo que sur les constitutions molles, lymphatiques ou scrofuleuses.

Le lentigo diffère des crasses parasitaires et du mélasma par sa forme, par son époque d'apparition, etc., et par l'absence de toute furfuration à sa surface.

Les syphilides maculeuse et lenticulaire s'en distinguent également par les squames dont elles se recouvrent, et sans parler des autres caractères, par les antécédents du malade et les symptômes concomitants.

Les nævi ne sont jamais aussi multipliés que les taches du lentigo ; leur forme est plus irrégulière, et leurs dimensions beaucoup plus considérables.

Le *pronostic* est celui d'une difformité, et il est à ce titre, toutes choses égales, plus fâcheux chez la femme que chez l'homme.

Le *traitement* est nul; cette affection résiste à tous les moyens. On a conseillé les fumigations de benjoin, les pré-parations mercurielles, qui entrent dans la composition du lait antéphélique, mais il est plus sage de s'abstenir de tous ces moyens d'une efficacité plus que douteuse.

§ 4. — Nævi pigmentaires.

On comprend, sous le nom général de nævi, certaines taches existant presque toujours au moment de la naissance, quelquefois survenant dans la première enfance, taches qui présentent d'ailleurs de grandes variétés de forme, de structure, de coloration, etc., mais dont le caractère com-mun est une persistance indéfinie sans modification.

Le lentigo, que semble renfermer cette définition, diffère des nævi par la multiplicité et la petitesse des éléments qui le composent.

Les nævi étaient autrefois connus sous le nom d'*envies*, mot qui a le tort grave de faire allusion à un fait étiologique pour le moins fort exceptionnel.

Nous distinguons, d'après leur structure, des nævi pig-mentaires et des nævi hématiques; les premiers vont seuls nous occuper ici.

Les *nævi pigmentaires* se rencontrent sur toutes les par-ties du corps. Leur forme est souvent circulaire, obronde, souvent aussi irrégulière, diffuse, sinueuse dans ses con-tours. Leur coloration ne varie pas moins; tantôt elle est d'un jaune fauve ou brunâtre, ou bien couleur de rouille, tantôt d'une teinte plus sombre encore, et même tout à fait noire : on a, dans ce dernier cas, le *nœvus niger*, qui se détache sur·la peau à la manière d'une tache d'encre.

Il est un fait assez curieux dans l'histoire des nævi pigmentaires, c'est la présence fréquente, sur ces taches, de poils plus foncés, plus volumineux et plus longs que ceux des régions voisines, comme si la déviation organique qui constitue le nævus se fût en même temps portée sur les follicules pileux compris dans sa sphère d'action. Ces nævi, ainsi couronnés de poils, sont appelés *spili :* assez souvent, on remarque une petite saillie à la base de chaque poil, comme il arrive dans la chair de poule.

La cause des nævi nous échappe; la superstition et des préjugés populaires en ont attribué l'origine.à l'imagination de la mère, à des désirs non satisfaits, etc. Sans donner à ces causes plus d'importance qu'elles n'en méritent, nous dirons cependant que des faits multipliés ne permettent pas de révoquer en doute l'influence de l'imagination de la mère sur la production de ces difformités.

Le *diagnostic* des nævi est en général facile. Vous ne les confondrez pas avec des taches simulées, avec des enduits diversement colorés : de simples lotions et l'examen à la loupe vous feraient aussitôt éviter l'erreur. Un point mérite cependant votre attention, c'est la possibilité de leur mélange avec des taches pathologiques : vous reconnaîtrez le nævus, et indépendamment de ses caractères objectifs, à son état fixe et stationnaire au milieu de lésions mobiles et changeantes.

On ne peut faire disparaître les nævi que par une action chirurgicale, et ce n'est qu'au prix d'une cicatrice indélébile.

ARTICLE II.

La leucopathie est la décoloration de la peau, générale ou partielle, congénitale ou acquise, due à l'absence du pigment cutané. Quand la matière colorante fait à la fois défaut partout, on a l'albinisme ; c'est l'achromie, quand la lésion est localisée.

§ 1. — Albinisme (leucopathie générale).

Les albinos ne constituent pas une race d'hommes particulière ; ce sont tout simplement des êtres infirmes et dégénérés, jetés comme par hasard au milieu des diverses sociétés, pour lesquelles ils sont un objet de pitié ou de mépris.

L'albinisme. congénital se rencontre assez souvent en Europe, mais il est surtout fréquent dans l'isthme de l'Amérique, dont les habitants ont le teint basané, de couleur de cuivre jaune ou d'orange, et les sourcils noirs comme du jais. Les noirs de l'Afrique peuvent également donner naissance à des albinos, qui ne diffèrent pas de ceux que l'on observe dans la race blanche.

L'albinos offre, dans sa physionomie, des traits caractéristiques qui tout d'abord frappent et étonnent : sa peau a la blancheur mate de l'albâtre ; ses cheveux, fins et soyeux, droits ou crépus, sont blancs ou d'un jaune sale et roussâtre ; tout son corps est recouvert d'un duvet laineux d'une grande ténuité. Les yeux ont un aspect singulier : l'iris est d'un rose pâle ; la pupille, de couleur rouge, se resserre et se dilate incessamment, par oscillations rapides; les paupières et le globe de l'œil participent eux-mêmes à cette mobilité; il semble que la lumière impressionne péniblement l'organe de la vision, et l'agite en son entier d'une sorte de frémissement choréique. L'albinos, ébloui par le grand jour, marche la tête inclinée, évitant de fixer tout ce qui peut lui refléter la lumière avec trop d'intensité; mais il est nyctalope, et dès que le crépuscule est venu, il perd toute crainte et toute hésitation. La constitution des albinos est faible, au physique et au moral; incapables de nuire, ils sont souvent opprimés; leur fibre est molle, sans énergie ni ressort; leur intelligence est peu développée, et souvent ils sont imbéciles ou idiots.

La leucopathie générale accidentelle ne se présente que dans la race noire; elle est le plus souvent constituée par des taches blanches, de formes et de dimensions variées, répandues sur tout le corps : les noirs atteints de cette difformité sont appelés nègres-pies.

Nous ignorons complétement sous quelles influences se produit l'albinisme; on le voit tout à coup apparaître au milieu des familles les plus saines, noires ou blanches, sans que rien l'ait fait prévoir. Vous avez pu, tout récemment, en voir un cas fort remarquable à notre consultation.

La leucopathie n'appartient pas en propre à l'espèce humaine; on l'observe également chez les animaux, et notamment chez les chevaux, les lapins, les chats, les souris, etc.

§ 2. — Achromie (leucopathie partielle).

La première question qui se présente ici est la suivante : L'achromie vraie existe-t-elle ? Toutes les fois qu'une tache décolorée se présentera à votre observation, examinez-la avec soin, et vous trouverez presque toujours autre chose qu'une simple albification de la peau : tantôt, ce sera une zone circonférentielle plus sombre que les téguments normaux, et vous aurez affaire à un vitiligo ; tantôt, la décoloration ne sera qu'apparente, comme dans le pityriasis versicolor, ce qui a fait croire à M. Devergie que le vitiligo simple n'existe pas, mais se trouve presque toujours accompagné de *pityriasis versicolor* : M. Devergie confond évidemment ici le vitiligo, affection dyschromateuse, avec le pityriasis versicolor, affection parasitaire. Ailleurs enfin, la plaque d'achromie accidentelle existe seule, mais alors elle n'est autre chose que de la pelade achromateuse.

Mais si l'achromie accidentelle et acquise ne se rencontre jamais à l'état de lésion simple, il n'en est pas ainsi de l'achromie congénitale : j'en ai vu, pour ma part, deux ou trois cas qui ne laissent aucun doute dans mon esprit. Elle est constituée par une ou plusieurs taches blanches, nettement circonscrites par la peau saine, et les poils implantés à la surface de ces taches sont le plus souvent décolorés et d'un blanc de neige.

Nous mentionnerons ici, pour ne rien omettre, les petites macules blanches qui surviennent sur les ongles, macules que les anciens appelaient *flores unguium*, et qui sont vulgairement connues sous le nom de *mensonges*.

ARTICLE III.

DES AFFECTIONS DYSCHROMATEUSES.

Ce groupe ne contient qu'une seule affection : le *vitiligo*.

Vitiligo.

Le mot *vitiligo* est encore un de ces termes mal définis qui ne représentent rien de net et de précis dans la pensée des auteurs qui les emploient. Pour les anciens, les expressions *vitiligo, leuce des Grecs, lèpre, morphée blanche, alphos*, etc., étaient des expressions synonymes. Alibert appelle vitiligo une espèce de son genre achrome, et ne le sépare pas de l'achromie vraie ; MM. Rayer et Hardy commettent la même confusion. Enfin, et ceci est plus grave, M. Cazenave ne distingue pas le vitiligo de la pelade achromateuse, affection parasitaire qui n'a de commun avec lui que la décoloration du tégument.

Pour nous, le vitiligo est une affection dyschromateuse de la peau, essentiellement constituée par des taches qui résultent de l'inégale répartition du pigment cutané, sur les points où elles siégent.

Le vitiligo est congénital ou acquis, général ou partiel.

Le vitiligo congénital est un vice de conformation de la peau ; il ne change pas depuis la naissance jusqu'à la mort ; son caractère est la stabilité.

Lorsque l'affection apparaît après la naissance, elle a une marche, une évolution que l'on peut suivre et décrire. Sur une région quelconque de la peau commence à se dessiner un point blanchâtre, point qui s'agrandit peu à peu, et avec une grande lenteur, par rayonnement excentrique. En même temps, et au fur et à mesure que l'albification s'opère, on remarque que les parties voisines deviennent plus colorées, comme si le pigment refoulé s'accumulait à la circonférence. Un moment arrive où cette singulière et inexplicable déviation s'arrête, et un état stationnaire lui succède, qui peut durer toute la vie : la difformité est dès lors constituée.

Les taches vitiliges ont des dimensions très variables ; elles sont exactement limitées, arrondies ou irrégulières, sinueuses ; leur coloration est blanchâtre et parfois d'un blanc de lait ; elles ne s'accompagnent d'aucun prurit, d'aucune furfuration. La matière colorante n'est pas toujours refoulée d'une manière égale et uniforme à leur circonférence ; elle peut s'amasser en plus grande quantité dans certains points que dans d'autres, et prendre ainsi la forme de bandes noirâtres, de faisceaux entrecroisés, de taches, etc., etc. Cette zone circonférentielle est quelquefois incomplète ; nettement arrêtée du côté de la tache, elle se confond, en dehors, par dégradations insensibles, avec la coloration normale des téguments. Les poils implantés à la surface des taches participent habituellement à la décoloration, mais ils restent adhérents à la peau, et ne tombent jamais, comme dans la pelade.

On a observé le vitiligo sur toutes les régions du corps ; il affecte surtout les parties découvertes, la face, le cou, les mains, et les régions velues, comme le cuir chevelu, les parties sexuelles, les aisselles, etc.

Le vitiligo a une marche lente, une durée indéterminée. Je vous ai dit qu'il ne disparaît jamais, lorsqu'il est congénital ; il n'en est pas de même de celui qui est accidentel, et la nature a, pour le guérir, des moyens que nous ne connaissons pas : le pigment reparaît sur la surface décolorée avec la même lenteur qu'il avait mise à l'abandonner ; la zone circonférentielle s'efface, et tout rentre dans l'ordre. Souvent, après un temps variable, survient une récidive, elle-même suivie de guérison spontanée, et il y a quelque chose de vraiment singulier dans ces disparitions et ces retours d'un vitiligo, qui semble se jouer de tous les efforts de notre thérapeutique. Je vous citerai, à ce propos, le fait d'un jeune homme qui vint me consulter, il y a quelques années, pour une affection de cette nature; j'employai inutilement une foule de moyens; après l'avoir perdu de vue pendant un temps assez long, je le revis un jour à ma consultation : son vitiligo avait disparu spontanément, sans laisser aucune trace.

Étiologie. — Le vitiligo se produit dans trois circonstances principales qu'il est important de connaître :

1° Chez les sujets syphilitiques, où il se présente sous la forme de petites taches, variables en dimensions d'une pièce de 20 centimes à celles de 1 franc. Ce vitiligo siége de préférence sur les parties découvertes, et notamment sur le cou chez les femmes, où il a été décrit par MM. Pilon et Hardy sous le nom de *syphilide pigmentaire.*

2° Chez les sujets arthritiques : c'est alors qu'il est très accentué, et qu'il constitue ces vastes surfaces décolorées, circonscrites par des bandes ou faisceaux noirâtres : on le rencontre surtout, dans ce cas, à la face, sur le dos des mains et aux parties génitales.

3° Enfin, sur des enfants ou des jeunes gens qui paraissent exempts de tout vice constitutionnel, et dans ce cas, il frappe indistinctement les deux sexes et tous les tempéraments.

Comprenez bien ma pensée, et n'allez pas croire que j'admets un vitiligo de nature arthritique, et un autre vitiligo de nature syphilitique : pour moi, dans les circonstances pré-

citées, cette affection est toujours un accident, une complication, et ne saurait être rattachée à l'essence même de la
maladie. Je m'explique : le vitiligo appartient à la syphilis,
par exemple, au même titre que le pityriasis versicolor ; c'est
une simple question d'aptitude ou de terrain.

Vous voyez que je m'éloigne ici de M. Hardy, qui admet
une syphilide pigmentaire : il y a là une double erreur. Ce
n'est point une syphilide, parce que le vitiligo apparaît
irrégulièrement dans toutes les périodes de la maladie constitutionnelle, et qu'il n'est influencé ni par le mercure,
ni par l'iodure de potassium. Ce n'est pas non plus une affection caractérisée seulement par l'augmentation du pigment
cutané, ainsi que le prétend bien à tort M. Hardy, qui ne veut
y voir que de l'hyperchromie : ce n'est, dit cet auteur, que
par l'effet d'une illusion d'optique que l'on croit à des taches
décolorées, qui ne semblent telles et différentes de la coloration normale qu'en raison de la teinte plus brune des
parties voisines, ce qui fait paraître décolorée la peau des
alentours. Je pense, quant à moi, malgré l'avis de M. Gibert
qui, sur ce point, partage l'opinion de M. Hardy, que c'est
là une erreur, et qu'il existe à la fois, dans le vitiligo, et
des taches d'achromie et des taches d'hyperchromie. Du reste,
en ce qui touche la question de nature, M. Gibert est en
parfaite concordance avec ma manière de voir.

De ce qui précède, nous pouvons conclure que la cause
réelle du vitiligo nous est inconnue, et que nous apprécions
seulement certaines conditions favorables à son développement.

Diagnostic. — Si vous avez bien suivi la description que
je viens de vous faire du vitiligo, il vous arrivera rarement

de le méconnaître : ces deux teintes qui se heurtent, l'une centrale blanche, l'autre circonférentielle de couleur sombre, nettement arrêtée du côté de la première, et se fondant, d'autre part, avec la coloration normale, lui donnent un aspect des plus caractéristiques ; ajoutez à cela l'absence de tout enduit ou exfoliation, de tout prurit, l'état stationnaire et le silence de la lésion, et le doute ne sera presque jamais possible.

Je veux cependant arrêter votre attention sur trois points importants de ce diagnostic.

Le pityriasis versicolor, quand il s'étend en larges plaques circonscrivant des espaces de peau saine, pourrait en imposer pour un vitiligo, la coloration morbide faisant ressortir la blancheur de la peau saine : mais il y a des squames, du prurit et de la matière cryptogamique dans la première affection, tandis que tout cela manque dans la deuxième.

Vous distinguerez sans peine le vitiligo simple de la pelade achromateuse. La forme des surfaces décolorées n'est pas la même : arrondie ou ovalaire, dans la pelade, elle est souvent irrégulière, sinueuse, festonnée dans le vitiligo. Vous ne retrouvez pas, dans la teigne achromateuse, cette singulière déviation du pigment qui est le trait caractéristique du vitiligo : la matière colorante a été absorbée et détruite par le parasite, et de là est résulté ce que j'appellerais volontiers une achromie symptomatique. Enfin, les cheveux sont altérés et tombent dans la pelade ; le vitiligo peut les décolorer, mais sans jamais en déterminer la chute.

Je ne ferai que mentionner ici la sclérodermie, qui diffère à tous égards du vitiligo, et notamment par l'altération de consistance du tissu cutané (voyez sclérodermie).

Pronostic. — Le vitiligo n'est qu'une difformité, et comme tel, n'a par lui-même aucune espèce de gravité.

Traitement. — Il est incurable. C'est vainement que nous avons eu recours aux lotions de sublimé, aux frictions d'huile de cade, aux bains, etc., etc.

OBSERVATION de vitiligo.

Audebert (Adrienne), âgée de onze ans, couchée à la salle Sainte-Foy, entrée le 17 mars 1860.

L'affection singulière dont est atteinte cette enfant remonterait au mois de janvier seulement ; ce renseignement, bien que confirmé par le témoignage de la mère, est vague et manque de la précision désirable. Il est bien certain cependant que, si la lésion existait avant cette époque, elle devait être peu marquée, puisqu'elle a pu passer complétement inaperçue. Quoi qu'il en soit, ce n'est que dans ces derniers temps qu'elle prit assez d'extension pour inquiéter les parents et les décider à amener leur enfant à l'hôpital Saint-Louis.

C'est une enfant très nerveuse, nous dit la mère, très facile à impressionner, se révolutionnant pour les causes les plus futiles : ce fait mérite peut-être d'être pris en considération.

Elle fut atteinte, dans ses premières années, d'indispositions nombreuses et parfois assez graves, mais au sujet desquelles il est difficile d'obtenir des explications bien nettes. Ce qui paraît certain, c'est qu'il y a deux ou trois ans, elle fut affectée d'une coqueluche qui ne dura pas moins de cinq mois ; c'est qu'aussi, et plus récemment, alors que les cheveux commençaient à blanchir, elle fut prise de fréquents accès de fièvre.

Personne dans sa famille n'a eu d'affection analogue ; nous ne trouvons rien, ni dans les antécédents, ni dans l'état actuel, qui révèle la scrofule ou toute autre maladie du même ordre ; c'est une enfant grande, bien développée, offrant toutes les apparences d'une bonne constitution.

La lésion pigmentaire existe sur un grand nombre de points, mais c'est à la tête qu'elle est surtout caractérisée. Là, en effet, au milieu d'une chevelure naturellement blonde, se détachent d'espace en espace, des houppes plus ou moins épaisses de cheveux entièrement blancs, argentés, brillants et comme vernissés; la chevelure n'est d'ailleurs attaquée que par faisceaux bien circonscrits et faciles à isoler des parties restées saines, où l'on ne trouve aucun poil décoloré. La lésion règne principalement, mais non d'une manière exclusive, tout le long du pourtour de la tête, sur la ligne d'implantation des cheveux, c'est-à-dire aux régions temporales, auriculaires, mastoïdiennes et occipitales inférieures. Remarquons en outre que les cheveux vitiliges ont partout conservé leurs autres propriétés physiques, et qu'ils ne sont ni moins abondants, ni moins fins, ni moins soyeux, ni moins résistants que ceux dont la teinte n'a pas changé.

A la nuque se voit une large tache blanche, à bords sinueux et arrondis, plus allongée de haut en bas que transversalement, tache qui fait suite en haut à la décoloration du cuir chevelu, et qui se limite en bas de la façon la plus nette par une ligne sombre et une surface régulièrement et fortement pigmentée; sur cette surface elle-même se dessinent trois ou quatre petites taches d'un blanc presque laiteux. Des macules semblables, mais beaucoup moins prononcées, existent au nombre de trois à cinq, de chaque côté, sur les parties latérales du cou; l'une d'elles, d'assez grande dimension et située au niveau du creux sus-claviculaire droit, n'est arrêtée qu'à sa partie supérieure, tandis qu'elle se perd vers la poitrine dans la coloration normale des téguments.

La région thoracique ne présente rien de particulier, non plus que les membres supérieurs; notons cependant, sur la face dorsale de la main gauche, deux petites taches achromateuses, dont l'une siége à la racine du médius et l'autre à la racine de l'annulaire.

Sur la région abdominale, dans sa moitié inférieure, la lésion reparaît avec tous ses caractères : ce sont des taches en général fort grandes, de forme irrégulière et bien limitée, entourées d'une zone pigmentée très manifeste; on en compte environ cinq à six de chaque côté, à distance à peu près égale de la ligne blanche.

A la face interne et supérieure des cuisses, on trouve des taches vitiliges de tout point comparables à celles de l'abdomen; on n'en distingue aucune sur les jambes et les pieds.

Après avoir essayé, pendant plusieurs mois, diverses médications qui n'amenèrent aucun résultat (préparations ferrugineuses à l'intérieur, frictions stimulantes sur le cuir chevelu, épilations partielles), M. Bazin fit couper les cheveux de la malade, et nous pûmes alors constater les altérations suivantes : le cuir chevelu était parsemé de taches albides qu'on eût dit recouvertes d'une sorte de givre ou de gelée blanche, aspect dû aux petits poils décolorés qui hérissaient leur surface ; aux régions temporales, de chaque côté, s'étendaient deux larges surfaces décolorées, bornées du côté du front par une ligne nette et fortement pigmentée ; ces surfaces se continuaient en arrière, par des prolongements irréguliers, jusqu'aux bosses occipitales, en sorte que la tête se trouvait comme entourée d'une auréole blanchâtre, interrompue seulement à la partie antérieure,

Pendant plus d'une année que la jeune malade resta soumise à notre observation, son vitiligo marcha avec une extrême lenteur, sans que rien ait paru l'influencer dans un sens ou dans l'autre ; et lorsqu'elle sortit de l'hôpital, la tendance de l'affection était encore évidemment progressive.

CHAPITRE II.

DIFFORMITÉS MACULEUSES HÉMATIQUES.

Ces difformités ont des caractères communs et des caractères propres.

Les caractères communs sont les suivants :

1° Ce sont des taches congénitales ou acquises, d'une coloration rouge ou violacée, et formées par la prédominance de l'élément vasculaire du tissu de la peau ; autour d'elles on remarque souvent des arborisations déliées ou des varicosités veineuses.

2° La pression les fait quelquefois disparaître, mais il en est qui ne s'effacent pas sous le doigt.

3° Ces nævi ont pour caractère commun de subir l'influence de toutes les causes qui accélèrent le mouvement du sang ; l'exercice, la chaleur, les émotions morales, l'époque des règles, etc., les modifient d'une manière sensible : leur couleur devient alors plus intense, et ils se tuméfient légèrement.

4° Abandonnés à eux-mêmes, ils peuvent rester stationnaires pendant toute la vie; lorsqu'ils viennent à s'enflammer, ils se terminent par des ulcérations lentes à se cicatriser.

5° Ils rentrent, au point de vue du traitement, dans le domaine de la chirurgie. L'ablation, la cautérisation, les injections coagulantes, la vaccination, tels sont les moyens à l'aide desquels on peut espérer les modifier ou les guérir; mais le plus souvent on ne fait que substituer une difformité à une autre difformité.

J'admets trois espèces de nævi vasculaires :

a. Le nævus flammeus;

b. Le nævus araneus;

c. Le nævus à pernione.

§ 1. — Nævus flammeus (tache lie de vin).

Le *nævus flammeus* siége souvent à la face, qu'il affecte parfois dans une grande étendue; sa forme et son apparence, variables à l'infini, se prêtent merveilleusement aux rapprochements bizarres qu'on en a faits avec certains objets désirés par la mère : sa couleur est d'un rouge violacé, vineux; tantôt il est lisse, et de niveau avec les téguments, tantôt il est inégal, granuleux, mamelonné. Il ne disparaît pas complétement par la pression, et se restitue, dès qu'elle cesse, à sa coloration première.

Il en est qui sont très vasculaires, et qui donnent lieu à de fréquentes et faciles hémorrhagies.

Ils ne sont le siége d'aucune douleur, n'ont aucune tendance à s'étendre ; ils subissent, *in situ*, un développement proportionnel à l'accroissement général du corps.

Parfois ils se recouvrent d'une exfoliation épidermique très abondante, sorte d'ichthyose locale entée sur le nævus : un malade de notre service présente cette curieuse particularité. Le nævus accidentel s'étend quelquefois sur une grande étendue des membres inférieurs, sous forme de taches discrètes ou confluentes et pourrait être confondu avec l'éphélide ignéale ou avec le purpura. Dans le premier cas les antécédents, l'évolution des taches dans le second, mettront bien vite sur la voie du diagnostic.

§ 2. — Nævus araneus.

Le *nævus araneus* est constitué par de petites taches rougeâtres, arborisées, disparaissant par la pression ; on les trouve en plus ou moins grand nombre disséminées sur une région : elles n'atteignent jamais les dimensions du *nævus flammeus*.

§ 3. — Nævus à pernione.

Le nævus *à pernione* diffère surtout des deux précédents par sa cause et par son mode de production. Comme eux, il n'est pas congénital, mais il peut, au contraire, survenir à tous les âges, n'étant que le vestige, en quelque sorte cicatriciel, d'une lésion pathologique actuellement disparue, l'érythème pernio. En effet, les engelures laissent souvent à leur suite, sur les points où elles ont longtemps persisté, des taches rougeâtres, indolentes, indélébiles, et c'est à ces taches que je réserve le nom de nævus à pernione.

Ce nævus est surtout fréquent aux mains et à la face.
Il est souvent confondu, à la face, avec la couperose arthritique ; mais on peut toujours l'en distinguer à ce caractère,
qu'il ne disparaît pas par la pression du doigt : le sang qui
le colore semble extravasé dans le tissu dermique et combiné intimement à ce tissu ; le sang qui donne à la tache
couperosique sa teinte rouge si animée circule, au contraire,
librement dans le réseau capillaire de la peau.

J'ai essayé contre cette affection, qui fait quelquefois le
désespoir des jeunes filles qui en sont atteintes, les frictions
longtemps continuées avec le perchlorure de fer, mais sans
résultat satisfaisant.

OBSERVATION. — *Nœvus flammeus.*

Dargenteuil Hippolyte, âgé de trente-six ans, journalier, entré le
8 juin 1860, service de M. Bazin, pavillon Saint-Mathieu.

Ce malade, entré pour une affection pustuleuse symptomatique de la
gale, porte à la jambe gauche et au pied du même côté, une altération
de la peau, qui m'a paru offrir des particularités dignes d'être notées.

Sur le pied gauche, à sa partie supérieure et interne, existe une
large plaque violacée qui s'étend du cou-de-pied à la phalange un-
guéale du gros orteil, dans une étendue de 12 centimètres environ.
Ce nævus est très irrégulier dans sa forme; on dirait une tache produite par la projection sur le pied, d'une certaine quantité de vin ou
d'un liquide analogue; en effet, autour d'une lésion principale, dont
les bords sinueux, ondulés, se contournent en prolongements multiples, interceptant çà et là des espaces de peau parfaitement saine,
se voient des taches plus petites, sortes de gouttes qui elles-mêmes
n'ont pas de forme déterminée.

La coloration varie dans les différents points, ici, d'un rouge vineux
et presque noir, ailleurs rouge ou simplement rosée; elle subit d'ailleurs d'importantes modifications sous l'influence de toutes les causes
qui tendent à ralentir ou activer la circulation dans la partie; la chaleur du lit, les bains chauds, etc., lui donnent une belle teinte rosée

ou rouge, qui redevient livide et violacée dès que le malade se tient quelque temps dans la station verticale.

Ces nævi sont légèrement saillants sur certains points, et sur d'autres se trouvent à peu près de niveau avec la peau saine; la pression les fait pâlir notablement, mais non complétement disparaître, et ils reprennent à l'instant même leur coloration première.

Ils datent de la naissance, et ont exactement suivi, dans leur accroissement, le mouvement général qui préside au développement régulier des organes.

La lésion la plus légère suffit pour faire saigner ces taches, mais il a toujours été facile d'arrêter aussitôt l'hémorrhagie.

La jambe gauche est, le long de sa face interne, le siége d'altérations analogues, mais différant assez notablement des précédentes, pour que j'aie cru devoir en donner une description à part ; là, elles se disséminent sous forme de plaques, dont cinq principales, qui se superposent dans l'ordre suivant : une grande plaque située au tiers supérieur de la jambe, irrégulière, crénelée, mesurant environ 3 centimètres dans tous les sens; une autre plus petite à la partie moyenne de la jambe, sur la face interne du tibia; plus bas, une troisième plus considérable et plus interne, et vers le côté externe de cette dernière, une quatrième plaque ayant à peu près les dimensions de la supérieure; enfin, au niveau et au-dessous de la malléole interne se trouve une cinquième plaque, irrégulièrement ovalaire, à grand diamètre transversal. Au milieu et autour de ces nævi sont répandues, en nombre indéterminé, de petites taches relativement pâles, assez mal limitées, et qui résultent également d'une vascularisation anormale du tégument.

Parmi ces taches, il en est qui ne diffèrent pas de celles que nous avons décrites au pied ; mais d'autres, et ce sont les plus étendues en surface, se recouvrent d'une sorte de production cornée qu'un bain suffit pour ramollir et faire tomber.

Lorsque, par la chute de la production cornée dont je parle, le nævus se trouve à nu, il se présente sous la forme d'une plaque irrégulière, à contour festonné, et hérissée à sa surface d'une infinité de petits mamelons coniques, saillants d'un demi-centimètre à peu près, donnant au doigt une sensation de résistance élastique. Ces mamelons ont une couleur noirâtre ou violacée, gorgés qu'ils sont de sang noir; si on les comprime, ils se laissent déprimer, puis s'allongent aussitôt, dès qu'on les abandonne à eux-mêmes, par le retour du sang dans leur intérieur ; ils sont séparés les uns des autres par des sillons profonds qui affectent une certaine régularité, et paraissent correspondre aux séries papillaires.

Que si, au contraire, on a laissé l'épiderme s'accumuler librement à la surface du nævus, celui-ci se trouve, au bout d'un mois environ, voilé par une enveloppe crustacée, ligneuse, sèche, terne, fortement adhérente, divisée en lobules qui correspondent exactement aux mamelons vasculaires que nou savons décrits. Cette enveloppe peut acquérir plus d'un c entimètre en hauteur; elle est complétement insensible par elle-même, mais la pression retentit péniblement sur les tissus où elle s'implante, tissus que sa présence expose nécessairement à des pressions et à des tiraillements continuels.

Ajoutons en terminant, que rien, dans les antécédents du malade ni dans ceux de sa famille, ne se rattache à l'affection cutanée dont nous venons d'esquisser les principaux caractères.

DEUXIÈME SECTION.

DIFFORMITÉS BOUTONNEUSES ET HYPERTROPHIQUES.

Cette section comprend deux sous-divisions :

1° Les difformités boutonneuses proprement dites ;

2° Les difformités hypertrophiques.

CHAPITRE PREMIER.

DIFFORMITÉS BOUTONNEUSES PROPREMENT DITES.

Les difformités boutonneuses sont constituées par une hypertrophie partielle de la peau, c'est-à-dire, ne portant que sur un ou deux des éléments de cette membrane.

Nous trouvons ici trois affections :

1° La verrue, à laquelle je rattache les cornes cutanées;
2° le molluscum; 3° le nævus boutonneux.

§ 1. — De la verrue.

On désigne sous le nom de verrue une petite excroissance de la peau, mobile ou fortement adhérente, sessile ou pédiculée, formée par une hypertrophie de l'épiderme ou de la papille cutanée, ou des deux à la fois.

Alibert en reconnaît deux espèces principales : 1° la *verrue vulgaire*, ou sans pédicule, siégeant spécialement aux mains (*poireau*); 2° la *verrue acrochordon*, ou avec pédicule, que l'on observe communément au cou et à la face postérieure du dos.

A ces deux espèces, il rattache comme variétés, les *fics*, qui diffèrent des verrues en ce que leur surface est lisse, et les *verrues cicéroniennes*, qui ont la forme d'un pois chiche, et qui portent parfois un ou plusieurs poils.

Quant à ce qu'il appelle *verrues.caduques*, elles ne sont autre chose que des pustules d'acné varioliforme. La description qu'il en fait ne peut laisser aucun doute à cet égard : elles ont une marche, une évolution; elles s'enflamment, se rident et disparaissent sans retour. A ces caractères, ne reconnaissez-vous pas une affection pathologique?

Je rapproche des verrues les cornes de la peau, qui sont également formées par une hypertrophie de l'épiderme et de la papille correspondante. On trouve, dans les deux cas, les mêmes altérations : l'aplatissement et la soudure intime des cellules épidermiques, qui ont perdu leurs noyaux et leurs granulations; l'épaississement et la condensation du derme, dont la texture aréolaire normale a presque complétement disparu.

Le tylosis, au contraire, ne saurait figurer au nombre des difformités : sa véritable place est dans l'ordre des affections artificielles. Qui ne sait les vives souffrances qu'il occasionne ? D'ailleurs, les cors, ognons, durillons, sont le résultat d'une pression lente, et ils peuvent disparaître, cette cause cessant d'agir ; enfin, si l'anatomie nous montre ici, comme dans les verrues et les cornes, les cellules épidermiques soudées et dépourvues de noyaux et de granulations, elle nous fait voir, en outre, différence capitale ! la papille correspondante atrophiée et comme résorbée par une sorte de travail ulcératif.

La verrue commence par une petite élévation papuleuse qui augmente peu à peu de volume, sans déterminer autour d'elle ni réaction ni douleur ; une pression forte provoque parfois cependant une légère souffrance. Elle saigne, si on la blesse ou si on la coupe, car elle reçoit un certain nombre de capillaires sanguins. Parvenue à son développement complet, elle forme une petite tumeur inégale, rugueuse, fendillée, et chacune des inégalités paraît correspondre à une papille cutanée.

L'accroissement des verrues est très limité, et une fois qu'elles ont acquis un certain volume, elles restent indéfiniment stationnaires ; leur disparition spontanée n'est cependant pas très rare.

Aucun trouble fonctionnel ne résulte de leur présence ; toutefois, quand elles se rassemblent en grand nombre sur une région, sur la main par exemple, elles apportent un obstacle mécanique à l'exercice du toucher.

Les cornes de la peau, que vous ne devez pas confondre,

ainsi que l'a fait Breschet, avec les productions analogues de l'ichthyose cornée, appartiennent à la chirurgie bien plutôt qu'à la médecine. C'est au crâne et à la face surtout qu'on les a observées ; mais elles peuvent siéger sur toutes les parties du corps. Elles sont ordinairement solitaires ; leur forme est conique, et souvent elles s'incurvent en arc de cercle ; leur couleur, brune au sommet mousse qui les termine, devient plus claire à mesure qu'on se rapproche de la base. Leur surface est lisse ou raboteuse, inégale, cannelée suivant la longueur ; leur densité, assez considérable, va diminuant de la circonférence au centre, et de l'extrémité libre au point d'implantation.

Étiologie. — Les causes des verrues sont obscures ; on peut les attribuer, dans certains cas, à des influences physiques, au frottement ou au contact répété d'un point de la peau avec des corps durs, à la malpropreté, etc.

Les verrues ne sont pas contagieuses. Elles sont héréditaires en ce sens que, très fréquentes chez les individus scrofuleux, elles passent, avec la maladie, d'une génération à une autre.

Diagnostic. — Les verrues ne peuvent être confondues qu'avec bien peu d'affections.

Les végétations en diffèrent par leur forme, qui est plus allongée, plus effilée ; elles ont été précédées par un travail pathologique local ; leur durée est souvent éphémère, et le traitement en a facilement raison.

L'acné a des caractères trop nettement accusés pour que l'erreur soit longtemps possible ; son siége dans un follicule sébacé imprime à sa forme et à son aspect un cachet tout spécial ; on trouve sur un point de la petite tumeur une tache noire, indice de l'orifice oblitéré du canal sébifère.

Les calculs ou productions tophacées de la peau ont une consistance pierreuse qui ne ressemble pas à celle des verrues.

Le molluscum et le nævus boutonneux ont plus de mollesse que la verrue; ils sont susceptibles d'acquérir un volume que celle-ci n'atteint jamais; leur siége n'est pas le même; ils datent souvent de la naissance ou de la première enfance.

Les tubercules ou tumeurs qui succèdent aux piqûres anatomiques diffèrent des verrues par leur cause, par leur moindre consistance, et surtout par leur composition élémentaire, qui est extrêmement complexe.

Il n'est guère possible de confondre les cornes de la peau avec les croûtes sèches, dures, pyramidales, qui recouvrent certains ulcères; vous ne les prendrez pas davantage pour des exostoses, dont elles se distinguent par leur mobilité avec la peau qui les supporte, et par l'absence de tout rapport avec le squelette.

Traitement. — Le traitement est chirurgical. La nature peut les faire disparaître par résorption, mais nous ne connaissons aucun moyen d'arriver au même résultat.

Une opération est donc nécessaire; or, plusieurs procédés ont été employés avec un égal succès. Si la tumeur est sessile, vous pourrez en faire l'ablation avec le bistouri, et cautériser la surface de section avec une goutte d'acide nitrique; ou bien, vous l'attaquerez tout d'abord par des caustiques puissants, tels que la pâte de Vienne ou le caustique de Canquoin fluidifié, en ayant soin de protéger les parties voisines contre l'action désorganisatrice de ces agents.

Si la verrue est pédiculée, la ligature réussira parfaitement :

on serre progressivement le fil enroulé autour du pédicule, et le sang n'abordant plus dans la tumeur, celle-ci ne tarde pas à se flétrir et à tomber.

§ 2. — Molluscum.

Le molluscum doit-il son nom à une certaine analogie de forme avec le tubercule de l'érable, ou, comme le pense M. Gibert, à sa grande fréquence dans les îles Molluques? Je préfère, quant à moi, la première étymologie.

Le genre molluscum de Bateman comprend des affections très obscures. J'en ai séparé, il y a quelques années, l'acné varioliforme, qui est de nature scrofuleuse; plus récemment encore, j'en ai distrait le véritable tubercule de la peau, affection très rare que son évolution, sa marche, ses symptômes et sa terminaison, ne sauraient faire considérer comme une difformité.

On ne doit appliquer l'expression de molluscum qu'à de petites tumeurs indolentes, arrêtées dans leur développement, et produites par des altérations de glandes cutanées ou d'aréoles dermiques.

J'en reconnais trois variétés :

1° Le *molluscum pendulum*, qui se présente sous l'aspect de petites poches membraneuses flasques et vides, ressemblant à des grains de raisin dont on aurait extrait les pépins. L'acné varioliforme peut, dans certains cas, lui donner naissance : la matière sébacée s'accumule dans l'intérieur d'un follicule, le dilate, s'échappe par l'ouverture, et il en résulte un sac à parois ridées et revenues sur elles-mêmes. Le plus ordinairement, l'affection est primitive, et se développe en dehors du follicule sébacé, aux dépens des aréoles dermiques :

nous en avons, tout récemment, observé un très beau cas, sur une femme qui portait, depuis son enfance, une infinité de petites tumeurs molluscoïdes, les unes assez dures et pleines, les autres flasques et pendantes. L'examen de quelques-unes de ces excroissances nous démontra que tous les éléments de la peau, d'ailleurs parfaitement saine, entraient dans leur formation ; à la surface de section apparaissait aussitôt un peloton adipeux appartenant au tissu cellulaire sous-cutané.

2° Le *molluscum granuleux*, qui n'est autre chose que le varus miliaire d'Alibert, ou que l'acné miliaire de M. Hardy. Ce sont de petites élevures arrondies, blanchâtres et luisantes, ou d'un gris de perle, semblables à des grains de millet, et qui siégent ordinairement au front, au cou, aux paupières ; elles n'ont aucune tendance à s'effacer, et leur état stationnaire, ainsi que leur indolence complète, leur assigne une place au nombre des difformités.

3° Le *molluscum stéarique* est la véritable loupe de la peau. Il est essentiellement constitué par la rétention et l'accumulation d'une matière graisseuse concrète dans un follicule ou dans un conduit sébifère hypertrophié. On peut l'observer sur toutes les régions du corps : il se présente sous la forme de petites tumeurs arrondies, sans changement de couleur à la peau, sessiles ou pédiculées, du volume d'un pois ou d'une petite cerise, n'occasionnant aucun trouble fonctionnel, et demeurant indéfiniment stationnaires.

On a désigné sous le nom de *molluscum athéromateux* une affection pathologique qui n'a rien de commun dans sa marche, ni dans ses symptômes, ni dans sa cause, avec les trois variétés précédentes ; son pronostic est d'une haute

gravité. J'ai appelé cette singulière affection acné éléphantiasique ou hypertrophie générale du système sébacé ; elle
est pour moi de nature éminemment scrofuleuse.

Le *molluscum fongoïde* d'Alibert n'est, à aucun titre, une
difformité : je vous renvoie, pour sa description, au chapitre
des diathèses.

Le *molluscum d'Amboyne* nous est inconnu. Selon quelques auteurs, cette lésion ne serait, comme la radesyge de
Norvége et le pian d'Amérique, qu'une forme exotique de
syphilis.

Étiologie. — Le molluscum, tel que je vous l'ai défini,
n'est pas contagieux. Bateman a admis, il est vrai, un *molluscum contagiosum* susceptible de se transmettre au moyen
d'un liquide laiteux qui s'échapperait par le sommet des
tubercules ; mais il s'agissait bien évidemment, dans les cas
rapportés par l'auteur, de notre acné varioliforme, dite aussi
acné molluscoïde. Or, j'ai dénié à cette affection son caractère contagieux ; M. Caillaut, qui l'a étudiée après moi, croit
à la contagion, et reproduit les faits cités par Bateman ;
des cas semblables se seraient également présentés à l'observation de M. Hardy : il s'agit toujours, dans ces faits, d'une
nourrice communiquant à l'enfant qu'elle allaite, ou rece-
vant de lui, une pustule d'acné varioliforme. Je pense qu'il
n'y a là que des coïncidences, et non pas une relation de
cause à effet. Toutefois, la question mérite d'être étudiée de
nouveau : dans le cas où la contagion serait démontrée, ne
pourrait-elle pas s'expliquer par la présence du *demodex* ou
acarus folliculorum, dont il serait bien facile de comprendre
la migration et le rôle pathologique?

Diagnostic. — Il n'offre aucune difficulté : c'est une affection arrêtée dans son évolution, et ce seul fait vous suffira pour éliminer le molluscum athéromateux, le tubercule de la peau et l'acné varioliforme.

Les tumeurs cancéreuses sont plus dures, plus inégales ; elles s'accompagnent, le plus souvent, de douleurs lancinantes ; la peau qui les recouvre ne tarde pas à subir des altérations profondes.

Le molluscum n'a jamais la consistance des tumeurs fibreuses ; il s'en distingue en outre par son époque d'apparition et par l'ensemble de tous ses caractères.

Pronostic et traitement. — Le molluscum, quelle que soit son espèce, est toujours une affection sans aucune gravité, et on peut, sans inconvénient, l'abandonner à lui-même. Cependant, lorsque les tumeurs sont en petit nombre, lorsqu'elles siégent sur une région découverte, à la face, au cou, par exemple, ou qu'elles gênent l'exercice de quelque fonction, on doit songer à en débarrasser le malade, s'il le demande avec instance : or, il n'est possible d'y arriver que par une opération, qui du reste variera suivant les cas et suivant le but que se proposera le chirurgien.

OBSERVATION de molluscum.

Mouton (Marguerite), entrée le 27 avril 1860, âgée de quarante cinq ans, boutonnière, couchée à la salle Sainte-Foy.

Cette femme nous affirme que sa difformité date de sa naissance ; que jamais elle ne s'est modifiée en aucune façon ; que tous les tubercules existant actuellement ont existé de tout temps, et qu'elle n'en a jamais vu disparaître ni même diminuer aucun.

Son père et la mère de celui-ci étaient atteints de la même difformité ; elle a une sœur qui en est également affectée ; une autre sœur, l'aînée, n'en porte aucune trace.

Nous ne trouvons, dans les antécédents, rien autre chose qui mérite d'être signalé; sa santé est bonne, sa constitution assez forte.

Cette femme est littéralement hérissée de tubercules cutanés de dimensions très diverses. Très nombreux et développés sur le cou et le tronc, ces tubercules deviennent relativement rares aux membres supérieurs et inférieurs; la tête n'en est pas indemne : il en existe trois ou quatre au menton, et un seul très volumineux sur le cuir chevelu, à sa partie culminante.

Ces tubercules se ressemblent partout, et nous pouvons en donner une description générale, sauf à mentionner, chemin faisant, quelques particularités propres à certains d'entre eux.

Leur volume varie beaucoup, et l'on peut trouver tous les intermédiaires, depuis la macule rougeâtre et à peine perceptible au doigt jusqu'au plus gros tubercule, dont les dimensions atteignent celles d'une noisette, ou tout au plus d'une petite cerise. Ce volume est resté stationnaire depuis la naissance, du moins relativement, car il paraît avoir suivi le mouvement général d'accroissement des organes : ils ont grossi avec la femme qui les porte, mais jamais celle-ci ne s'est aperçue que l'un d'entre eux eût tendance à devenir prédominant.

Leur couleur diffère peu et même, d'une manière générale, ne diffère pas du tout de celle des téguments; quelques-uns présentent seulement une surface plus lisse et comme vernissée; sur d'autres, la teinte est rosée ou rougeâtre, mais ces derniers sont tout à fait exceptionnels.

Ils affectent de préférence la forme arrondie; cette forme se modifie beaucoup suivant le volume, et aussi suivant les conditions de siége et de pression. A son plus faible degré, l'altération est constituée par de petites macules rougeâtres et cuivrées, sans saillie bien notable, et qui semblent tenir à une lésion pigmentaire. Parmi les tubercules, les plus petits ont une forme lenticulaire, aplatie, et représentent assez bien, à l'ombilication près, les pustules varioliques, au moment où la période de dessiccation commence; mais au delà d'un certain volume, ils paraissent ne plus pouvoir conserver la forme discoïde, et ils se détachent de la peau au moyen d'un pédicule plus ou moins long et étroit. La plupart forment des saillies entièrement lisses, ce sont les plus petits; d'autres présentent des stries, des rides, et parmi les plus volumineux, il en est qui sont granuleux, comme lobulés par l'agglomération de plusieurs massés tuberculeuses en une seule; c'est ce que l'on remarque au sein droit, dont le mamelon est comme perdu au milieu de ces singulières productions. Nulle part, nous n'avons pu apercevoir ni orifice, ni tache indicatrice quelconque; nulle part nous n'avons pu faire sourdre par la pression la plus petite gouttelette de liquide : ce caractère négatif sépare donc ces tubercules de l'acné par hypertrophie, avec laquelle ils offrent, dans plus d'un endroit, la plus parfaite ressemblance.

Leur consistance varie, et nous pouvons ajouter qu'elle est d'autant plus considérable que moindre est leur volume. Il semble qu'il y ait une relation entre la consistance, d'une part, et d'autre part, entre le volume et la forme pédiculée, que nous avons vus marcher ensemble. Les plus petites de ces tumeurs sont pleines, solides, et résistent sous le doigt; mais dès qu'elles tendent en prenant du volume, à se détacher de la surface de la peau, elles se vident pour ainsi dire, et deviennent flasques, affaissées, ridées; elles donnent, quand on les presse entre les doigts, la sensation de petites poches ou cavités vides, ou mieux encore, de grains de raisin dont on a en partie évacué la pulpe ou les pépins. Il en est une surtout, à la région cervicale droite, qui justifie complétement ces comparaisons. La malade, à propos de cette tumeur, nous affirme qu'*aux cerises* (*sic*), elle se remplit et devient dure et solide, pour se vider ensuite, et ainsi périodiquement tous les ans. Les parois de ces petites poches sont assez épaisses, et elles glissent facilement l'une sur l'autre; dans l'intérieur de quelques-unes semble exister une sorte de noyau mollasse.

Ces tubercules n'ont jamais été le siége d'aucune sensation morbide. Jamais aucun phénomène pathologique, inflammatoire ou autre, n'a attiré de leur côté l'attention de la malade; j'ai même constaté que leur sensibilité aux divers modes d'excitation était assez obscure.

Jetons maintenant un coup d'œil rapide sur les diverses régions.

Sur le cuir chevelu, nous n'avons trouvé qu'une seule tumeur, du volume d'une noisette, non pédiculée, et constituée par une sorte de sac membraneux recouvrant un noyau qui paraît comme implanté dans le derme.

A la face, trois ou quatre tubercules mentonniers.

Au cou, sur le dos et la partie antérieure du tronc, d'innombrables saillies, disposées sans ordre, sans distinction de forme, de volume; les grandes lèvres sont hérissées de ces productions.

Aux membres supérieurs et inférieurs, les tubercules sont espacés; on n'en trouve pas aux mains; il en existe quelques-uns aux pieds.

Le 6 mai, nous enlevâmes trois de ces tubercules, en les coupant d'un coup de ciseau à leur racine; la malade éprouva une douleur fort légère, et la petite plaie donna issue à quelques gouttes de sang.

L'une de ces tumeurs, située au cou, celle dont nous avons parlé plus haut, constituait, dans toute l'acception du mot, un petit sac vide appendu par un pédicule long et étroit; les deux autres tubercules, beaucoup plus petits que le précédent, s'inséraient à la peau par un pédicule assez large.

Voici ce que nous a appris l'examen anatomique de ces tumeurs : elles étaient évidemment formées par une sorte d'expansion du derme en totalité, comme si ce tégument, trop large pour les parties qu'il avait à recouvrir, se fût replié extérieurement sur lui-même de distance en distance; au moment de leur ablation, nous vîmes apparaître, à l'ouverture de la plaie, un peloton graisseux, ce qui nous démontra que toute l'épaisseur de la peau contribuait à la formation de ces tubercules.

Sur un certain nombre de tumeurs, ou du moins sur la tumeur cervicale, on ne trouve guère que l'enveloppe cutanée doublée d'une mince couche de tissu cellulo-adipeux; d'autres renferment un noyau d'apparence graisseuse que l'on peut énucléer sans difficulté de la poche qui le renferme. Or, l'examen microscopique de ce noyau nous prouva qu'il était, en effet, composé de tissu graisseux emprisonné dans les mailles du tissu cellulaire sous-cutané. Il ne faudrait donc pas trop s'étonner de cette assertion, il est vrai, fort singulière de la malade, à savoir, que certains tubercules peuvent devenir pleins et solides, de flasques et ridés qu'ils étaient. Ce fait s'expliquerait, à la rigueur, par une production localisée de tissu adipeux au sein de ces tumeurs qui pourraient engraisser ou maigrir, soit isolément, soit avec le reste du corps.

§ 3. — Nævus boutonneux.

Le nævus boutonneux est une hypertrophie partielle du tégument, constituée surtout par la prédominance de l'élément vasculaire : on le désigne vulgairement sous le nom de *signe*.

Cette difformité est très commune; on la rencontre sur toutes les parties du corps, mais son siége de prédilection est à la face. Elle consiste parfois, à son début, en une simple tache rougeâtre, qui peu à peu s'élève et devient saillante; son volume varie depuis l'élevure la plus légère jusqu'à celui d'un œuf de pigeon : au delà de cette limite, elle perd le nom de nævus boutonneux, pour prendre ceux de chalazo-dermie ou nævus hypertrophique.

La couleur des nævi boutonneux est rose, rouge, ou violacée, vineuse : elle pâlit ou s'efface, mais toujours incomplétement, sous la pression du doigt.

Leur forme ne varie pas moins que leur volume : il en est de sphériques, d'ovoïdes, d'aplatis, de pédiculés; d'autres ont une large base, d'autres s'étalent en plaques irrégulières et saillantes au-dessus du niveau tégumentaire. Leur surface est lisse et glabre, ou bien semée d'aspérités et couverte de poils. Quelquefois ils présentent beaucoup d'analogie avec certains objets de la nature, ce qui les a fait comparer, avec plus ou moins de justesse, à des lentilles, à des grains de cassis, à des mûres, à des cerises, etc., etc.; dans d'autres cas, il est impossible de leur trouver une ressemblance avec aucun objet connu.

Leur indolence est complète; ils sont compressibles et élastiques; ils saignent avec facilité quand on les blesse, en raison de leur riche vascularisation.

Diagnostic. — Il suffit d'un peu d'attention pour que le nævus boutonneux ne puisse être confondu, ni avec une lésion syphilitique, ni même avec aucune autre affection cutanée.

Pronostic. — Le pronostic du nævus boutonneux, comme

celui de la plupart des difformités, n'offre rien de sérieux.
Disons même que le *signe*, quand il ne dépasse pas certaines
limites, quand sa coloration ne s'éloigne pas trop de la couleur normale de la peau, est plutôt considéré comme une
sorte d'embellissement propre à relever la beauté des traits,
l'éclat du teint, la vivacité du regard.

Traitement. — Il est chirurgical. On a essayé, et souvent
avec succès, l'inoculation vaccinale, les frictions avec la
pommade stibiée, le séton, les injections avec le perchlorure
de fer, etc., tous moyens qui agissent, en définitive, en
déterminant l'oblitération du réseau vasculaire sanguin qui
constitue ces tumeurs.

CHAPITRE II.

DIFFORMITÉS HYPERTROPHIQUES PROPREMENT DITES.

Ce chapitre renferme trois affections :
1° L'hypertrophie cutanée ;
2° Le nævus hypertrophique, ou chalazo-dermie ;
3° L'éléphantiasis des Arabes.

§ 1. — De l'hypertrophie cutanée.

L'hypertrophie cutanée est l'accroissement des éléments
anatomiques non altérés de la peau.

Elle peut être générale ou partielle.

L'hypertrophie générale est très rare : elle produit des
déformations extraordinaires. La peau double ou triple
d'épaisseur, et prend une consistance fibreuse et lardacée ; et

comme la déviation organique se porte, en général, de préférence sur certains points, il en résulte des tumeurs plus ou moins volumineuses qui gênent ou entravent les fonctions des organes voisins.

Les hypertrophies partielles sont assez fréquentes : le nez en est le siége de prédilection.

L'hypertrophie cutanée est le plus souvent congénitale.

On la reconnaît à son indolence, à son état stationnaire, à l'absence de toute lésion fonctionnelle de la peau.

L'opinion qui rattache les cors, ognons, durillons, à une hypertrophie de l'épiderme, ne me paraît pas fondée : dans le tylosis, il y a atrophie des papilles dermiques ; et d'ailleurs la marche de cette affection, les douleurs qu'elle occasionne, sa guérison possible, etc., la séparent suffisamment des difformités.

§ 2. — Nævus hypertrophique ou chalazo-dermie.

Toutes les fois que les nævi boutonneux, tout en conservant leurs autres caractères, dépassent un certain volume, ils prennent le nom de chalazo-dermie. Je n'insisterai donc pas sur cette difformité, dont vous trouverez un remarquable exemple, cité partout, dans l'ouvrage d'Alibert : « Le nommé
» Delaitre, dit la *Taupe*, portait au-devant de l'œil et sur le
» nez une espèce d'excroissance qui s'étendait sur tout le
» front, sur une partie du crâne et de la face ; la couleur de
» cette excroissance était tout à fait analogue à celle de la
» peau d'une taupe. La surface était granuleuse, et ressem-
» blait beaucoup à des mûres noires ; elle était, dans deux
» ou trois endroits, pourvue de quelques longs poils ; envi-
» ron quarante taches brunes, plus ou moins foncées, sont

» disséminées sur les bras, les jambes et sur tout le
» corps. »

Comme souvent il arrive en pareil cas, cette affection était
attribuée par le malade à une émotion vive qu'aurait éprouvée
sa mère à la vue d'une taupe morte.

§ 3. — Éléphantiasis des Arabes.

C'est une affection caractérisée par une intumescence
énorme d'une partie du corps, survenue à la suite d'états
pathologiques très divers, et persistant d'une façon indéfinie
à l'état de difformité.

Le même mot, appliqué à deux maladies très différentes,
l'éléphantiasis des Grecs et l'éléphantiasis des Arabes, a
apporté beaucoup de confusion dans leur étude. M. Gibert,
qui d'ailleurs les regarde comme deux espèces morbides
très distinctes, les rapproche cependant dans l'ordre des
tubercules, bien que l'éléphantiasis arabe ne soit pas, à vrai
dire, une affection tuberculeuse; ne lui fallait-il pas trouver
l'élément anatomique que demandait sa classification, et
n'a-t-il pas rangé, de la même façon, la teigne faveuse dans
l'ordre des pustules? D'autres auteurs, trompés par une
ressemblance grossière avec la lèpre tuberculeuse, et mécon-
naissant les différences capitales qui l'en séparent, ont considéré l'éléphantiasis arabe comme une simple variété de
celle-ci : tel Alibert, qui en fait une branche de ses dermatoses lépreuses, sous le nom de *lèpre tuberculeuse éléphan-
tine*. M. Rayer le range dans un groupe à part ayant ceci de
particulier, que les affections qui le composent ne sont pas
bornées à l'enveloppe tégumentaire. Enfin, M. Hardy, avec
sa singulière classe des maladies exotiques, ne peut éprouver

aucun embarras : l'éléphantiasis des Arabes y trouve tout naturellement sa place.

L'éléphantiasis des Arabes n'est pour moi qu'une difformité. M'objectera-t-on qu'il succède à des états pathologiques très variés, ici à des érysipèles, là à des lymphites à répétition, ailleurs à un eczéma, à un lichen chronique, à des ulcères; ailleurs enfin, à une maladie du cœur, à des varices enflammées, ou à l'oblitération de gros troncs vasculaires? Mais ces lésions disparaissent, à une certaine époque, et la considération du point de départ ne peut avoir qu'une importance secondaire, puisque toutes aboutissent, en dernier terme, à l'engorgement hypertrophique et indéfiniment stationnaire des tissus qui en ont été le siége.

Bien que l'éléphantiasis arabe ait été observé sur presque toutes les régions du corps, on peut dire cependant que les membres abdominaux constituent son siége de prédilection: il me sera facile de vous en donner la raison.

Il présente deux périodes très distinctes : l'une, plus ou moins longue, caractérisée par l'acuité et l'intermittence des phénomènes : c'est la période de développement; l'autre, caractérisée par l'état stationnaire de la lésion et son immobilité : la difformité éléphantiasique existe.

Le début est sujet à varier, suivant la cause. Si le point de départ est dans une affection du cœur ou d'un gros tronc vasculaire, il y a d'abord un gonflement œdémateux de la partie; cet œdème augmente en changeant peu à peu de nature; il devient dur, le doigt n'y laisse plus son empreinte, et le mouvement hypertrophique, ainsi commencé, va croissant de jour en jour. Dans d'autres cas, c'est un ulcère, un eczéma ou un lichen qui appellent à la longue, sur une région, la déviation organique; ailleurs ce sont des lymphites qui ouvrent la scène, ou bien encore des érysipèles assez comparables à ces érysipèles lymphatiques diffus qui annoncent parfois le développement des macules de la véritable lèpre. Toutes ces lésions, et d'autres encore, peuvent en outre se combiner dans certains cas, et concourir ainsi plus sûrement à la production de la difformité.

Dans la maladie endémique à l'île Barbade, décrite par M. Alard, l'inflammation des ganglions et des vaisseaux lymphatiques paraît jouer le rôle principal. Sur la région se dessinent des traînées rouges, moniliformes, diversement entrelacées, douloureuses à la pression, et aboutissant à des ganglions indurés et volumineux; le membre se tuméfie, s'engorge; il y a des frissons, de la fièvre, de l'inappétence, parfois des nausées, des vomissements et du délire. Puis tous ces accidents disparaissent, ou du moins perdent leur caractère aigu, la douleur s'apaise, la rougeur s'efface, mais les tissus restent empâtés, et ne reviennent jamais complétement à leur état normal. Dès lors, une sorte de prédisposition aux lymphites semble s'établir, et vous les voyez se succéder à intervalles inégaux et sous forme d'accès, laissant toujours, après chaque poussée, un engorgement plus considérable : c'est ainsi que l'intumescence marche et progresse. La région affectée acquiert des proportions prodigieuses; c'est une masse informe où tout est confondu; tout travail aigu cesse, tout mouvement de réaction vitale semble s'éteindre dans la partie dégénérée, et la difformité est constituée sans retour.

L'éléphantiasis arabe, arrivé à sa deuxième période, présente l'aspect le plus extraordinaire. Si c'est un membre qui est atteint, comme dans la maladie glandulaire des Barbades, il devient monstrueux; la peau qui le recouvre est tantôt unie, luisante, et comparable à un sac rempli outre mesure; tantôt elle est inégale, rugueuse, mamelonnée, creusée de sillons profonds ou hérissée de tumeurs qui parfois s'étagent de haut en bas avec une sorte de régularité. L'épiderme est dur, ichthyosique; le derme a acquis une épaisseur de plusieurs centimètres; les saillies osseuses ont disparu, et l'on ne rencontre, de tous côtés, que des tissus d'une consistance lardacée, au milieu desquels sont comme perdus tous les éléments anatomiques de la région. La jambe a pris une forme cylindroïde, ses lignes ondulées normales sont remplacées par des lignes droites qui tombent brusquement sur le pied, ou même parfois se continuent sans aucune transition avec lui, ce qui donne au membre une analogie frappante avec la jambe de l'éléphant.

Telle est l'affection désignée sous le nom de mal ou jambe de Barbades; elle peut exister dans nos climats tempérés à l'état sporadique. Elle ne cause aucune souffrance, n'empêche que fort peu la marche, ne s'accompagne d'aucun trouble fonctionnel digne d'être noté; mais le malade se trouve condamné à traîner toute sa vie, comme un fardeau, un membre pesant et difforme.

Je vous ai dit plus haut que l'éléphantiasis des Arabes pouvait être rencontré sur presque toutes les régions du corps. Il est très rare au cuir chevelu; on l'a vu attaquer la face, à la suite d'érysipèles successifs, et y produire d'horribles transformations. Quand les mamelles en sont atteintes, leur volume devient tellement considérable que la femme est obligée de les soutenir avec des bandages. On l'a souvent observé, dans les deux sexes, aux organes génitaux, où il a reçu les noms *d'hydrocèle de Malabar* (Kempper), de *hernie charnue* (Prosper Alpin), de *sarcocèle d'Égypte* (Larrey); la peau si fine et si ténue des bourses s'obscurcit, devient dense, épaisse, rougeâtre, tuberculeuse, et au-dessous de la masse énorme qui en résulte sont comme ensevelis les testicules et la verge. Quand le prépuce participe au mouvement hypertrophique, il s'allonge et pend au-devant des bourses, sous la forme d'une tumeur flottante et irrégulière que l'urine ne traverse qu'avec difficulté.

Lorsque l'éléphantiasis arabe s'attaque aux organes génitaux externes de la femme, il y détermine sensiblement les mêmes désordres et les mêmes déformations que chez l'homme : c'est alors dans les grandes et les petites lèvres et dans le prépuce du clitoris qu'il prend habituellement naissance, et chacune de ces parties est susceptible d'acquérir un volume qui n'a, pour ainsi dire, pas de limites.

L'affection peut également atteindre la langue (glossocèle). Cet organe s'échappe hors de la bouche, trop étroite pour le contenir, en même temps que sa base, refoulant en arrière le voile du palais et ses piliers, va proéminer dans le pharynx ; les dents, sur lesquelles il presse, se dévient, s'ébranlent et finissent par tomber ; la mastication devient impossible, la déglutition embarrassée ; la respiration elle-même éprouve une gêne de plus en plus considérable, et la mort peut être la conséquence de tous ces désordres, si l'on n'y porte un prompt remède : or, dans ces cas graves, l'amputation de la langue constitue la seule et dernière ressource.

Étiologie. — Les causes déterminantes de l'éléphantiasis arabe sont assez souvent faciles à apprécier. Je vous ai fait connaître les plus importantes. Elles paraissent agir de deux façons : tantôt leur premier effet est de ralentir la circulation dans une partie, et d'y déterminer consécutivement la stagnation des fluides (maladies du cœur, varices, oblitérations vasculaires) ; tantôt par une excitation de longue durée, elles font appel à ces fluides, et les tissus engorgés prennent une sorte d'habitude morbide qui ne tend plus qu'à s'accroître (érysipèles, eczémas et lichens chroniques, ulcères, etc.,etc.). Ainsi s'explique la préférence si marquée qu'affecte la maladie pour les membres inférieurs et les parties génitales, régions où les causes précédentes peuvent agir avec une grande énergie.

L'éléphantiasis arabe a été observé à tous les âges, mais il est surtout fréquent chez les adultes; les deux sexes y sont également prédisposés.

Il n'est ni contagieux, ni héréditaire.

Les climats exercent une influence très remarquable sur son développement : très rare et presque inconnu dans nos contrées, il existe depuis les temps les plus reculés, et d'une manière endémique, en Égypte, en Nubie, à l'île Barbade et sur les côtes du Malabar; sa fréquence dans ces régions tient-elle, comme on l'a dit, aux brusques variations de température, à la chaleur tropicale des jours opposée à la fraîcheur des nuits? Ce point d'étiologie me paraît au moins fort douteux.

Diagnostic. —- Le diagnostic doit être établi à un double point de vue : 1° reconnaître la difformité; 2° remonter à la cause qui l'a déterminée.

En ce qui concerne les causes, elles vous échapperont rarement, si vous avez assisté au début de l'affection : je n'ai point à vous apprendre ici par quels signes se révèlent une lésion du cœur ou des vaisseaux, une lymphite, un érysipèle, un eczéma, etc. Vous pourrez remonter à la cause en interrogeant les antécédents du malade, et aussi en tenant compte des caractères actuels de la difformité.

L'éléphantiasis existe dès que toute trace d'inflammation, dès que tout phénomène aigu a disparu, depuis un temps assez long, du sein des tissus dégénérés; il peut alors être confondu, à la rigueur, avec la lèpre tuberculeuse, avec le molluscum athéromateux et le lupus hypertrophique.

La lèpre tuberculeuse n'offre en réalité avec l'éléphantiasis arabe qu'un seul point de contact, à savoir, l'accroissement de volume des parties. La lèpre est un état morbide général qui attaque toutes les régions, à la fois, ou successivement; les phénomènes qu'elle produit sont nombreux et caractéristiques, et ils se succèdent dans un ordre toujours le même : des taches au début, puis des tubercules, de l'anesthésie, et enfin des ulcères. Ajoutez à tout cela les troubles généraux qui vont croissant jusqu'à la cachexie et la mort, et vous avez un tableau en opposition complète avec la description que je viens de faire de l'éléphantiasis arabe.

Le molluscum athéromateux, ou acné éléphantiasique, est une affection pathologique à marche ascendante, caractérisée par l'hypertrophie, générale ou partielle, du système sébacé.

L'esthiomène, ou lupus hypertrophique, se montre chez les individus scrofuleux; assez fréquemment, il succède *in situ*, à une scrofulide bénigne, mais les lymphites, les érysipèles, etc., n'ont aucune part dans sa production. Il forme des tumeurs quelquefois douloureuses, souvent ulcérées, et constituées par une agglomération de tubercules caractéristiques : l'éléphantiasis arabe n'a pas de forme élémentaire, à proprement parler ; c'est le gonflement en masse de toute une région.

Lorsque l'hypertrophie siége aux bourses, elle pourrait en imposer pour un encéphaloïde ; or, sans parler de la marche ni des caractères objectifs, bien différents dans l'un et l'autre cas, le cancer n'atteint jamais les dimensions énormes de l'éléphantiasis : il a trop de tendance à s'ulcérer et à se détruire, il menace de trop près la vie, pour qu'un tel accroissement de volume ait le temps de se réaliser.

Pronostic. — L'affection qui nous occupe est grave, en raison de sa persistance indéfinie, de sa résistance à tous les moyens thérapeutiques, et des inconvénients qu'elle entraîne. Le pronostic varie d'ailleurs suivant la cause, le siége et l'ancienneté du mal. Vous jugerez le cas très sérieux si la difformité siége à la face ou au cuir chevelu, ou bien encore, si par sa présence elle gêne ou entrave plus ou moins complétement l'exercice de quelque grande fonction, comme il arrive pour la langue et les organes génito-urinaires. Vous pourrez espérer, au contraire, sinon la guérison, du moins une notable amélioration, si l'éléphantiasis occupe un membre abdominal, s'il est de date récente, s'il a succédé à des causes que l'on puisse, jusqu'à un certain point, éloigner ou combattre ; mais l'observation a malheureusement fait voir que ces cas sont de beaucoup les plus rares.

Anatomie pathologique. — Dans une région atteinte d'éléphantiasis arabe, tous les tissus peuvent être altérés à différents degrés, depuis l'épiderme, qui est dur, fendillé, ichthyosique, jusqu'aux os, qui ont été trouvés augmentés de volume, tantôt friables, cassants, tantôt compactes et éburnés. Le derme, hypertrophié, lardacé, granuleux, imprégné de liquides, est d'une épaisseur considérable; il se continue sans transition avec le tissu cellulaire, qui englobe les vaisseaux et les nerfs dans sa masse dégénérée. Les vaisseaux lymphatiques sont dilatés, flexueux, parfois en suppuration, et ils se rendent à des ganglions malades. Les muscles sont mous, pâles, décolorés, et dans certains cas, ossifiés par places. Toutefois, la plupart de ces lésions peuvent manquer, et les seules qui existent d'une manière constante sont celles de la peau et du tissu cellulaire sous-cutané.

Traitement. — Dans la première période, on devra s'efforcer de combattre la cause, et les indications varieront suivant la nature de celle-ci. Si l'œdème est le symptôme initial, on s'opposera à ses progrès par le repos au lit, par une compression méthodique; les phénomènes inflammatoires seront combattus par les antiphlogistiques; un ulcère, une affection chronique de la peau réclameront des médications appropriées.

A la deuxième période, vous chercherez à diminuer le volume des parties affectées, et à y ramener la vie et le mouvement physiologique. Ici encore, une compression méthodique vous sera parfois utile; vous y joindrez les frictions légèrement excitantes et les douches, qui agissent en réveillant les fonctions de la peau, et en facilitant la circulation des fluides. Mais je dois vous prévenir que tous ces moyens, et bien d'autres encore, que je passe sous silence, ne vous réussiront que dans des cas exceptionnels.

Enfin, il arrive parfois que l'affection se complique de

gerçures douloureuses, d'ulcères intarissables qui épuisent les malades, et alors se présente la question grave de l'amputation ; or, ce moyen lui-même est loin d'être infaillible, et le malade peut, après avoir échappé aux dangers de l'opération, voir reparaître son mal sur le moignon ou sur tout autre point du corps.

TROISIÈME SECTION.

DES DIFFORMITÉS EXFOLIATRICES.

Nous avons passé en revue les difformités maculeuses et hypertrophiques : j'arrive maintenant aux difformités exfoliatrices.

Cette section ne renferme qu'une seule affection : l'ichthyose.

Ichthyose.

L'ichthyose a été ainsi nommée (de ἰχθὺς, poisson) parce qu'elle donne, jusqu'à un certain point, à la peau de l'homme, l'apparence de celle des poissons. Cette dénomination, dit M. Rayer, tendrait à faire croire que les écailles sont imbriquées, tandis qu'elles sont juxtaposées : j'accepte l'objection, mais je conserve le mot ; le rapprochement qu'il implique, sans être complétement juste, nous donne cependant une image assez exacte de l'affection. Qu'il est de termes, en médecine, plus défectueux que celui-ci !

Définition. — L'ichthyose est une difformité de la peau, congénitale ou acquise, le plus souvent congénitale, générale ou partielle, caractérisée par la formation incessante d'écailles épidermiques sèches, légèrement imbriquées ou juxtaposées, tantôt minces, fines, transparentes, tantôt opaques, dures, épaisses, et parfois d'une consistance cornée.

L'ichthyose est bien plus fréquemment générale que partielle, mais si généralisée qu'elle soit, il est toujours certaines régions où elle est plus prononcée que dans d'autres. Les points où elle acquiert son plus grand développement sont ceux que leur situation expose surtout aux pressions et aux chocs : tels les genoux et les coudes. Partout au contraire, où vous verrez la sécrétion sudorale s'opérer avec une grande énergie, la production ichthyosique sera légère ou tout à fait insensible ; à peine en trouverez-vous quelques traces aux aisselles, aux aines, à la face interne des cuisses et aux parties génitales, à la paume des mains et à la plante des pieds : la sueur versée à la surface de la peau l'entretient dans un état d'humidité constante, peu favorable aux exfoliations, ou balaye les squames épidermiques, à mesure qu'elles se produisent.

Le visage est assez souvent indemne, ce qui peut tenir, du moins en partie, aux lotions fréquentes auxquelles est soumise cette région.

L'ichthyose a parfois son début pendant la vie intra-utérine, et l'enfant naît alors avec une peau comme macérée ou couverte d'écailles ; souvent aussi la difformité ne devient apparente que vers le troisième mois après la naissance, mais il est rare qu'elle n'ait point acquis, avant la fin de la première année, tous les caractères que nous lui trouvons chez l'adulte.

L'ichthyose présente, dans sa forme, des variétés assez nombreuses que vous devez connaître.

Elle est caractérisée, dans sa forme ordinaire ou commune,

par des squames assez larges, minces, juxtaposées, soulevées et détachées à leurs bords, comme cassées au niveau des sillons ou plicatures de la peau, et terminées par des lignes qui se rencontrent sous les angles les plus divers : la surface tégumentaire se trouve ainsi divisée en une multitude de petits compartiments disposés parfois avec une certaine régularité.

Telle est l'affection, dans sa forme la plus fréquente ; maintenant modifiez, en plus ou en moins, les caractères physiques de l'exfoliation, et vous aurez toutes les variétés admises par les auteurs. Donnez aux squames de la dureté, une épaisseur assez grande, et un reflet brillant et argenté comme celui des écailles de poissons : c'est *l'ichthyose nacrée* d'Alibert. Donnez-leur, au contraire, une minceur et une ténuité extrêmes ; qu'elles soient molles, flexibles, et tout à fait comparables à une couche desséchée de collodion ; ou bien recouvrez la peau d'une furfuration blanchâtre, terne, farineuse, surtout appréciable par le frottement : c'est l'*ich-thyose serpentine, farineuse*, ou l'*ichthyose des vieillards*. Changez la couleur des squames, qui, de blanches, deviennent sales, brunes ou noirâtres, et vous avez l'*ichthyose brune* ou *cyprine*.

L'ichthyose se présente encore sous une autre forme, l'*ichthyose cornée*. Les écailles épidermiques, au lieu de tomber au fur et à mesure qu'elles se produisent, se super-posent en se soudant les unes aux autres, et de leur accu-mulation résultent des excroissances dont l'aspect varie sui-vant la disposition des régions où elles naissent : tantôt elles sont aplaties, concaves ou convexes, tantôt elles s'allongent en forme de piquants, d'où est venu le nom d'*hommes porcs-*

épics donné aux individus atteints de cette étrange difformité. Alibert cite le cas d'une jeune fille napolitaine chez laquelle cette éruption était devenue si générale que les lèvres et la langue n'en étaient pas préservées.

Quelle que soit d'ailleurs la forme d'ichthyose, il est deux grands caractères qui ne manquent jamais : c'est, d'une part, l'absence de tout prurit, de toute sensation anormale ; et d'autre part, l'intégrité complète de la peau qui a conservé, au-dessous des squames, sa couleur et sa souplesse habituelles. Ai-je besoin d'ajouter que je parle en ce moment de la maladie dans son état de simplicité, et dégagée de toute complication?

J'admets une ichthyose partielle et localisée à une région, mais je ne l'entends pas de la même façon que M. Rayer qui, sous ce titre, a décrit des affections que je considère comme des éruptions provoquées, de cause externe. L'ichthyose n'est qu'une déviation sécrétoire de l'épiderme ; dans les éruptions provoquées, en question, il y a en plus hypertrophie de la papille cutanée, sous l'influence d'excitations continues, de la même manière que les muscles s'accroissent par l'exercice et le mouvement.

Sur les régions où siégent les squames en plus grande abondance, la sécrétion de la sueur est arrêtée ; mais, par une sorte de compensation, la transpiration s'opère avec une grande énergie sur les points épargnés.

L'ichthyose n'entraîne jamais aucun trouble fonctionnel, et se concilie avec un état de santé parfaite ; sa durée est celle de l'existence des individus.

Elle se complique assez fréquemment de diverses éruptions cutanées, de lichen, d'eczéma : la peau ichthyosique a donc conservé toute sa sensibilité à l'influence des agents morbifiques ; les pustules varioliques y suivent leur évolution normale, ainsi qu'on a pu le constater dans plusieurs cas.

Anatomie pathologique. — L'hypersécrétion d'épiderme que je vous ai décrite constitue toute l'anatomie pathologique de l'ichthyose ; sous quelle influence et pourquoi se produit-elle ? C'est un problème que le scalpel n'a pas résolu, et probablement ne résoudra jamais. Il s'agit d'un trouble de fonction, d'une déviation sécrétoire, et point n'est besoin, pour l'expliquer, d'une lésion matérielle ; le point de départ, la véritable cause est plus haut ; il est à la formation première : c'est un vice de conformation de la peau.

Étiologie. — L'ichthyose est le plus souvent congénitale ; nous ne connaissons aucune cause déterminante de cette affection.

Elle peut se manifester à tous les âges, et même débuter au déclin de la vie ; cependant vous ne confondrez pas l'ichthyose des vieillards avec l'état ridé, flasque et languissant que présente la peau à un âge avancé : l'exfoliation épidermique manque dans ce dernier cas.

L'ichthyose est plus fréquente chez les hommes que chez les femmes ; toutefois, la proportion de 20 : 1, donnée par Biett, me paraît exagérée, et, si j'en croyais mon expérience personnelle, les jeunes filles seraient surtout exposées à cette affection ; mais il faut considérer qu'elles s'affligent, bien plus que les hommes, de la difformité qu'elle entraîne, et qu'elles n'hésitent pas à consulter le médecin pour s'en débarrasser.

On la rencontre sur des individus de toute constitution

et de tout tempérament ; cependant le tempérament lymphatique paraît y prédisposer.

La cause, sans contredit la plus puissante, est l'hérédité. L'ichthyose se transmet de génération en génération ; partielle et localisée chez la mère, elle peut devenir généralisée chez l'enfant. Je vous citerai à ce sujet un fait curieux, et qui montre combien, en matière d'hérédité, on doit tenir compte des moindres détails : je fus appelé auprès d'un enfant couvert d'écailles ichthyosiques ; ne pouvant rien découvrir dans les antécédents de famille, je demandai à examiner la mère : or, celle-ci portait à l'un des coudes une petite plaque d'ichthyose des mieux caractérisées. Ce fait parle assez haut de lui-même, pour qu'il soit inutile d'en faire ressortir l'importance à vos yeux.

Diagnostic. — Le diagnostic de l'ichthyose est facile ; vous la reconnaîtrez toujours aux caractères suivants :

1° C'est une affection ordinairement congénitale, ou qui date de la première enfance ; — 2° les squames sont juxtaposées à la manière des pièces d'une mosaïque ; — 3° au dessous des squames, la peau est saine, sans rougeur ni tuméfaction ; — 4° aucune sensation, aucun prurit ne l'accompagnent ; — 5° presque toujours, l'exfoliation est diffuse, sans limites arrêtées.

Le pityriasis en diffère par la forme de ses squames, qui sont disposées en plaques, et plus ou moins imbriquées ; il y a du prurit, de la rougeur ; le début peut en être précisé avec exactitude.

L'eczéma, à sa dernière période, s'en distingue par des signes analogues, et en outre par le suintement et les croûtes qui ont eu lieu antérieurement.

Les papules du lichen ne peuvent simuler l'ichthyose que par la présence de lamelles épidermiques à leur surface; mais les vives démangeaisons, la saillie des éléments papuleux, les caractères des squames, vous permettront d'éviter l'erreur.

L'enduit cérumineux, ou *acne sebacea* de la face, a été confondu avec l'ichthyose, et c'est avec raison que M. Rayer insiste sur ce point de diagnostic. L'acne sebacea forme une couche squameuse qui, d'abord molle, peu adhérente, devient ensuite dure, et ne peut être détachée sans douleur; au-dessous de cette couche, la peau est d'un rouge animé, et laisse entrevoir les orifices dilatés de ses follicules sébacés.

L'ichthyose partielle peut être prise pour du psoriasis; mais sans parler du début et de la marche de l'affection, les squames du psoriasis sont brillantes, adhérentes, superposées et imbriquées; elles reposent sur une surface rouge et saillante; il y a souvent des démangeaisons.

Les cornes de la peau diffèrent anatomiquement des excroissances de l'ichthyose cornée par l'hypertrophie des papilles cutanées sur lesquelles elles s'implantent, hypertrophie qui n'existe jamais dans l'affection qui nous occupe.

Enfin, vous n'oublierez pas que l'ichthyose n'exclut aucune éruption cutanée; et quand un phénomène insolite vous apparaîtra, prurit, rougeur ou tuméfaction, cherchez et toujours vous trouverez une complication.

Pronostic. — Le pronostic de l'ichthyose varie suivant sa forme; il est, toutes choses étant égales, plus fâcheux chez la femme que chez l'homme. L'ichthyose ne menace pas l'existence, mais elle constitue une infirmité grave, en raison du dégoût qu'elle inspire, et aussi, parce qu'elle est transmissible par voie d'hérédité ; elle fait le désespoir des jeunes filles qui, par état ou par obligations sociales, se trouvent dans la nécessité de paraître souvent dans le monde.

Traitement. — Vous ne devez point espérer la cure radicale de cette affection, qui jusqu'ici a résisté à tous les moyens thérapeutiques : c'est donc à pallier, autant que possible, ses inconvénients, que tendront tous vos efforts. Comme la difformité réside tout entière dans une exfoliation d'épiderme, la seule indication qui se présente est d'enlever ce produit morbide : or, l'usage des bains alcalins souvent répétés, les onctions avec l'huile de cade, avec des pommades alcalines ou au goudron, avec des glycérolés, etc., suffisent pour restituer à la peau sa souplesse et son apparence normales, et l'on peut arriver, par l'action continue de ces moyens et par des soins incessants, à dissimuler complétement la difformité.

Le goudron à l'intérieur a été préconisé par Bateman. Je puis assurer, quant à moi, que je n'ai retiré aucun avantage de son emploi.

QUATRIÈME ET CINQUIÈME SECTION.

DIFFORMITÉS ATROPHIQUES ET ULCÉREUSES. — CICATRICES PERMANENTES.

Je ne fais qu'indiquer ici la place des difformités que ces sections comprennent.

Les ulcères et les cicatrices sont toujours des lésions

consécutives : nous en avons traité dans la sémiotique cutanée.

L'atrophie congénitale de la peau, l'absence de cette membrane sur une partie du corps, ne méritent véritablement pas de nous arrêter : ce sont des vices de conformation extrêmement rares, et auxquels ne s'attache aucun intérêt sémiotique ou thérapeutique.

Enfin, il y a des flux sébacés, des sueurs exagérées, des sueurs colorées, etc. ; l'existence de ces diverses affections ne peut être l'objet d'un doute, mais vous ne sauriez trop vous prémunir, lorsque pareils cas se présenteront à vous, contre l'artifice et la simulation. Leur étude rentre également dans la sémiotique de la peau, et ce n'est pas le lieu de vous en parler ici.

Là se termine, par conséquent, ce que j'avais à vous dire sur les difformités de la peau.

FIN.

TABLE ANALYTIQUE.

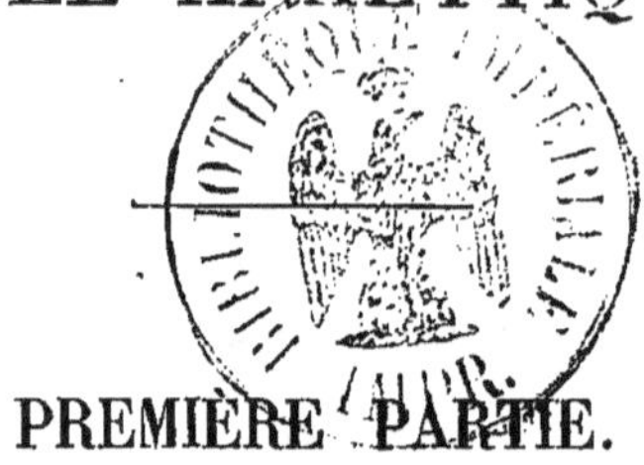

PREMIÈRE PARTIE.

AFFECTIONS CUTANÉES DE CAUSE EXTERNE.

Renferme deux sections : 1° Affections de cause mécanique ou physique. — 2° Affections provoquées ou artificielles.

PREMIÈRE SECTION.

AFFECTIONS DE CAUSE MÉCANIQUE OU PHYSIQUE.

DEUXIÈME SECTION.

AFFECTIONS PROVOQUÉES. — ÉRUPTIONS ARTIFICIELLES.

DEUXIEME PARTIE.

DES AFFECTIONS CUTANÉES DE CAUSE INTERNE.

FIN DE LA TABLE ANALYTIQUE.

TABLE DES AUTEURS.

FIN DE LA TABLE DES AUTEURS.

TABLE ALPHABÉTIQUE.

FIN DE LA TABLE ALPHABÉTIQUE.

ERRATA.

Pages   8, 10, 167. Erythema à solare, *lisez* : Erythema solare.

Page   41, ligne 5, ελίος, *lisez* : ἠελίος.

Page   52, ligne 1, aux pieds, *lisez* : au pied.

Page   53, ligne 27, œdématenx, *lisez* : œdémateux.

Page   62, ligne 2, Et mesurent parfois plus d'un centimètre de hauteur, *lisez* : et mesurent parfois près d'un demi-centimètre de hauteur.

Page 117, ligne 3, meloë vesicatoria, *lisez* : meloë vesicatorius.

Page 188, ligne 11, qui révèle aussitôt la nature du mal, *lisez* : qui révèle aussitôt la nature de leur mal.

Page 236, pemphigus neatorum, *lisez* : pemphigus neonatorum.

Page 344, ligne 23, les modifications hygiéniques, *lisez* : les modificateurs hygiéniques.